谷氏

医案精华

何清湖　周青　主审

谷井文　张冀东　主编

全国百佳图书出版单位

中国中医药出版社

·北京·

图书在版编目（CIP）数据

谷氏医案精华 / 谷井文，张冀东主编 . —北京：中国中医药出版社，
2023.12（2024.5 重印）

ISBN 978 – 7 – 5132 – 8552 – 0

Ⅰ.①谷… Ⅱ.①谷… ②张… Ⅲ.①医案—汇编—中国—现代
Ⅳ.① R249.7

中国国家版本馆 CIP 数据核字（2023）第 225849 号

中国中医药出版社出版

北京经济技术开发区科创十三街 31 号院二区 8 号楼
邮政编码　100176
传真　010-64405721
北京盛通印刷股份有限公司印刷
各地新华书店经销

开本 710×1000　1/16　印张 15.75　字数 241 千字
2023 年 12 月第 1 版　2024 年 5 月第 2 次印刷
书号　ISBN 978 – 7 – 5132 – 8552 – 0

定价　63.00 元
网址　www.cptcm.com

服 务 热 线　010-64405510
购 书 热 线　010-89535836
维 权 打 假　010-64405753

微信服务号　zgzyycbs
微商城网址　https://kdt.im/LIdUGr
官 方 微 博　http://e.weibo.com/cptcm
天猫旗舰店网址　https://zgzyycbs.tmall.com

如有印装质量问题请与本社出版部联系（010-64405510）

《谷氏医案精华》
编委会

序

在中医学的发展长河中，湖湘中医秉承湖湘文化之精神底蕴，心忧天下疾，敢为杏林先，治病救人，著书立说，谱写了湖湘中医的光辉历史篇章。据《湘医源流论》初步统计，除马王堆出土的14种医书外，湖湘医家著书达480部之多，内容涉及医经、《伤寒》与《金匮》、温病、诊法、本草、方剂、针灸、内科、外科、妇科、儿科、眼科、喉科、医史、医案、医话、养生等诸方面，涉猎之广泛，议论之精辟，见解之独到，令人瞩目。传承至以湖南"五老"而名扬全国的李聪甫、谭日强、欧阳锜、刘炳凡、夏度衡时代，更是开创了湖湘中医的新辉煌。

时至今日，湖湘中医人才辈出，已形成了新一代医学湘军的强大阵容。尤其是一批优秀的湖湘名老中医，医术精湛，医德高尚，正引领着湖湘中医发展的潮流，构建着湖湘中医的新标杆。收集整理当代湖湘名医的医案精华，并将它们编辑出版，无疑是一件非常有意义的事。

名老中医代表着当前中医学术和临床发展的最高水平，是当代中医药学术发展的杰出代表，他们的学术思想和临证经验是中医药学术特点、理论特质的集中体现，与浩如烟海的中医古籍文献相比，他们更加鲜活，更具可视性。而中医药学术发展史也已证明，中医学术思想和临证经验主要是通过一代又一代中医人在读书、临证、实践中不断继承、不断创新而发展的，所以，历代名医的学术思想和临证经验，形成了中医药学的重要组成部分。

谷井文教授是全国先进工作者，享受国务院政府特殊津贴专家，全国基层名老中医药专家传承工作室指导老师，全国卫生系统先进工作者，享受首届湖南省政府特殊津贴专家，湖南省基层名中医，湖南省领军人才。谷井文教授从事中医临床工作四十余年，在临床中，特别是在男科疾病的诊疗方面具有独特的临床经验与体会，并在临床诊疗实践过程中积累了诸多经典的临床案例，发展并形成了具有中医药特色的专长绝技，其学术思想值得进行系统整理和总结。

本次名医医案整理，主要有名医传记和医案精选等内容。名医传记主要介绍名医的成才之路及学术思想、临证经验。医案精选部分真实记录名医的临证医案，有比较完整的病历资料，有清晰的辨证思路和理、法、方、药诊疗步骤；医案内容详实，理、法、方、药具备，点评精当，很有启发性，便于读者学习借鉴。这本著作的出版，对湖湘基层名老中医学术思想的挖掘和整理树立了典范。

本医案的挖掘整理工作是由我的学术团队与谷井文教授的学术团队紧密合作，并在我和谷井文教授的严格把关和指导下完善而成，是两个学术团队智慧和心血的结晶，希望本书的出版能为推动湖湘中医地更快发展作出新贡献。

湖南中医药大学教授、博士生导师

湖南医药学院院长　　何清湖

2023 年 6 月

编写说明

谷井文，一级主任医师，二级教授，全国先进工作者，享受国务院政府特殊津贴专家，全国基层名老中医药专家传承工作室指导老师，全国卫生系统先进工作者，享受湖南省首届政府特殊津贴专家，湖南省基层名中医，湖南省领军人才。谷井文教授从事中医临床工作四十余年，对治疗慢性肝病、2型糖尿病、心脑血管疾病、慢性阻塞性肺疾病、男科疾病、妇科疾病、不孕不育症的研究在国内处于先进水平，对中风、脑梗死、糖尿病足、男性阳痿等疾病的治疗方案在国内有较大的影响。

谷井文教授在临床中，特别是男科疾病的诊疗方面具有独特的临床经验与体会，并在临床诊疗实践过程中积累了诸多经典的临床案例，发展并形成了具有中医药特色的专长绝技。本书意在梳理和总结谷井文教授的成长经历，系统总结其临床经验与学术思想，系统整理他在临床，特别是男科领域内的丰富的临床经典案例，为临床工作者、医药领域专业学生提供参考与借鉴。

本书具有以下四个特点。

1. 科学性 作为一部名老中医临床经验与学术思想的著作，是在中医学及西医学理论指导下编写而成，相关专业术语规范，医案真实且具有一定学术参考价值。

2. 系统性 在整理谷井文教授学术思想及临床经验时，从临床各科的学科角度全面系统地构建了完整的知识结构，使学习者不仅对具体的临床经验和学术思想有一定的认识，更可以系统学习临床相关疾病的知识。

3. 实用性 本书以医案为重点，突出了临床实用价值，对临床有较大的指导性，对临床工作者具有一定的参考价值和借鉴意义。

4. 针对性 本书主要读者对象为具有一定医学基础的临床工作者及医

学专业学生，对谷井文教授的临床经验及学术思想感兴趣的群体。

本书共由六章组成：第一章为名医传记，主要对谷井文教授的生平传记及成才之路进行论述。第二章为谷井文教授学术思想，系统对谷井文教授的学术思想进行总结与归纳。第三章至第六章为临床医案，主要选取了谷井文教授在男科、妇科及内科杂病的代表性案例进行系统分析，同时对谷井文教授的专长绝技经验方进行了医案解析。病证的选择，尽量注意广泛性，并注重医案的学术性、启发性和实用性。全书内容经何清湖教授与谷井文教授反复审定，以确保医案的质量和水平。耒阳市中医医院和谷医堂（湖南）健康科技有限公司在本书编写过程中提供了大力协助，在此表示衷心感谢。

本书可能还存在一些差误，敬请读者批评指正，以便修订时进一步完善。

《谷氏医案精华》编委会

2023 年 6 月

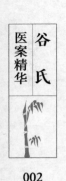

目
CONTENTS
录

第一章　名医传记

传承创新谋发展，奋进攀峰新时代

——谷井文的中医成才之路

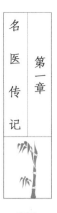

谷井文，男性，1959 年 11 月 18 日出生，汉族，湖南省耒阳市大义镇三石村 5 组梨家湾人，一级主任医师，二级教授，全国先进工作者，享受国务院政府特殊津贴专家，全国基层名老中医药专家传承工作室指导老师，全国卫生系统先进工作者，享受湖南省首届政府特殊津贴专家，湖南省基层名中医，湖南省领军人才。

年幼立志中医，传承父业为民

谷井文之所以立志中医，还得从他的家庭和故乡说起，1965 年，7 岁的谷井文得了一场怪病，每天下午无端发热，面黄气短，正是撒欢的年纪，却连玩乐的力气都没有。谷母心急如焚，看遍大小医院，通通无效。正当所有人束手无策之时，年近古稀的中医曹楚英出现了。曹楚英是当地有名的中医，抢救过众多危重患者，治疗不孕不育也独有一招。他详细地望、闻、问、切，经过辨证论治后，便开具处方让谷母回去煎药了。汤药很苦，但谷井文却不排斥，带着对中医的好奇，一饮而尽。几天后，小井文的身体神奇地恢复了，父亲带着谷井文登门拜谢，一位脸上布满皱纹的老中医形象，清晰地映在了孩童澄澈的眼中。一碗汤药拉近了一老一小 61 岁的年龄差，也系紧了爷孙二人的缘分。后父亲谷子廉拜曹老为师，深得真传，曹老也自然成为谷井文的祖师爷，一场跨越世纪的祖孙中医传承，就此开启。在当时湖南耒阳推崇尚武之风，8岁的谷井文便开始习武，拳起于易，理成于医，在一招一式的锤炼下，在曹老一医一药的调养下，小井文的体质越来越好，"精、气、神"也慢慢充沛起来。在师爷的启蒙下，年仅14岁的谷井文就开始利用课余时间跟着父亲和师爷学习医药，不懂的地方，他就写在本子记下来，之后再听父亲和师爷讲解；学徒生活，懵懵懂懂而又津津有味。四诊八纲，一药一针，无不引导他向前继续探寻；家里的古医书，每本他都爱不释手，尤其是《伤寒论》《黄帝内经》等中医经典，虽一知半解，却乐在其中。跟在父亲和师爷身后走街串巷时背的小木药箱，久经日月奔波早已破旧缺角，然而里面的书本、草药依旧干净整洁；谷井文就这样年幼立志学中医，传承父业全心全意为人民服务。

医学浩瀚无边，千锤百炼精髓

谷井文在湖南省耒阳市大义镇念完小学、初中、高中，于1977年4月有幸进入耒阳卫校中西医结合班学习1年。进入卫校学习的谷井文，仿佛如鱼得水，孩童时期的知识碎片，穿成无数条连贯的脉络，构建起相对完整的知识框架。学校无异于是一座知识殿堂，他异常珍惜上学的时光，学习知识如海绵吸水，孜孜不倦；谁的课本也不像他的那样，密密麻麻写满了字，一本书被反复翻阅。在学校里，谷井文第一次接触到西医，病理学、生理学、生物化学等科目几乎都是第一名，为之后善用中西结合医学方法解决问题奠定了扎实的基础。书读得好，离不开夜以继日的努力，也与他独特的"为民服务"的思想息息相关。读书不是为了考试，而是为人民服务、为普度众生而读，1年后他以优秀成绩毕业并分配到南阳镇卫生院工作，开始了他人生的第一次临床之路。

谷井文为了学好中医药知识，1980年9月至1981年3月到耒阳卫校医士提高班学习半年并以优秀成绩毕业，1982年通过努力学习又考入湖南中医学院，在1982～1983年的大学学习期间，他精读古文、医史等内容，后又于1984年1月通过成人考试进入衡阳卫校医士74班学习3年。在3年的学习深造时间里，他勤奋努力，认真学习每门课程，同时精读本科教材，通过比对医学教材的深度、广度，不断汲取无边的浩瀚医学，发现问题，不断改进。记得某天晚上复习时，谷井文发现《外科学》教材中的一个发病机制疑似有误，他的老师正是教材的主编，在翻阅了大量资料再三确认后，谷井文开启了"围堵模式"，6次拜访老师，均遭冷脸。不过老师毕竟不是铁石心肠，遇到如此有毅力的学生，老师也在家里通过反复地研究，发现真的错了。于是他主动来找谷井文说："小谷，你年纪小但胆量够大，一般没人敢当面指出我的错误，可你说的是对的，谢谢你的勇气和执着。"刚入门的学生得到了德高望重的老师的认可，谷井文奋发求学的欲望被瞬间点燃。"读书狂"的标签贴在他身上一点都不为过。一次期末考试前，谷井文因急性肠胃炎3天未进食，整个人虚脱无力，靠着非凡的毅力，谷井文坚持考完，第一名依然非他莫属。刚刚成年的谷井文，就是这样凭借一分天赋和九分努力，正在慢慢摸清医学的门路。3年后，谷井文以优异的成绩毕业后回到南阳镇卫生院工作，任门诊部和住院部医疗组长，从此再次开启了他的临床之路。

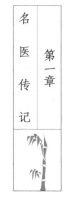

　　中医学的博大精深，激励谷井文抓住机会学习，不断加深造诣。1986年7月至1990年7月，他又进入光明中医函授大学学习3年，以优秀的成绩毕业；1988～1992年，他又参加湖南省自考办与湖南中医学院的中医医疗大专自学考试，也以优异成绩毕业；2011～2016年，他还参加了湖南中医药大学研究生进修班，仍以优秀成绩毕业。此外，他还参加了湖南省中医医院院长培训班、湖南省医院改革院长培训班、湖南省公立医院院长培训班等各种短期培训班学习，在医学的海洋辛勤泛舟，为光大中华民族的瑰宝——中医学而努力。谷井文以扎实的医学知识，在基层乡镇医院埋头工作长达18年。1994年从长冲乡卫生院院长调至耒阳市第二人民医院任党支部书记兼业务副院长，中医科主任；1998年调至耒阳市人民医院任党总支书记兼副院长；2002年至2021年7月任耒阳市中医医院院长、党总支书记、中医内科一级主任医师，二级教授；2021年8月至今，任耒阳市中医医院名誉院长，中医内科一级主任医师，二级教授，耒阳市学科带头人，衡阳市学科带头人，湖南省中西医结合学会理事，湖南省中医药学会理事，湖南省中西医结合学会肝病专业委员会副主任委员，湖南省中医药和中西医结合学会男科、性与泌尿生殖、肝病、脾胃病、亚健康、治未病等专业委员会副主任委员，湖南省药膳食疗研究会膏方分会副会长，湖南省中医药信息研究会副会长，湖南省中西医结合男科专科委员会专家组副组长，"湘中医"联盟－男科专业联盟第一届理事会理事，中华中医药学会糖尿病分会和医院管理分会委员，世界中医药学会联合会亚健康专业委员会常务理事，中国未来研究会中医药一体化发展分会副会长。正所谓医学浩瀚无边，千锤百炼精髓，在谷井文身上表现得淋漓尽致，44年的医路旅程，义无反顾，勇往直前。

探索中医经典，诠释大爱无疆

谷井文在探索中医经典的道路上，不断进行磨炼，反复实践，积累了丰富的临床经验，同时也总结了辨证施治的一套方法，形成了中医药的专长绝技，特别在2002年5月至2021年7月任耒阳市中医医院院长党总支书记期间，通过耒阳市中医医院这个平台让他大展身手。谷井文在中医门诊和住院工作的实践中，积累了丰富的临床经验，对危急重症和疑难杂症问题的处理有独到的解决办法，在运用中西医结合治疗婴幼儿秋季腹泻方面有自己的创举，在加减运用龙胆泻肝汤治疗妇科疾病上有自己的理论，在中西医结合治疗阑尾周围脓肿上有新特旨意，在中西结合治疗癌症方面有新的探索，在运用"谷方益元"治疗男性阳痿和不育方面获得了国家发明专利并形成了自己的专长绝技，在精准辨治妇科疾病和不孕方面积累了丰富的治疗经验。在治疗疑难杂症方面，谷井文更是勇于挑战，屡救危难。例如，1989年耒阳市大义乡石江村9组谢甫昌，身患医学危急绝症破伤风，在某医院治疗无效，医院要求患者家属回家放弃治疗。在回家的路上，患者家属经人介绍抱着最后一线希望找到了当时在大义卫生院当医生的谷井文。谷井文用家传秘方，采取中西结合方法，患者治疗1个月余康复出院，出院时患者妻子感激万分："是谷医生用祖传方子治好了我丈夫的病，是他给了我丈夫第二次生命。"还有耒阳市龙塘镇严江村四组的刘思恩，在2014年曾被许多大医院宣布放弃治疗，因其出生时患脑损伤、甲状腺功能减退症、先天性癫痫，曾到多家医院治疗。1岁半时还不能走路说话，在全国各大医院专家宣布放弃治疗时，他的爷爷奶奶经人介绍，找到了名中医谷井文，谷井文和他的治疗团队通过中西结合、康复锻炼综合治疗，住院半年，刘思恩神奇地站起来并可以说话了，湖南卫视以"仁心仁术，大爱无疆"给予了专题报道。

谷井文不仅是一位好医生，而且还是一个好院长。32岁就有幸当选院长，这在衡阳乃至湖南都是出类拔萃的。名噪一方的光环背后，谷井文付出和牺牲了太多，职位之下是沉甸甸的压力与责任。作为院长的他只有一个秘诀，就是用真心实意做好每一件事情，让职工放心、老百姓满意。院内职工患重病癌症，他全力相助，不断鼓励；基层医疗基础薄弱，他组织公益培训乡村医生，爱心发放宣传资料，开展义诊和中医文化科普讲座；传承工作室的弟子，他一字一句培养带教……当医生管好患者就行了，而身为院长还需要呵护、管理员工，不仅要有深厚的中西医功底，还要修炼透彻为人处世之道。2004年谷井文荣获"全国百名优秀医院院长"称号，2007年荣获"全国中医医院优秀院长"，2019年荣获"衡阳市优秀医院院长"，2011年获"全国消费者满意十佳医院院长"，大家尊称他为"人文院长"。衡阳日报等多家媒体对其进行报道，谷井文认为，获得再多荣誉，都比不上患者、弟子和院职工对他的一句夸赞。

仁心德艺双馨，立志健康中国

谷井文在从医的40余年里，工作兢兢业业，勤勤恳恳，不怕苦，不怕累，不管是白天还是晚上，不管是工作日还是休息日，一直坚持在临床医疗工作的第一线，既看门诊，也查病房，不知牺牲了多少休息日，为人民群众的疾病治疗呕心沥血，费尽心机，历经几多艰辛，始终为老百姓排忧解难，吃尽苦头，以让身患疾病的病友早日康复作为医者的职责。在重大自然灾害、煤矿救险中冲锋在前，2012年7月震惊全国的茄莉冲煤矿突发透水事故救援中，为了探明井下伤员的实际伤情，尽快救出应救的伤员，他深入到井下200m的巷道，带领抢救小分队，井下作业6小时，第一时间抢救了遇险的伤员3人，得到了在场救险的省市领导和群众，以及电视台等新闻媒体的表扬。

谷井文常说："先有国才有家，勤勤恳恳敬业，尽职尽责尽心，人民群

 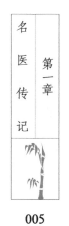

众需求，就应努力给予，这就是我的责任。"没有年假、没有周末，对于谷井文来说，早已司空见惯。学有所获成大器，2012年谷井文评为全国卫生系统先进工作者，2013年享受湖南省首届政府特殊津贴，2014年享受国务院政府特殊津贴，2015年评为全国先进工作者，2018年评为全国基层名老中医药专家传承工作室指导老师和二级教授、一级主任医师，2019年评为湖南省领军人才，同年获中共中央、国务院、中央军委颁发的庆祝中华人民共和国成立70周年纪念章，2020年评为湖南省基层名中医。大道至简，必定是历尽沧桑、经过岁月沉淀后的化繁为简。

弘扬祖国医学，科研创新中医

桃李不言，下自成蹊。早在2017年，国家中医药管理局就组织开展全国基层名老中医药专家传承工作室建设项目。经医院申请、县市卫生计生健康委（局）和湖南省中医药管理局审核后，谷井文被列为全国基层名老中医药专家传承工作室建设项目指导老师推荐人选。2018年8月，经筛选评估，国家中医药管理局正式批准设立"谷井文全国基层名老中医药专家传承工作室"，任命谷井文为指导老师。同年，在各级中医药卫生健康委的指导下，通过耒阳市中医医院精心规划设计，集医、教、研于一体的"传承工作室"揭牌开业，谷井文开启了传承中医、造福人民的新征程，为名老中医药专家理论体系和临床经验传承提供一个更加崭新良好的平台。目前，已有十余名学术继承人通过临床跟师带教、指导典籍研读和理论学习等方式跟随他进行学习。现大多学术继承人已在中医药领域颇有建树。例如，全国先进工作者谷井文创新工作室和全国基层名老中医药专家谷井文传承工作室的负责人陈康清，坚持弘扬中医精髓，传承名老中医临床经验，深受百姓信赖，2019年被任命为耒阳市第三人民医院院长，2021年7月被任命为耒阳市中医院院长，并晋升二级主任医师。2021年12月举办的谷井文名老中医学术思想传承暨基层中医医疗骨干辨证论治能力提升高级研修班，来自省内外的300多名领导、专家、学者参加了，并得到了业内的高度称赞。

谷井文先后发表论文30余篇，主编医学著作3部，主持省级科研课题 12 项，获湖南省科技进步三等奖 1 次、湖南省中医药科技二等奖 3 次及三等奖 1 次，衡阳市科技进步二等奖 2 次，获科技进步学术成果奖 11 项，获国家发明专利 6 项。现牵头的科研项目"谷方益元"系列方药已申请湖南省名中医专长绝技项目，已注册国家商标和获国家发明专利并载入国家中医药传统知识收集整理数据库。"谷方益元"系列方药是师爷曹楚英和父亲谷子廉传下来的精髓，也是谷井文科研成果药食同源产品的灵感来源。胸中无尘埃，只为传经典，将中医药的宝藏传承给全社会，坚持"科研源于临床，科研用于临床"的原则，为老百姓服务，尽职尽责。

奋进崭新征程，建功伟大时代

随着中医药搭上互联网的列车，开启了中医人奋进的崭新征程。为了全心全意为人民服务，诠释中医人的责任与担当，实现中医人建功的伟大时代，使中医看诊模式与时代接轨，突破行业的围墙，提升患者就诊的体验，每周末谷井文都会从耒阳来长沙谷医堂中医馆义诊。他像是欣然来赴老友之约，患者为友，药汤代茶。花甲之年仍精神矍铄、中气十足。看诊对他而言并非工作，而是生活志趣、心之所向。每一次视频看诊，谷井文都当作是朋友来电，聊着天就获取了问诊信息。他认为，看病是一门艺术，要义在于沟通。很多到谷医堂中医馆的患者说："来到谷院长的诊室，就像来到邻居家聊天一样亲切。"还记得谷井文在义诊时，曾视频面诊过一位女患者，对方是在上海打工的衡阳老乡，4 年没来月经，年轻时脑血管痉挛使她天冷就头痛，手脚也经常冰凉。谷井文用家乡话与其沟通迅速拉近距离，贴心宽慰患者紧张情绪，细致嘱咐用药细节，丝毫没有名医院长的架子，最后还让她加了自己的微信，有任何问题都可以随时问他。为了方便看诊，谷井文特意买了一个大屏手机，手机里保存了 1 万多位患者的电话号码、1 万余位患者的微信，有时候根本忙不过来。这种费力不讨好的事情，很少有医生做，但谷井文认为，直接与患者沟通是实际解决患者问题的最佳办法。起初，谷井文视频接诊时，他还不太清楚互联网医院的功能，仅知道手机方寸间就可以解患者之急。现在谷井文十分看好互联网医院："谷医堂健康 APP 开辟绿色通道，天南海北的患者都可以在手

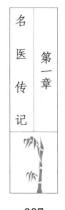

机上找到我，不用来回奔波花路费、住宿费，这是真正惠及百姓的福利啊！"谷井文虽然年近花甲，但他与时俱进，把中医药与互联网良好的结合，开辟了中医药治疗老百姓心身疾病的新方法，也为中医药的传承创新发展，开辟了新的途径。治病就像解题，方法不止有一种，一个中医医生知道如何开药治病，可能10年就够了；而参透何时不必开药就能治好病，即所谓"话疗"，则需要一辈子打磨内功。患者是医生最好的老师，从治病到治心，在提高诊疗技术的同时，谷井文也在潜心修炼自己的"道"。

在谷井文的身上，有着湖南耒阳人的侠义豪气，有着传承百年中医世家的使命感，更有着关怀百姓的医者仁心。中医事业贯穿了他的整个人生，从7岁到63岁，他义无反顾，不曾迷惘。谷井文说："44年行医路，偶尔回头看看，也蛮幸福，可我还没有达到医学的高峰，前进的脚步仍停不得，我要在习近平新时代中国特色社会主义崭新征程中努力拼搏奋进，建功伟大时代，为健康中国添砖加瓦，为人民幸福尽心尽力，为振兴中医永不停息！"

第二章　谷井文教授学术思想

中医药发展的历史沿革已逾五千年，有它独特的思维方式和理论体系，它的形成是基于自然规律和现象经过反复临床验证而建立的。从先秦历史的起源到今日科学的进步，从哲学原理的发现到临床实践的积累，不断推动着中医药前进发展。谷井文教授的学术思想是经过他不断继承前人的临床经验，特别是师爷曹楚英、师傅谷子廉的临床经验，经过自己40余年的临床探索和创新，而逐渐形成，即"注重先天，培养后天，疏肝润肺，养心护脑，活血祛瘀，祛痰除湿，通经活络，补气滋阴，清热泻实，平衡阴阳"十大治疗法则，现逐一介绍如下。

1. 注重先天　从《黄帝内经》开始，中医学就十分注重肾的功能。《素问·上古天真论》曰："肾者主水，受五藏六府之精而藏之。"《素问·六节藏象论》云："肾者，主蛰，封藏之本，精之处也。"《灵枢悬解·经脉》言："人始生，先成精，精成而脑髓生。"精是形成生命的基本物质，肾藏精，生髓，是先天之本，肾精是精血之海，为元气之根，肾精是生命形成的物质基础。《素问·上古天真论》云："女子七岁，肾气盛，齿更发长；二七而天癸至，任脉通，太冲脉盛，月事以时下，故有子；三七肾气平均，故真牙生而长极；四七筋骨坚，发长极，身体盛壮；五七阳明脉衰，面始焦，发始堕；六七三阳脉衰于上，面皆焦，发始白；七七任脉虚，太冲脉衰少，天癸竭，地道不通，故形坏而无子也。丈夫八岁，肾气实，发长齿更；二八肾气盛，天癸至，精气溢泻，阴阳和，故能有子；三八肾气平均，筋骨劲强，故真牙生而长极；四八筋骨隆盛，肌肉满壮；五八肾气衰，发堕齿槁；六八阳气衰竭于上，面焦，发鬓斑白；七八肝气衰，筋不能动，天癸竭，精少，肾脏衰，形体皆极；八八则齿发去。"其明确指出人体生、长、壮、老的自然规律，是肾气生成、强盛乃至逐渐衰弱的生理过程；阐明了肾精在人体的生长、发育、生殖、衰老的各个阶段中，均以肾的变化为主导，强调了肾在人体各个方面发挥着极其重要的作用。谷井文教授在研究前人认识的基础上，结合自己40余年的临床经验开发出谷方益元系列产品，同时成功申报了多项国家发明专利，并注册了国家注册商标，在谷方益元治疗阳痿的临床研究中逐渐形成了自己的专长绝技，并载入国家中医药传统知识保护与发展活态数据库，获得了湖南省中医药科技二等奖。"谷方益元"系列产品的组方原则：君药以肉苁蓉、锁阳等补肾阳、益精血；臣药以炙淫羊藿、盐巴戟天等益丈夫兴阳、理腰膝冷痛，肉桂补火助阳、益阳消阴、温通筋脉，盐杜仲、盐续断补肝肾、强筋骨；佐药以盐补骨脂温肾助阳、温脾止泻、桂枝助气化之复、温通经脉，盐菟丝子补肝肾、固精缩尿、止泻，盐胡芦巴温肾助阳、散寒止痛，韭菜子温补肝肾、壮阳固精，补而兼涩，熟地黄滋阴补肾、益精填髓等，以补阳药为主，取"益火之源以培右肾之元阳"之理。《类经·五实五虚死》云："善补阳者，必于阴中求阳，则阳得阴助而生化无穷。"因此，阳虚补阳，常佐以补阴之品，使阳有所附，并借助阴药滋润之性以制阳药之温燥，使补阳而不伤津，从而达到补肾助阳的理想治疗效果。

2. 培养后天 《脾胃论·序》云："脾胃不足，为百病之始。"《脾胃论·脾胃胜衰论》云："百病皆由脾胃衰而生也。"关于疾病的产生、变化、发展，中医学认为不外乎是外感六淫，七情内伤，饮食不节，导致形成气血阴阳失调、脏腑功能失常的病理状态，由于病因复杂，病理机制多样，症状表现则因人而异。但在疾病的演变过程中，又多与脾胃有关。脾胃为后天之本，脾胃以一脏之力为人体的生长发育、功能活动提供能量支持和修复转化。脾为气血生化之源，为气机升降之枢纽，为后天之本以濡养他脏。人体之气虽有元气、营气、卫气等，皆依赖于"水谷精气"地不断补充，使其推动、促进人体生长发育，维持生命活动；元气来源于先天，若无后天之水谷精气的滋养则元气亏虚。《脾胃论·脾胃虚实传变论》云："元气之充足，皆由脾胃之气无所伤，而后能滋养元气。"脾胃功能是否正常，影响元气的状态，元气衰则邪犯之，犯而为病，强调要重视脾胃的养护，护其运水谷，化气血，充百骸，强正气，以后天养先天。《医宗必读·肾为先天本脾为后天本论》云："一有此身，必资谷气，谷入于胃，洒陈于六腑而气至，和调于五脏而血生，而人资之以为生者也。故曰后天之本在脾。"生理上，脾升胃降，燥湿相济，阴阳相合，共同完成饮食物的消化吸收及精液的输布，从而滋养全身各脏腑。脾胃的功能活动是生命活动的基础，其荣其衰和全身脏腑功能息息相关。

谷井文教授认为常常固护脾胃之气，是治病求本的一个重要的法则，《世医得效方·集脉说》载："有胃气则生，无胃气则死。"倘若脾胃功能受损，将直接影响身体健康和疾病的转归。若脾胃功能衰竭，那么将出现疾病预后不佳的征兆。故谷井文教授在临床中往往添加白术健脾益气、茯苓健脾利水、党参养血健脾、山药补脾养胃等，以健脾胃之气。在治疗疾病的过程中，将未病先防以固护脾胃，既病防变以治愈脾胃，愈后防护以养护脾胃，脾胃易受邪侵，易损难复，留有一份胃气，便有一份生机。

3. 疏肝润肺 中医理论体系中一个重要的特点就是整体观念，说明每个脏腑功能都不是彼此孤立，还是生理上相互联系，病理上相互影响。每个时期的用药习惯及用药思想都是一个时代的烙印，随着时代的发展，中医学汲取了时代的精髓而不断地发展壮大，《素问·灵兰秘典论》载："心者，君主之官也，神明出焉。肺者，相傅之官，治节出焉。肝者，将军之官，谋虑出焉。"将人体比喻成一个"国家"，脏腑各司其职，肺为辅助君主的政务人员，肝为将军以抵御外邪入侵，一文一武，文可安邦，武可定国，则国泰民安，人体安康。

肝主少阳春温、升发之气，肺主太阴秋燥、肃降之气。《素问·刺禁论》曰："肝生于左，肺藏于右。"《素问·刺禁论》提出的"肝生于左，肺藏于右"并不是现代解剖位置的体现，而是对于肝、肺两脏生理功能的高度概括，肝经、肝气行于左，以升为常，主疏泄，调情志，调气机；肺经、肺气行于右，以降为顺，主气司呼吸，主治节，两脏升降协调以维持人体内外环境之间的阴阳平衡，脏腑及经络的活动通畅及气血、营卫的正常运行。随着时代的发展，生活节奏的加快，社会大多数人群已出现肝气不舒的表现，素体肝郁。谷井文教授在临床治疗中十分注重疏肝润肺，《素问·玉机真藏论》载："肺痹，发咳上气。弗治，肺即传而行之肝，病名曰肝痹，一名曰厥，胁痛出食。"肺病气机不利，不治则传变至肝。在治疗肺系疾病阴虚证，水不涵木之人，药用柴胡、白芍、熟地黄、当归、五味子等以疏通肝气，养肝以柔阴；蜜麻黄、蜜款冬花、蜜紫菀、甘草以润肺止咳。肺系疾病，从肺治为常规治法，从肝治为其演变治疗，其所为见肺之病，知肺传肝，常常能得到不一样的收获，临证多年，疗效显著。

4. 养心护脑 中医藏象学说，将心的生理功能包括了心、血、脉在内的完整的循环系统。《素问·灵兰秘典论》曰："心者，君主之官也。"《素问·六节藏象论》云："心者，生之本，神之变也。"《灵枢·口问》云："心者，五藏六府之主也。"心主血脉，心主神志，人的精神、意识和思维活动不仅仅是人体生理功能的重要部分，而且在一定的条件下影响着整个人体的生理功能的平衡，而《黄帝内经》中一系列描述肯定了心在五脏六腑之中的重要地位，也表明了心为神所居处。早在《吕氏春秋》就提出养心的概念，《吕氏春秋·尊师》载："生则谨养，谨养之道，养心为贵。"将养心作为保养身体的重要途径提出。此处的心是指代心神和心性而言，而非脏腑而言。《性命圭旨·真土根心说》云："心病则身病，心不病则身不病，故身病由于心病。"其提出心病是身体产生疾病的关键因素，间接说明养心的重要性。心是形神相互作用的媒介，神气清静则心神安，恬淡安静。

脑为髓海，位居于颅内，由髓汇集而成，"诸髓者皆属于脑"（《素问·五藏生成》)，均说明了脑与髓的关系。脑为神明之所出，又称"元神之府"，元神藏于脑，元神旺盛，则人体精力充沛、思维敏锐、脏腑气血安和。《景岳全书·阴阳》云："故凡欲保生重命者，尤当爱惜阳气，此即以生以化之元神，不可忽也。"元神存则生命立，元神亡则生命息。《类经·失守失强者死》云："五脏六腑之精气，皆上升于头，以成七窍之用。"其表明眼、耳、口、鼻、舌五官均位于头面，与脑相同，掌握着五种感官的生理状态，脑同时还主宰着精神活动，若其功能正常，则精神饱满，神志清晰，思维敏捷。

《素问·五藏生成》载："诸髓者皆属于脑……诸血者皆属于心。"《兰室秘藏·眼耳鼻门》载："十二经脉，三百六十五络，其血气皆上走于面，而走空窍。"皆表明了心脑之间通过血脉与经络相连，而建立生理上的联系，心脑的重要性显而易见。养心护脑的历史悠久，谷井文教授认为心脑作为人体重要的组成部分，统领着五脏六腑，强调在疾病治疗中养心护脑，强调药食同源、天时地利人和，通过养神、养精、养气来养心护脑，追求心境平和、恬淡安康。

5. 活血祛瘀 瘀血为中医学中一个常见表现，瘀血是体内血液停积而形成的病理产物，属于继发性病因，包括体内瘀积的离经之血，以及因血液运行不畅，停滞于经脉或脏腑组织内的血液。瘀血既是疾病过程中形成的病理产物，同时具有致病作用的病因，由于血液的运行与多个脏器功能及气的推动、脉道通利等内外环境密切相关。瘀血的形成，不仅使血液的濡养作用降低，阻滞气机，影响血液的运行导致新的病理产物，瘀血继而导致疼痛、胸痛、气促等。

疾病日久，气虚生瘀，谷井文教授在治疗痹证、久病顽疾的过程中，多在辨证辨病的基础上添用丹参、川芎、桃仁、红花、牛膝等活血化瘀药物。丹参善治血分，祛滞生新，调经顺脉；川芎血中气药，下调经水，中开郁结，旁通络脉；桃仁破血行滞润燥，红花活血化瘀通经，两者常配伍使用；牛膝通而能补，性善下行。在添加活血祛瘀药物中，强调活血行气并行，祛瘀养血兼施。研究表明，炎症反应是血瘀的一个重要病理特征，同时血液流变学指出，各种影响血流的因素可通过不同的途径产生同一效应（即血液的流动性质和黏滞性）的现象。各种活血化瘀药物有扩张血管、降低血液黏度、解除痉挛、改善通透性、抑制血小板聚集、降血脂、改善微循环、抗感染、促进组织修复再生、改善人体免疫功能等多种作用，最终均可达到改善血液的流变性和黏滞性的目的。

6. 祛痰除湿 《丹溪心法·痰》云："百病中多有兼痰者。"在中医理论中，痰可分为有形之痰和无形之痰：有形之痰，指视之可见，闻之有声，或触之可及之痰，如咳嗽吐痰、喉中痰鸣、痰核等。无形之痰，指只见其征象，不见其形质之痰，如眩晕、癫狂、顽症怪病等，虽然无形可见，但用祛痰药治疗有效。因此，中医学对"痰"的认识，主要是以临床征象为依据来进行分析的。《杂病源流犀烛·痰饮源流》云："其为物则流动不测，故其为害，上至颠顶，下至涌泉，随气升降，周身内外皆到，五脏六腑俱有。"其表明了痰的复杂多变，导致气血阻滞，津液代谢障碍，致病广泛之多，遍及五脏六腑，尤其与肝、肺、肾密切相关。

谷井文教授在临床临证中认为，痰可分为有形之痰、无形之痰，也可分为肝痰、心痰、脾痰、肺痰、肾痰，又可分为寒痰、热痰、阴痰、阳痰。痰是人体水液代谢障碍所形成的病理产物，常由多种因素引起，包括心理、自然环境、生活习惯等。一位50岁的女性患者，患甲状腺癌、肺癌、乳腺癌，表现为睡眠障碍、食纳差、精神不振，对事物淡漠，大便干结，舌苔厚腻。该患者身患多种肿瘤于一身，反复发作，于多家三甲医院口服中西药治疗，均疗效不显，于是找谷井文教授诊治。遇到这种顽症，谷井文教授予以祛痰祛湿安眠药。患者服药1周后，自述可入睡，心情愉悦，疗效显著。在治疗疑难怪病及肿瘤时，常加入一些祛痰药如法半夏、陈皮、紫苏梗、瓜蒌等，或者使用吐泻及攻泻之法，加入大黄、芒硝、黄柏等药物。根据疾病的不同发展过程，全面掌握，灵活运用药物，从而提高治疗的效果。

7. 通经活络　经络概念的产生，是古人以"观物取象，以象会意"的认识方法，在长期的医疗实践中，依据针灸、推拿、气功等方面积累的经验，并结合当时的实际情况、解剖知识，逐步上升为基础理论而产生的。经络结合五脏六腑、气血阴阳，就能更好、更完整地阐述人体的生理功能，病理变化，并指导临床的实践。《景岳全书发挥·辨经脏诸症》云："不明十二经络，开口动手便错。"《灵枢·经脉》云："经脉十二者，伏行分肉之间，深而不见……诸脉之浮而常见者，皆络脉也。"《灵枢·海论》云："夫十二经脉者，内属于府藏，外络于肢节。"《灵枢·本藏》云："经脉者，所以行血气，而营阴阳，濡筋骨，利关节者也。"经络有沟通联系、运行气血、感应传导及调节功能平衡等生理功能。而在发生疾病的过程中，经络也能通过其经络气血反映于体表，简而言之，在疾病状态下，经络是病邪由表及里、体内病变反映于体表、脏腑病变传变的途径。《素问·缪刺论》云："夫邪之客于形也，必先舍于皮毛，留而不去入舍于孙脉，留而不去入舍于络脉，留而不去入舍于经脉，内连五藏，散于肠胃。"经络学说不仅在病机上有着较为完善的阐述，而且还能指导疾病的诊断和治疗，较为典型的即六经辨证。若用点来形容瘀血，用面来形容痰湿，那么经络就是线，经络从线性走向，更好地掌握经络的循行以指导临床治疗。

谷井文教授认为，中药配伍的使用是临床中一个重要的环节，治疗讲究三因制宜，用药讲究四气五味、性味归经，排兵布阵，引导药物到达病变的部位，从而提高临床疗效，这就是引经药。谷井文教授在临床治疗一些肺系疾病和头晕、头痛、腰痛等，常加入引经药物，其中，手太阴肺经常用桔梗、辛夷等，足厥阴肝经常用柴胡、川芎、吴茱萸等。方中用为向导，则能接引众药。

8. 补气滋阴 精、气、血、津液是构成和维持人体生命活动的基本物质。精、气、血、津液是脏腑功能活动的产物，又是脏腑功能活动的物质基础。《素问·宝命全形论》云："人以天地之气生……天地合气，命之曰人。"而人体之气，来源于父母的先天之气、饮食物的水谷精气和自然界清气，通过肾、脾胃和肺等脏腑生理功能的综合作用而生成。《素问·六微旨大论》云："故非出入，则无以生长壮老已；非升降，则无以生长化收藏。是以升降出入，无器不有。故器者生化之宇，器散则分之，生化息矣。"气、血、津液是维持和构成人体生命活动的最基本物质，相互依存、相互制约，又相互为用。气属阳，津液、血液属阴，气是动能，血与津液是物质基础。《难经·二十二难》云："气主呴之，血主濡之。"在中医学理论中，气与血的关系可以概括为气为血之帅，血为气之母。津液属阴，津液的生成和输布、排泄全赖气的升降出入，而气在体内的存在，不仅依附于血，而且依附于津液。气、血、津液三者搭配平衡，维持着人体的平衡，使得身体健康。

在疾病发展的过程中，气机的通畅是整个人体的重要因素，气血充足则脏腑功能运化得复，有力的物质基础和动力的支撑，则人体生理功能恢复。谷井文教授在临证中，认为糖尿病、癌症等疾病的治疗，由于疾病日久而伤及气阴，真阴亏损，元气大伤。以提高元气为主，通过补气的方法，使得脉气得以复生，一些内伤疾病后期往往出现虚实夹杂、气阴两虚的症候，予以补气滋阴同用，常常能达到较好的效果，但是补益药物往往甘温滋腻，所以切勿滥用补益药物，以免扶正留邪于体内，谷井文教授常于药物中添加西洋参以补气养阴，予麦冬甘寒养阴，两者配伍使用，增加益气养阴之功，补气扶正以鼓动血脉，滋其阴津以充养血脉，使得脉气得以复生，元气充，阴津复。

9. 清热泻实 火热为阳盛所生，热为温之渐，火为热之极，热邪多属于外淫，而火多由内生，热邪如果不及时清除，久留体内，热灼津液，熬液成痰，瘀阻经脉，气血失畅，瘀血乃生，热、痰、瘀等互结，形成热毒，热毒阻塞脏腑经络则形成病理变化。《素问·至真要大论》云："诸痛痒疮，皆属于心。"心又主火。《灵枢·痈疽》曰："大热不止，热胜则肉腐，肉腐则为脓……故命曰痈。"《医宗金鉴·痈疽总论歌》云："痈疽原是火毒生，经络阻隔气血凝。"热毒实邪压迫，气机阻滞，气血循环障碍，诱发感染；疾病日久导致组织液化坏死，易伴发炎症；而当人体吸收热毒实邪的病理代谢产物后，亦可见发热、疼痛、局部灼热等，即中医学所谓热毒蕴积、邪热瘀毒之候。

清热解毒是在中医学"扶正祛邪"治则的指导下，用于祛除热毒之邪的一种具体治法，属于主动祛除致病因子的方法。中医学治则既讲"扶正以祛邪""正足邪自去"，也讲"祛邪以扶正""邪去正自安"。由此可知，"扶正"与"祛邪"关系密切。那么清热泻实祛邪的过程中，增加人体的免疫力就变得顺理成章了，同时还能保护细胞，维持生理平衡，增强细胞解毒的活性。谷井文教授运用寒凉药物来消除或降解体内发热毒素，控制炎症，而达到泻火散结、清热解毒等作用，其原理是腑气以通为顺，恢复脏腑正常生理功能。他临证用药多用连翘、板蓝根、蒲公英、石膏、栀子等，通过清泻里热，使得热毒实邪得祛，即《素问·至真要大论》曰："热者寒之。"《神农本草经》曰："疗热以寒药。"

10. 平衡阴阳 《素问·阴阳应象大论》曰："阴阳者，天地之道也，万物之纲纪，变化之父母，生杀之本始，神明之府也。"阴阳学说认为，世界是物质的整体，世界的本身就是阴阳二气对立统一的结果。宇宙中一切事物的发生发展和变化都是阴阳对立统一矛盾运动的结果。阴阳学说认为，宇宙中的任何事物都是可以概括为阴阳两大类，任何一种事物内部又可分为阴阳两个方面。《素问·阴阳离合论》云："阴阳者，数之可十，推之可百，数之可千，推之可万，万之大，不可胜数，然其要一也。"所以说人生有形，不离阴阳。在生理功能上保持着对立统一的关系，不断促进人体物质的新陈代谢，阴阳不能分离而用，是整体观和部分观的统一。《素问·生气通天论》云："阴平阳秘，精神乃治，阴阳离决，精气乃绝。"这里的"平"与"秘"均指平衡之意，说明"阴阳平衡""精神乃治"，乃是身心健康的根本。在病理上如果不能保持着阴阳相对平衡协调，那么就会危害人体的健康，出现阴阳偏盛和阴阳偏衰，而发生疾病，实际上也是正邪之气交争的结果。无论疾病的发展是什么过程，都无外乎阴阳的变化。谷井文教授认为阴阳失调是疾病发生发展的根本原因，因此，调整阴阳，补其不足，泻其有余，恢复阴阳的相对平衡，是治疗疾病的基本原则。《素问·至真要大论》云："谨察阴阳所在而调之，以平为期。"在治疗中，一方面确定治疗原则，另一方面确定药物的性能，从而纠正疾病引起的阴阳失调的状态，以达到治愈疾病的目的，以平为期。平衡理论是以阴阳五行学说为基础，在运用过程中，通过望、闻、问、切，掌握患者的病情资料，通过总结归纳，从而了解病性、部位等方面的不平衡所在，以便医生制定更好的方案。

人体各脏腑组织之间是分工合作的，各方面必须保持正常的相互关系，才能维持生理上的正常合作，达到阴阳平衡。人体发生病变，在邪正斗争、阴阳消长的过程中，从多方面、多层次反映出种种平衡失调现象，要知所变通，不墨守成规，掌握辨证的方式，也要动态观察疾病，才能达到"阴阳平和，万物始生"的状态。

第三章　男科医案精选

第一节　阳痿（勃起功能障碍）

　　阳痿是指男性除未发育成熟或已到性欲衰退时期，性交时阴茎不能勃起，或虽勃起但勃起不坚，或勃起不能维持，以致不能完成性交全过程的一种病症。记载阳痿最早的中医文献为《马王堆医书·养生方》，称之为"不起"，《黄帝内经》称之为"阴痿""筋痿"。明代周之干首次以"阳痿"命名该病，在《慎斋遗书·阳痿》中有"阳痿多属于寒"的记载。"阳痿"与"阳萎"病名通用。其临床特点是成年男性虽有性的要求，但临房阴茎萎软，或举而不坚，或虽坚举而不能保持足够的勃起时间，阴茎不能进入阴道完成性交。阳痿是常见的男性性功能障碍，

　　据统计，普通人群中有5%～10%的成年男子患有不同程度的阳痿；我国城市男性的阳痿总患病率为26.1%，而40岁以上中老年男子阳痿的患病率为40.2%～73.1%，且随年龄增长而上升，60岁以上者尤为明显。目前，西医学将"阳痿"统称为"勃起功能障碍"。

【病因病机】

　　1. 肝气郁结　多愁善感，情志不畅，或郁怒伤肝，肝气郁结，终致肝木不能疏泄条达，宗筋失养而萎软不用。

　　2. 肝胆湿热　过食肥甘厚味，酿湿生热，或外感湿热之邪，内阻中焦，郁蒸肝胆，伤及宗筋，致使宗筋弛纵不收而发生阳痿。

　　3. 脾胃不足　大病久病失调养，或饥饱失调损伤脾胃，致脾胃虚弱、运化无力，气血生化不足，不能输布精微以养宗筋，则宗筋不举而痿软。

《临证指南医案·阳痿》云："阳明虚则宗筋纵，盖胃为水谷之海，纳食不旺，精气必虚，况男子外肾，其名为势，若谷气不充，欲求其势之雄壮坚举，不亦难乎？"

4.气血瘀阻 病久多瘀，或体弱气虚，或阴部有外伤、手术史，引起气血瘀阻，脉络不通，导致玉茎痿软不用。

5.心脾两虚 思虑过度，劳倦伤心，致心气不足，心血亏耗，或大病久病之后元气大伤，气血两虚，形体衰弱，宗筋萎软，阳事不兴。

6.惊恐伤肾 房中突发意外，卒受惊恐，恐则气下；或初次性交时惧怕不能成功，顾虑重重。

7.肾阴亏虚 少年累犯手淫，戕害太早，或婚后恣情纵欲，不节房事，以致肾阴损伤太过，相火偏亢，火热内生，灼伤宗筋，也可导致阴茎萎软不用。

8.肾阳不足 房事不节，恣情纵欲，肾精亏虚，阴损及阳；或元阳不足，素体阳虚，致命门火衰，精气虚冷，阳事不兴而渐成阳痿。

西医学认为，本病原因复杂，是由多方面因素所造成的，包括心理、精神、疾病、血管、神经、内分泌及某些器质性病变等。

【临床表现】

有性刺激和性欲情况下，阴茎不能勃起或勃起不坚，勃起时间短促，很快疲软，以致不能进行或完成性交，并持续 3 个月以上，但须除外阴茎发育不良引起的性交不能。患者常有神疲乏力、腰膝酸软、畏寒肢冷，或夜寐不安、精神苦闷、胆怯多疑，或小便不畅、滴沥不尽等。

【检查】

西医学认为，阳痿有功能性与器质性之别。除常规检查尿液、性激素外，还可做夜间阴茎勃起试验；或进行多普勒超声、阴茎动脉测压、阴茎海绵体造影等检查，确定有无阴茎血流障碍。

【治疗】

1. 辨证论治

（1）肝气郁结证

证候：阳事不兴，或举而不坚，心情抑郁，烦躁易怒，胸胁胀满，善太息，苔薄白，脉弦。

治法：疏肝解郁。

方药：逍遥散加减。常用药物：柴胡、枳实、薄荷、当归、白芍、炙甘草、蒺藜、川楝子、醋延胡索、丹参、蜈蚣等。

（2）湿热下注证

证候：阴茎痿软；阴囊潮湿，瘙痒腥臭，睾丸坠胀作痛，小便色黄，尿道灼痛，胁胀腹闷，肢体困倦，泛恶口苦，舌红，苔黄腻，脉滑数。

治法：清利湿热。

方药：萆薢渗湿汤加减。常用药物：萆薢、薏苡仁、黄柏、赤茯苓、牡丹皮、泽泻、滑石、通草等。

（3）脾虚胃弱证

证候：临房阴茎举而不坚，纳食减少，脘腹饱闷，身体倦怠，四肢乏力，面色萎黄，舌淡，苔薄，脉沉弱。

治法：补脾益胃。

方药：参苓白术散加减。常用药物：白扁豆、党参、白术、茯苓、甘草、山药、莲子、桔梗、薏苡仁、砂仁、淫羊藿、韭菜子、枸杞子、补骨脂、蒺藜、蜈蚣、丹参等。

（4）气血瘀阻证

证候：多有动脉硬化、糖尿病或阴部外伤及盆腔手术史，阳事不兴或勃起不坚，性欲淡漠，舌质暗有瘀斑，脉沉涩或弦。

治法：行气活血，通脉振阳。

方药：桃红四物汤加减。常用药物：当归、生地黄、红花、桃仁、赤芍、川芎、丹参、蜈蚣等。

（5）心脾两虚证

证候：阳痿不举，心悸，失眠多梦，神疲乏力，面色无华，食少纳呆，腹胀便溏，苔薄白，脉细弱。

治法：补益心脾。

方药：归脾汤加减。常用药物：党参、黄芪、白术、当归、生地黄、茯神、酸枣仁、木香、肉苁蓉、淫羊藿、补骨脂、菟丝子、蒺藜、丹参、蜈蚣等。

（6）惊恐伤肾证

证候：阳痿不振，心悸易惊，胆怯多疑，夜多噩梦，常有被惊吓史，苔薄白，脉弦细。

治法：益肾宁神。

方药：启阳娱心丹加减。常用药物：人参、五味子、天冬、麦冬、柏子仁、玄参、丹参、桔梗、菟丝子、当归、远志、茯神、石菖蒲、生酸枣仁、巴戟天、枸杞子、淫羊藿、蜈蚣等。

（7）肾阴亏虚证

证候：阳事不举，或举而不坚，多由正常而逐渐不举，终至痿软不起，伴腰膝酸软，眩晕耳鸣，失眠多梦，遗精，形体消瘦，舌红少津，脉细数。

治法：滋阴补肾。

方药：左归丸或二地鳖甲煎加减。常用药物：熟地黄、枸杞子、山茱萸、龟甲胶、鹿角胶、菟丝子、牛膝、山药、枸杞子、丹参、蜈蚣。

（8）肾阳不足证

证候：阳事不举，或举而不坚，精薄清冷，神疲倦怠，形寒肢冷，阴部冷凉，面色无华，头晕耳鸣，腰膝酸软，小便清长，舌淡胖，苔薄白，脉沉细。

治法：温肾助阳。

方药：右归丸加减。常用药物：熟地黄、山药、山茱萸、枸杞子、杜仲、菟丝子、附子、肉桂、当归、鹿角胶、丹参、蜈蚣。

2. 其他疗法

（1）西医治疗　根据病情，可选用口服药物昔多芬类、激素类药物如甲睾酮等。

（2）针灸治疗　选肾俞、命门、肝俞、三阴交等穴，毫针平补平泻，每次20～30分钟，隔日1次。

（3）手术治疗　包括血管手术、假体植入术。

此外，还有负压缩窄装置、阴茎海绵体功能性电刺激等疗法。

【预防与调护】

1. 宜调畅情志，心态平和，怡情养心。

2. 注意饮食搭配，少食醇酒肥甘，避免湿热内生。

3. 寻找病因，积极防治原发疾病，如糖尿病、动脉硬化等。

【验案举隅】

案1：罗某，男，45岁，已婚。

初诊：2018年9月16日。

病史：2018年秋以"勃起欠佳1年余"为诉就诊，1年前因遇事不遂逐渐出现阳事不举，举而不坚且不能持久，曾自购补肾壮阳药物，服药后症状稍有缓解，但房事后仍感疲劳乏力。刻下症：头晕，腰膝酸软，畏寒怕冷，身体疲倦，食纳减少，小便清长，大便稍溏，舌淡，苔边齿痕，苔白，脉沉。

辨证：脾肾阳虚证。

治法：补脾益气，温肾壮阳。

处方：熟地黄20g，山药20g，山茱萸15g，枸杞子15g，杜仲20g，菟丝子15g，附子15g，肉桂10g，当归10g，党参30g，白术10g，茯苓30g，薏苡仁20g，补骨脂20g，水煎服，7剂。

二诊：2018年9月21日。服上药7剂后，阳痿较前减轻，食纳较前可，但仍感疲乏无力，腰膝酸软。脉舌同上，继服原方7剂，加黄芪30g、淫羊藿30g，煎法同前。

三诊：2018年9月29日。患者神清气爽，气力增加，诸症明显缓解，继服上方14剂，并嘱其避免过度房劳伤精。

四诊：2018年10月15日。患者诸症渐消，脉舌同上，继服原方7剂，加巴戟天30g，连续治疗3个月后患者愈。

按语：阳痿在我国发病率高且病因复杂，与肝、肾、心、脾等脏腑功能关系密切，并有虚实之分，以虚实相间多见。多因气滞、阳虚、湿热、寒湿、痰浊等导致宗筋失养不用，发为阳痿。本例患者虽因遇事不遂而出现阳痿不举症状，但已有 1 年余，结合目前腰膝酸软、畏寒怕冷，小便清长等肾阳虚症状；又身体疲乏、食纳减少、大便溏，为脾阳虚表现，结合舌脉情况，综合考虑为脾肾阳虚证，治以补脾益气，温肾壮阳。谷井文教授以熟地黄、山药、山茱萸、枸杞子滋阴益肾，以阴中求阳；附子、肉桂温壮元阳；佐以菟丝子、杜仲补肝肾、强腰膝；当归补肝血，与补肾之品相合，共补精血。以右归丸为基础，加上党参、白术、茯苓、薏苡仁健脾渗湿，补骨脂温补脾肾，共同补脾益气，温肾壮阳。二诊因乏力，腰膝酸软之症，加黄芪大补元气，淫羊藿壮阳起痿。四诊加巴戟天，继续以温肾助阳。全方重补肾阳，兼顾补脾益气，共解患者之脾肾阳虚之证。经治疗后患者神清气爽，症状痊愈。

案 2：贺某，男，58 岁，已婚。

初诊：2017 年 10 月 10 日。

病史：自述近 1 年来性功能下降。刻下症：阴茎勃起不坚，现间歇性晨勃，伴咽部异物感，偶咳嗽，咳少许白痰，疲劳乏力，腰酸腿疼，食纳一般，大便黏腻，小便可，舌胖大边齿痕，苔白厚。

辨证：脾肾气虚、痰气互结证。

治法：健脾补肾，理气化痰。

处方：柴胡 15g，山茱萸 15g，熟地黄 15g，山药 15g，泽泻 10g，香附 15g，茯苓 15g，法半夏 10g，厚朴 10g，白术 15g，黄芪 30g，党参 30g，紫苏梗 10g，生姜 3 片为引，水煎服，8 剂。

二诊：2017 年 10 月 19 日。服上药 8 剂后，偶感咽部异物感，晨勃如前，脉舌同上，继服原方 14 剂，加炒薏苡仁 30g，炒芡实 30g。

三诊：2017 年 11 月 5 日。患者诉症状大好，心情愉悦，力气增加，继服上方 8 剂。

四诊：2017 年 11 月 14 日。自述咽部异物感消失，性生活基本满意，上方加减继服 1 个月余，患者痊愈。嘱其有规律房事，勿过劳，调摄心情，减少焦虑。

按语：本病案患者 58 岁，进 1 年性欲下降，阴茎勃起不坚，疲劳乏力，腰酸腿疼，为虚证；伴咽部异物感，偶咳嗽，咳少许白痰，为实证，结合舌胖大边齿痕，苔白厚表现，考虑为脾肾气虚、痰气互结的虚实夹杂之证，遂以健脾补肾、理气化痰之法治疗。用柴胡调达肝气，熟地黄、山药、山茱萸等温补肾阳，黄芪、党参补脾益气行水以化痰，泽泻、茯苓、白术泄水湿、行痰饮，湿去则痰无由生，香附理气化痰，加之半夏厚朴汤加减，法半夏、厚朴相合化痰结、降逆气。既温补脾肾之虚，又行痰气之实。二诊症状减轻，偶感咽部异物感，晨勃如前，遂继续服原方，加薏苡仁健脾渗湿，芡实益肾健脾，又可除湿，全方虚实同调，以解患者虚实夹杂之证。复诊患者痊愈，嘱其有规律房事，勿过劳，调摄心情，减少焦虑。注重调养精神情志，疏肝安神也是阳痿的重要治法，维持精神愉悦，情志舒畅，亦对阳痿的治疗有积极效果。

第二节 早泄（早泄）

早泄，是同房时阴茎尚未接触或刚接触女方外阴，或阴茎虽进入阴道，但在很短的时间内便发生射精，随后阴茎疲软，不能维持正常性生活的一种病症，是较常见的男性性功能障碍疾病。《杂病源流犀烛》将本病的表现描述为"未交先泄，或乍交即泄"。清代陈士铎在《辨证录·种嗣门》中强调了遗精日久是造成早泄的病因，心肾两虚是其病机所在。《竹林女科证治》指出早泄与男子阴茎包皮有关，并提出"鸡精"之名。《石室秘录》则认为过早射精、阴茎软缩，是由于肾之开合功能失常引起。《大众万病医药顾问》对早泄进行了专门的论述，从定义、分类、病因、症状、变证、治法、调养等几方面加以阐述，使早泄理论得到较为系统的整理，并认为早泄是引起不育的原因之一，强调精神疗法在治疗中的重要性。成年男性均可发生本病，与年龄无明显关系。

【病因病机】

精液的藏泄与心、肝、脾、肾功能有关，肝失疏泄，制约无能，心脾两虚，阴虚火旺，肾失封藏，湿热侵袭以致精关不固均可降低射精控制力。肾主藏精，肝主疏泄，心主神明，三脏共司精关之开合，与精液的闭藏和施泄密切相关。若肾气健旺、肝疏泄有度、脾统有权、心主得宜，阴平阳秘，精关开合有序，则精液当藏则藏，当泄则泄。总之，本病与心、肝、肾三脏关系密切，其制在心，其藏在肾，其动在肝。其基本病理为精关约束无权，精液封藏失职。

1. 肾失封藏　肾主藏精，开窍于外肾，精关能随意开合则精之施泄有度。如禀赋不足或恣情纵欲，房事不节，施泄太过，或年少未婚，累犯手淫，以致戕害肾气，使封藏失职，精关开合不灵，不能随意启闭，因而引起早泄。或欲念无穷，阴精暗耗，肾水不足，相火偏盛，以致同房之时，君火一动，使相火动极，精室被扰，闭约失灵，或未交即泄。

2. 劳伤心脾　精虽藏于肾，而主宰在心，升摄在脾。劳倦伤神，用心思虑过度，则伤心脾。心阴不足，交时君火动极，引动相火，扰动精室，使精关过早开启而提前泄精；脾伤化源不足，肾气失充，精气不固可见早泄；或脾虚气陷，交时君火动极，精关开启，而脾失升摄，故而早泄。

3. 湿热下注　肝主筋，主疏泄，肝之经脉过阴器，结于茎，若湿热注于肝经，邪火妄动，疏泄太过，则精关早启而早泄，或饮食醇酒厚味、煎炒炙煿，湿热内生，下注于肾，相火妄动，扰乱精室，交时相火更旺，故精不守舍，提前自泄。

4. 七情所伤　七情不畅也可起早泄。突遇惊恐或交时恐惧，损伤肾气，肾恐不宁，精关不闭，因而早泄；情怀不畅，忧郁不舒，损伤肝木，肝之疏泄功能失常也可引起早泄；心志过喜，君火动极，过早令精关启动，故而早泄。

5. 阴虚火旺　素体阴虚或热病伤阴，或劳倦过度，耗伤真阴，或欲念无穷，房事不节，纵欲竭精，均致阴精耗伤，阴虚阳亢，扰动精室，精液不固，发为早泄。

西医学认为，早泄与遗传倾向、较差的整体健康状况和肥胖、前列腺炎、甲状腺分泌激素失调、情绪问题和压力及精神创伤性的性经历等因素有一定关系。随着研究的深入，发现躯体疾病神经电生理紊乱等因素亦可引起早泄，而心理环境因素可能强化早泄的发展。另外，手淫、酒精中毒、脊髓损伤也有引起早泄的可能。

【临床表现】

2015 年国际性学会（International Society for Sexual Medicine，ISSM）对早泄的定义：从初次性交开始射精往往或总是在插入阴道 1 分钟左右发生（原发性早泄），或者射精潜伏时间有显著缩短，通常小于 3 分钟（继发性早泄）；总是或几乎总是不能延迟射精；消极的身心影响，如苦恼、忧虑、沮丧和（或）躲避性生活等。原发性早泄常伴有性欲减退或亢进、胆怯多疑、性交焦虑等症状，继发性早泄还伴有原发疾病症状。

早泄的诊断主要依据患者及其伴侣对性生活的描述，重视患者的病史和性生活史；结合早泄患者性功能评价表（CISFPE）（表 3-1）进行综合评价。

表 3-1　早泄患者性功能评分表（CISFPE）

您平时产生性欲望或性兴趣的频度如何	几乎没有（1 分）	少数几次（2 分）	约一半左右（3 分）	多数时候（4 分）	几乎总是（5 分）
性生活时阴茎勃起硬度足以插入阴道的频度如何	几乎没有（1 分）	少数几次（2 分）	约一半左右（3 分）	多数时候（4 分）	几乎总是（5 分）
性生活时，能够维持阴茎勃起直到完成性生活的频度如何	几乎没有（1 分）	少数几次（2 分）	约一半左右（3 分）	多数时候（4 分）	几乎总是（5 分）
性生活时，您试图延长性交的时间困难程度如何	很困难（1 分）	困难（2 分）	有些困难（3 分）	一般（4 分）	没有困难（5 分）
性生活时，从阴茎插入阴道直到射精的时间	极短（<30 秒）（6 分）	很短（1 分钟）（7 分）	短（2 分钟）（8 分）	比较短（3 分钟）（9 分）	不短（＞3 分钟）（10 分）
总体而言，您对性生活的满意程度	很不满意（1 分）	不满意（2 分）	一般（3 分）	满意（4 分）	非常满意（5 分）

性生活时，女方对性生活的满意程度如何	很不满意（1分）	不满意（2分）	一般（3分）	满意（4分）	非常满意（5分）
您对圆满地完成性生活的自信程度	很低（1分）	低（2分）	一般（3分）	自信（4分）	非常自信（5分）
性生活时，有多少次感到焦虑、紧张和不安	几乎总是（1分）	多数时候（2分）	一般（3分）	少数几次（4分）	几乎没有（5分）

利用这个表自我对照，有助于了解自我性生活健康状况，对自我的性生活健康状况进行一次全面的评估。以上各项得分相加，13分以上为轻度早泄，10～13分为中度早泄，5～9分为重度早泄。

【检查】

除常规检查尿液、前列腺液、精液、性激素及甲状腺功能外，还可做阴茎神经电生理检查、阴茎交感皮肤反应测定和球海绵体肌反射潜伏期测定；或可做阴茎体感诱发电位测定等相关辅助检查。另外，还要注意第二性征及外生殖器的检查。

【治疗】

1. 辨证论治　早泄一病，需辨虚实、明脏腑、审寒热、分阴阳。早期、湿热、年轻健壮者多属实证，多用泻法，以清利为主。早泄日久、久病体虚、年老体弱者多属虚证，当以补虚固精为主。根据不同病机，采取"虚则补之，实则泻之""男女双方同治""坚持两个配合"总则。

（1）肾气不固证

证候：未交即泄，或乍交即泄，性欲减退，伴腰膝酸软或疼痛，小便清长或不利，面色不华，舌淡，苔薄白，脉沉弱或细弱。

治法：补肾固精。

方药：金匮肾气丸加减。

加减：滑精，酌加五味子、金樱子、芡实、桑螵蛸等。

（2）肝经湿热证

证候：交则早泄，性欲亢进，伴烦闷易怒，口苦咽干，阴囊湿痒，小便黄赤，舌质红，苔黄腻，脉弦滑或弦数。

治法：清肝泻火，利湿泄浊。

方药：龙胆泻肝汤加减。常用药物：栀子、黄芩、柴胡、生地黄、车前子、泽泻、木通、甘草、当归等。

加减：尿浊，加薏苡仁、草薢。

（3）心脾两虚证

证候：行房早泄，性欲减退，伴四肢倦怠，气短乏力，多梦健忘，纳少便溏，心悸寐差，舌淡，舌边有齿印，苔薄，脉细弱。

治法：健脾养心，安神摄精。

方药：归脾汤加减。

加减：肾气不足，出现头晕、耳鸣、腰膝酸软，加莲子、山药、芡实、桑螵蛸、龙骨、龟甲等。

（4）阴虚火旺证

证候：阳事易举，甫交即泄，或未交即泄，伴五心烦热，潮热，盗汗，腰膝酸软，舌红，苔少，脉细数。

治法：滋阴降火，补肾涩精。

方药：知柏地黄汤加减。

加减：梦遗，心烦不寐，夜热不安，小便短黄，加龙骨、牡蛎、牡丹皮、女贞子、墨旱莲等。

（5）心肾不交证

证候：阳事易举，早泄或梦遗，腰酸腿软，心烦不寐，舌红，少苔，脉细数。

治法：交通心肾，潜阳固精。

方药：交济汤加减。

加减：遗精甚，可加金樱子、芡实、牡蛎、龙骨、五倍子、五味子、鸡内金等。

（6）肝气郁结证

证候：早泄，精神抑郁，胁胀少腹胀痛，胸闷善太息，少寐多梦，舌淡，苔薄白，脉弦。

治法：疏肝解郁。

方药：逍遥散加减。

加减：肝郁化火，胸胁胀痛。口干口苦，加牡丹皮、栀子；肾气虚，加芡实、熟地黄、山药、五味子等。

2. 其他疗法

（1）西医治疗　目前，临床常用药物主要有选择性 5- 羟色胺再摄取抑制剂（SSRIs）、三环类抗抑郁药（TCAs）、表面麻醉药、5 型磷酸二酯酶抑制剂（PDE$_5$）、α 受体阻滞剂、曲马朵等。另外也要注重原发病的治疗。

（2）心理治疗　早泄最常见的心理障碍是焦虑和抑郁，通过女方协助男方获得性功能自信，减轻焦虑。

（3）中药外治　用五倍子 10g，石榴皮 15g，细辛 10g，水煎，性交前温洗前阴并揉擦阴茎、龟头。

（4）中成药治疗　肾阳亏虚者，用金匮肾气丸，每次 9g，每日 2 次；肝气郁结者，用逍遥丸，每次 9g，每日 2 次；阴虚内热者，用知柏地黄丸，每次 9g，每日 2 次；肝经湿热者，用龙胆泻肝丸，每次 6g，每日 2 次；心阴不足、君火偏盛者，用天王补心丹，每次 9g，每日 2 次；肾气不固者，用金锁固精丸，每次 9g，每日 2 次。

（5）针灸治疗　气海、关元、命门、中封、曲骨、绝骨、足三里、膀胱俞、定志等穴，每次选用 3 ～ 5 穴，毫针，平补平泻，每次 15 分钟，每日 1 次，也可在同房前 15 ～ 30 分钟临时加针，以增强效果；足太阴脾经三阴交、阴陵泉、中极用泻法，每次 15 分钟，每日 1 次。

（6）手术治疗　目前，一些专家认为若因包皮及系带过于敏感引起的早泄需行包皮环切术、阴茎系带松解术、阴茎系带内羊肠线植入术；阴茎背侧神经选择切断术、阴茎背神经射频消融术、阴茎假体植入术等手术治疗是对于药物等治疗无效的一种最后选择。

【预防与调护】

1. 预防　预防早泄与夫妻间互相理解、配合密切相关。因此，夫妻双方要正确认知、掌握有关性知识，要劳逸结合，注意饮食、行为、运动等方面的保健；积极预防和治疗龟头炎等可能引起早泄的各种疾病。

2. 护理 起居有常，饮食有节，不过食肥甘辛辣，以免湿热内生，加重病情，适当食用含锌元素、精氨酸、钙元素、维生素等食材以补充性腺所需的营养元素；重视夫妻沟通，女方需体贴、安慰，不能责难、威胁，多鼓励以助男方重树信心；切勿恣情纵欲，或手淫过度；调畅情志，心态平和，恬淡虚无，怡情养心。

【验案举隅】

案1：韩某，男，37岁，已婚。

初诊：2020年8月30日。

病史：自述阳痿早泄伴尿频尿急2个月。患者2个月前因饮食不当，出现性交早泄，性欲亢进。小便黄赤频数，口干口苦，性情急躁，慢性前列腺炎反复发作，否认原发性高血压、糖尿病、冠心病等慢性疾病，否认过敏史。舌质红，苔薄黄，脉弦滑。

辨证：湿热蕴结证。

治法：疏肝理气，清热利湿。

处方：当归15g，醋白芍15g，柴胡15g，丹参15g，栀子10g，黄芩15g，黄芪30g，白术20g，木通10g，车前子20g，薏苡仁20g，生地黄20g，枳壳10g，8剂，水煎服。

二诊：2020年9月15日。患者诉白天小便次数较前减少，仍有早泄，但射精时间较前延长，舌红苔黄，脉弦，余情况大体如前，守方继进。上方加泽泻20g，路路通10g，鹿角霜20g，8剂，煎服方法同前，并嘱患者保持精神舒畅。

三诊：2020年9月25日。患者诉诸症明显缓解，现精神爽快，尿频尿急明显减少，性生活基本满足需求，守方继进，上方加减继服20剂，以收全功。

2020年10月20日电话回访，患者诉症状基本消失，性生活和谐，尿频尿急症状明显改善。

按语：早泄是男子性功能障碍的一种常见症状，多与遗精、阳痿相伴出现。精关封藏失职为早泄的基本病机，责之于心、肝、肾。多由情志内伤、湿热侵袭、纵欲过度、久病体虚所致。本案患者小便黄赤频数，口干口苦，性情急躁，为肝气郁结生热所致，有慢性前列腺炎病史，且反复发作，结合舌质红，苔薄黄，脉弦滑，考虑患者湿热蕴结，治以疏肝理气，清热利湿。谷井文教授用柴胡疏肝解郁，使肝气条达；白芍酸苦微寒，养血敛阴，柔肝缓急；当归甘辛苦温，养血和血，且气香可理气，为血中之气药；当归、白芍与柴胡相合，补肝体而助肝用，使血和则肝和，血充则肝柔，在加枳壳，以达疏肝理气之功；丹参、栀子、黄芩清利湿热，黄芪、白术健脾利水渗湿，木通、车前子、薏苡仁利水渗湿，利尿通淋，且方中苦燥渗利伤阴之品较多，用生地黄养血滋阴，使邪去而阴血不伤。二诊患者小便次数较前减少。仍有早泄，但射精时间较前延长，舌红，苔黄，脉弦，故加泽泻、路路通利尿通淋，鹿角霜温肾固精，后继服前方，巩固药效，患者愈。

案 2：李某，男，40 岁，已婚。

初诊：2017 年 4 月 5 日。

病史：自述早泄 1 年余，近 1 年来勃起功能障碍，性功能下降，性欲减退，行房早泄，于衡阳市某三甲医院查精子常规示：精子活力低 40%，心理压力大，时感心悸，体型肥胖，畏寒怕冷，四肢倦怠，面色不华，食纳一般，小便清长，大便溏稀，舌淡，苔薄，脉沉。

辨证：脾肾阳虚证。

治法：补脾益肾，温壮阳气。

处方：当归 15g，党参 20g，白术 15g，黄芪 20g，山药 15g，枸杞子 15g，菟丝子 10g，淫羊藿 10g，巴戟天 10g，乌药 10g，荷叶 10g，茯苓 20g，法半夏 15g，厚朴 10g，水煎服，8 剂。

二诊：2017 年 4 月 14 日。患者诉诸症稍有缓解，但症状缓解不明显，舌脉大致同前，继服上方 8 付，去乌药 10g，加远志 20g，茯神 20g，蜈蚣 1 条，菟丝子加至 20g，煎法同前。

三诊：2017 年 4 月 25 日。患者述晨勃可，现可入睡，心悸较前基本消失，精神爽快，复查精子常规：精子活力达 60%，守方继进，上方加减共 30 剂，以收全功。

1个月后患者复查精子活力达80%。

半年后随访诉房事基本满足需求。

按语：早泄分虚实，虚证多以补脾肾为主。本医案患者诉早泄，性欲减退，体型肥胖，畏寒怕冷，小便清长，大便溏稀，均为脾肾阳虚的征象，治以补脾益肾，温壮阳气。遂用甘温之黄芪补脾益气，白术、党参皆为补脾益气之要药，与黄芪相配伍，补脾益气之功益著；山药脾肾双补，枸杞子、菟丝子、淫羊藿、巴戟天等药共助肾阳，乌药温肾散寒缩尿，荷叶利尿通淋，又以法半夏、厚朴祛脾虚痰湿之邪，全方重补脾肾之阳，兼祛水湿之邪。二诊患者症状改善不明显，加远志、茯神宁心安神，增菟丝子用量，以助肾阳缩尿，蜈蚣性猛善走，通达内外，以助改善阳痿早泄之症状。三诊患者症状明显改善，继续服药，巩固疗效，以收全功。

第三节　精闭（不射精）

成年男子在性活动中阴茎能正常勃起，且性交能持续足够时间，但不能在阴道内射精的病症，称为精闭，古称"精不射"。本病属于西医学"不射精""逆行射精"的范畴。

中医学对本病的论述虽然较少，也无此专用名，但古籍中早已有"精射不出""精瘀""能交接而不施泄"等记载。如巢元方在《诸病源候论·虚劳无子候》中曰："泄精精不射出，但聚于阴头，亦无子。"

【病因病机】

精闭的病位主要责之于心、肝、肾；病因为情志内伤、败浊内停、劳欲过度、大病久病、禀赋不足；基本病机为肾精亏虚、精道不通和精关开合失司，并且有虚有实，往往虚实夹杂。

1.湿热下注　多因饮食不节，偏嗜酒肉肥甘，聚湿生热，湿热蕴积，或感受湿热之邪，或外阴不洁，湿浊侵袭，蕴蓄为热，下注肝经。

2. 肝郁气滞 郁怒伤肝，肝失疏泄，气机不畅，疏泄不及，肾气不通，开合失司而致射精困难，甚则精液逆行入膀胱。

3. 败浊瘀阻，精道不通 忍精不泄，或相火妄动，所愿不遂；饮食所伤，痰湿内生或外感湿热，阻滞精窍；或久患遗泄，离位之败精停滞，日久精道瘀阻，而致不射精，或精泄不出。

4. 肾精亏虚，精源枯竭 房事不节，劳欲过多；或有手淫恶习，致肾精亏损，精源枯竭而致无精可射。

【临床表现】

同房时阴茎能很好地勃起进行性交，但不能在阴道内射精，阴茎勃起持续一段时间后慢慢变软。部分患者同房时虽不射精，但却有遗精现象。因精闭还可引起焦虑、痛苦、精神紧张、头昏、乏力、眠差等。

根据发病情况，本病分为原发性和继发性两种。原发性不射精是在正常性交状态下从未在阴道内获得射精；继发性不射精是在正常性交状态下至少有 1 次及以上在阴道内获得射精，但以后未获得阴道内射精。

根据病因情况本病分为功能性和器质性两类。功能性不射精是与配偶阴道内性交时不能射精，但其他时候或其他方式的性刺激有射精或睡眠中有遗精，多因大脑皮质、丘脑下部功能紊乱，脊髓射精中枢受到抑制所致。器质性不射精是无论阴道内性交还是其他方式性交均不能射精，睡眠中也没有遗精，因先天疾病或手术、外伤等造成脊髓、腰骶交感神经节损伤或性器官畸形所致。

病史方面，要了解除与配偶阴道内性交时不能射精以外，手淫或其他方式的性刺激时能否射精，或有无与配偶以外性伴侣性交时射精的经历，性生活之后或其他时候有无遗精；同时了解性生活方式方法、性生活频度、性经历、性观念、避孕方法等。有无生殖系统先天解剖异常、糖尿病、脊髓受伤等神经疾患，有无可能影响射精功能的手术史或经尿道介入治疗操作史，有无使用影响性高潮药物等用药史。

【检查】

检查性器发育是否正常，有无炎症、包茎等异常情况，检查前列腺液常规、尿常规可了解尿路及前列腺有无炎症，B超检查精囊、前列腺可了解有无精囊扩张和前列腺病变，怀疑颅内病变所致的不射精症应做颅脑部CT或MRI检查。

【治疗】

1. 辨证论治

精闭临床有虚实两端，按实则泻之、虚则补之的原则，实证以疏肝行气、祛瘀通窍、化痰利湿为主。虚证以补脾肾为主，如健脾益气，养血益精，或温肾助阳。虚而夹火者，则重在补虚，当予补肾阴以降虚火。若瘀血阻滞者，则属本虚而标实，祛瘀还当兼补肾气。各种证型均可加开窍通精之品，如王不留行、石菖蒲、路路通、蜈蚣等。

（1）湿热下注证

证候：阴茎勃起正常，行房有性高潮及射精感，无精液射出，行房后有浑浊尿，阴部湿痒，尿黄赤，下肢酸沉，舌稍红，苔黄腻，脉弦滑。

治法：清热利湿，利窍通精。

方药：程氏萆薢分清饮加减。

（2）肝郁气滞证

证候：性交不射精，情志抑郁，小腹睾丸坠胀，胸胁胀痛，嗳气，善太息，舌质暗红，苔薄白，脉弦。

治法：疏肝解郁，行气通精。

方药：柴胡疏肝散加减。

加减：肝郁脾虚，可酌加白术、人参、茯苓、山药。

（3）败浊瘀阻证

证候：阴茎勃起而胀甚，有性高潮及射精感，无精液射出，或行房后尿浑浊，心烦易怒或有小腹疼痛，腰痛，舌质暗红或有瘀点瘀斑，脉象弦或沉涩。

治法：行气活血，祛瘀通精。

方药：少腹逐瘀汤加减。

（4）肾精亏虚证

证候：阴茎勃起欠坚，行房无性高潮及射精感，无精液射出，腰酸腿软，夜尿清长，舌淡苔白，脉细。

治法：补肾温阳，化气通精。

方药：右归丸加减。

2. 其他疗法

（1）西医治疗　药物治疗可采取 α 肾上腺素能交感神经兴奋药，如性交前口服盐酸麻黄碱 50～75mg，或静脉注射盐酸脱羟肾上腺素 60mg（高血压、冠心病、青光眼患者禁用）。由糖尿病等疾病引起的不射精应首先治疗原发病。精阜有炎症时应行抗感染治疗，精阜增生明显者可经尿道做电切，有前列腺炎患者应同时治疗前列腺炎。

（2）中医外治　麝香 0.3g，敷脐心，外用麝香追风膏固定，适用于各种类型不射精。

（3）推拿治疗　采用揉脐中极式。此式能调理肾与膀胱，以达到治疗逆行射精之目的。以下手法：先以脐为中心，双手重叠，手心（劳官穴）相重，对准脐，顺时针，由小到大转圈揉 36 次，逆时钟由大到小揉 36 次，转圈最大时，上至剑突下，下至曲骨。用同样的手法对准中极穴各揉 36 次，转圈最大时，上至脐，下至曲骨。用力要轻柔缓和。

（4）针灸治疗　常用穴位：体针可选八髎、肾俞、关元、中极、曲骨、三阴交、太冲等，每日针刺 1 次，每次 20 分钟，虚寒者可加灸。耳针可选内分泌、皮质下、肝、肾、神门、精宫等，按压或针刺。

（5）手术治疗　对某些解剖异常引起或梗阻引起的不射精，可采用手术治疗，如射精管口梗阻可经尿道介入切开射精管口，肿瘤或囊肿压迫造成的阻塞可行肿瘤或囊肿切除术。

【预防与调护】

1. 预防

（1）加强婚前性教育，夫妻双方都要掌握必要的性知识和方法，注意适度性生活，不应过频，也不宜长期禁欲。

（2）注意生活规律，劳逸结合，养心健体，避免久坐及长时间骑车。

（3）避免使用可能会抑制射精反射的药物，如抗精神病药物三氟拉嗪、丙咪嗪、硫利达嗪、阿米替林等；抗抑郁药品曲唑酮、氟西汀、舍曲林等；选择性 α 受体阻滞剂特拉唑嗪、坦索罗辛等；抗高血压药呱乙啶、酚苄明、酚妥拉明等；乙酰胆碱抑制剂苯海索等长期或大剂量使用均可能导致射精障碍。

（4）忌烟酒及辛辣刺激性食物；多食蔬菜、水果，保持大便通畅。

2. 护理

（1）积极防治尿道炎、前列腺炎等泌尿生殖系疾病。

（2）改善夫妻关系，调整性生活的环境，营造良好的性爱氛围，夫妻双方共同参与治疗。

【验案举隅】

案1：黄某，男，50岁，已婚。

初诊：2021年6月23日。

病史：自述性功能障碍1年余。近1年来无明显诱因出现性功能减退，夫妻同房时勃起功能虽正常，但未交时早泄，不能在阴道内射精，仍可重复性交，于当地三甲医院检测前列腺形态、前列腺液、尿常规等均未发现明显异常，既往高血压史、肝炎史。刻下症：阴茎勃起，未交早泄，同房时无性高潮，阴茎进入阴道时无精液射出，性欲减退，偶感腰部酸胀疼痛，食欲可，夜尿多，大便稍溏，舌淡胖大，苔白稍腻，脉沉。

辨证：肾精亏虚证。

治法：补肾行气通精。

处方：仙茅30g，淫羊藿20g，巴戟天20g，肉桂20g，锁阳20g，益智仁20g，补骨脂20g，鹿角霜30g，杜仲20g，续断20g，南瓜子20g，党参30g，白术20g，黄芪30g，熟地黄20g，山茱萸20g，山药20g，茯苓15，泽泻15g，牡丹皮15g，水煎服，8剂。

二诊：2021年6月30日。患者诉晨勃可，早泄仍存在，腰酸胀痛较前缓解，夜尿次数减少，余症如前，舌淡胖大，苔白，脉沉滑，上方淫羊藿加至30g，巴戟天加至30g，继服14剂，煎法同前。

三诊：2021年7月15日。患者诉近日夫妻同房时早泄明显好转，阴茎勃起正常，现同房已有性高潮并且有射精感，有射出部分精液，同房满意度明显增加，腰部酸胀感已消失，夜尿1次，患者由于年迈及不良习惯导致肾精耗伤亏损，导致无精可射。方予以补肾行气固精后，精液自然得以恢复，守方继服 14 剂。

四诊：2021 年 8 月 1 日。患者诉诸症明显好转，现阴茎勃起正常，性交高潮感，于阴道内已可射精，同房基本满足需要，守方继服 30 剂补肾固精以巩固疗效，嘱其适当房事，适当运动，注意饮食。

按语：不射精症属于射精障碍最常见的一类，通过评估患者有无遗精和（或）手淫方式能否射精将其分为功能性和器质性。随着经济的快速发展及生活水平的提高，功能性不射精症成为当今社会最常见的一种类型。现代研究表明，正常射精的完成需要通过中枢神经、交感和副交感神经、性腺、内分泌等多系统协调。阴道内不射精的原因包括精神因素、长期过度手淫、药物治疗后不射精等。本案例中患者属于功能性不射精症，前期通过纯西医诊疗手段不能达到满意疗效。《丹溪心法·丹溪翁传》记载："主闭藏者，肾也；司疏泄者，肝也。"其揭示了肾、肝对精液的疏泄作用。结合其四诊资料，为肾精亏虚证，予以补肾法治疗，同时加上疏肝行气，使精闭得通。通过中医辨证论治患者诸症经过治疗后明显好转，疗效满意。

案 2：李某，男，33 岁，已婚。

初诊：2020 年 4 月 20 日。

病史：诉出现阴囊瘙痒 1 个月余伴精闭加重 1 周。1 个月前因外出沐浴后出现阴囊瘙痒，同时出现轻度早泄，勃起功能可，同房时患者心理负担过大，从而导致近一周出现精闭症状，既往体健。刻下症：阴茎勃起正常，轻微早泄，无精液射出，同房后尿道口上可见少许白色黏液，阴囊潮湿瘙痒，口干目赤，尿黄，大便黏腻，舌红，苔黄腻，脉沉滑。

辨证：湿热下注证。

治法：清热利湿，利窍通精。

处方：仙茅 30g，淫羊藿 20g，锁阳 20g，丝瓜络 20g，鹿角霜 30g，杜仲 20g，续断 20g，党参 30g，白术 20g，黄芪 30g，熟地黄 20g，山药 20g，茯苓 15g，泽泻 15g，牡丹皮 15g，芡实 20g，金樱子 20g，连翘 20g，黄柏 10g，8 剂，水煎服。

二诊：2020 年 5 月 5 日。患者诉服药后阴囊瘙痒明显减轻，口干目赤较前明显改善，现同房满足正常需求，患者由于外出沐浴，导致外阴不洁，感受外邪，湿热蕴结于下焦，予以清热利湿、通窍通精的药物后症状明显改善，守方继服 14 剂巩固治疗，煎法同前，嘱其用上方第三遍熬药外洗或坐浴，适度性生活，适当运动，注意饮食，注意清洁卫生。

按语：本案例通过中医辨证论证结合中医外治法坐浴取得了一定的疗效，具有绿色、安全、疗效显著等特点。《医学入门》记载："人常依法熏蒸，则荣卫调和，安定魂魄，寒暑不侵，身体可健。"此外，中医外治法，如针灸、按摩、刮痧、敷脐、导引等在精闭的治疗中地位十分重要。临床治疗精闭主要分为心理及性教育治疗、性行为治疗、药物治疗、振动刺激诱发射精等。

第四节　梦遗（遗精）

遗精是指男子在青春期后非性活动而出现精液遗泄的病症，有梦遗与滑精之分，其中，睡眠中因性梦发生的谓之"梦遗"；无梦而遗，或者清醒状态下无性活动而精液流出则称"滑精"。两者临床表现虽有差异，但病因基本一致，故将其概括为遗精论治。青春期后男子长期无手淫或性生活等形式排精，每月遗精 2～3 次且不伴有其他不适，则为生理现象。

遗精表现首载于《灵枢·本神》曰："恐惧不解则伤精，精伤则骨酸痿厥，精时自下。"张仲景在《金匮要略·血痹虚劳脉证并治》中称之为"男子失精"，并以桂枝加龙骨牡蛎汤治疗；朱丹溪在《丹溪心法·遗精》中提出："精滑专主湿热。"以清利湿热治之；张介宾在《景岳全书·遗精》中从五脏虚实论述翔实而完备；程钟龄在《医学心悟》中以有梦无梦分心、肾病机不同而治；黄元御在《四圣心源·精遗》中以肾寒脾湿、木郁风动立论，玉池汤构思精巧。历代医家学术经验至今仍有效地指导着临床实践。

【病因病机】

遗精以精关失固为病理表现，但病因有虚实之别，亦有五脏归属之不同。遗精初期、年轻体壮者，多为心火、肝火及湿热扰动之实证、热证或阴虚火旺，扰动精室；久病体衰、滑脱不禁伴有各种虚衰表现者，则常为脾肾虚寒，精关不固。

1. 阴虚火旺　年少无知，屡犯手淫；或早婚纵欲，房事过度；或过用温燥之品，致肾精亏虚，阴不制阳，阴虚火旺，扰动精室，精失闭藏，而致遗泄。

2. 心肾不交　心主神明，肾司封藏。精之疏泄听命于心，封藏所由乎肾。心有所慕则意淫于外，日久水亏火旺，夜半阳生之时日有所思、夜有所梦，淫梦频作，而发遗精。

3. 心脾两虚　思伤脾，愁忧恐惧则伤心。思虑过度，脾气亏虚，心血暗耗；或兼饮食不节，脾失升清固摄之能，均可致精关不固而发遗精滑泄之疾。

4. 湿热扰动　饮食自倍，肠胃乃伤。饮酒过度或过食肥甘厚味之品，则易脾失运化而湿热内盛；或者居处不洁，沾染湿热秽浊之邪。湿为阴邪，其性重浊，湿性下流易袭阴位，湿热下注扰动精室则精关不固而遗精频作。

5. 肾虚不固　肾主封藏。先天肾气不足，抑或通精过早、色欲过度，暴恐伤肾，又或久病失养及肾，年老体衰，肾气虚损，均可致精关不固而生精液遗滑之患。

西医学对病理性遗精的损害及发病机制尚无明确认识，多数认为遗精属于继发症状，与泌尿生殖系局部各种炎性刺激、自主神经功能紊乱、焦虑、抑郁状态、过度疲劳等有关。

【临床表现】

睡眠中遗精，伴随性梦与否均可，每周2次以上，严重者可一夜多次或者连续数日遗精；或清醒状态下无性刺激及性交射精愿望情况下发生精液遗滑。常伴随精神萎靡、腰膝酸软、头昏、耳鸣眼花、记忆力下降、注意力不集中等虚弱症候；或伴随尿频尿急尿痛、包皮垢增多或包茎、阴囊潮湿、少腹会阴等局部疼痛不适等症状。部分患者思虑过度多疑善感，精神压力过大。

【检查】

规范查体，排除或确认包茎、包皮垢过多等局部刺激因素；尿常规、前列腺液常规检查、尿液或前列腺液细菌培养、神经电生理、性激素等检查均有助于明确继发遗精的因素。

【治疗】

1. 辨证论治

遗精辨证首分虚实。实则清泄，虚则补益固涩，虚实夹杂则清补兼施。年轻体壮或遗精初期实证居多，常见心火过旺或湿热下注证型，则以清心安神或清热利湿为主，慎用补益固涩以防敛邪而缠绵难愈；久病或身体虚弱者，则多以脾肾不足为主，当健脾益气、益肾固涩为先。遗精主症之外，兼夹症状可提示病情虚实，不可先入为主，犯虚虚实实之戒。

（1）阴虚火旺证

证候：梦中遗精，阴茎易举，头晕耳鸣，腰腿酸软，尤以遗精后次日明显，五心烦热，颧红口干，形瘦神疲，舌红，少苔，脉细数。

治法：滋阴降火，收涩固精。

方药：知柏地黄丸加味。

（2）心肾不交证

证候：遗精频繁，五心烦热，夜休多梦，性欲亢奋，眩晕耳鸣，腰膝酸软，健忘不宁，舌红，脉细数。

治法：清心安神，滋阴补肾。

方药：黄连清心饮合三才封髓丹加减。

（3）心脾两虚证

证候：遗精频繁，劳累后发作，甚至白日精液滑泄，伴纳差便溏、乏力困倦、少气懒言、动辄气短、虚烦不眠、心悸健忘、面色少华或萎黄、形体瘦弱等，舌淡，苔薄白，脉虚弱无力。

治法：益气健脾，宁心安神。

方药：妙香散合水陆二仙丹加减。

加减：纳呆腹胀，加炒神曲、鸡内金、炒麦芽；心悸重，加龙骨、牡蛎重镇安神之品。

（4）湿热下注证

证候：梦遗频作，口苦口臭，纳呆或食欲亢奋，胸胁苦满，精液黄稠臭秽，阴囊湿痒，包皮垢黄白量多，伴小便频赤臭秽、淋沥不尽，大便黏滞不爽等，舌红，苔黄厚腻，脉弦滑数或濡滑数。

治法：清热利湿。

方药：龙胆泻肝汤或四妙丸加减。

加减：湿重于热，以健脾利湿为主，酌予清热；热重于湿，清热为先，勿忘利湿。久病湿热瘀阻而疼痛，加桃红四物汤等活血之品。

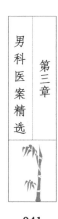

（5）肾虚不固证

证候：多无梦而遗，或滑泄不禁，常伴性欲淡漠，阳痿早泄，腰膝酸软，畏寒肢冷，面色苍白，阴部发凉萎缩，精液清冷，夜尿清长，头晕眼花，齿摇发脱，舌质淡胖，苔白滑，脉沉细。

治法：益肾固精。

方药：天雄散合金锁固精丸加减。

加减：惊恐伤肾，配合安神定志丸。

2. 其他疗法

（1）西医治疗　积极处理包茎、前列腺炎等早泄诱发因素。

（2）心理治疗　正确认识遗精的程度及危害，缓解患者焦虑、抑郁心理状态。纠正患者对遗精的错误认识及不良行为习惯，减轻或消除心理因素所致的伤害，是改善患者生活质量、提高遗精治疗效果的重要环节。

（3）中医外治　五倍子10份，白芷5份，研粉末，蜂蜜或醋水混合物适量，混合成团后外敷肚脐，睡前贴敷，起床后去掉，每日1次。

（4）中成药治疗　性欲旺盛而遗精者，用知柏地黄丸9g，每日2次；肾气虚者，用金匮肾气丸9g，每日2次；湿热下注者，用龙胆泻肝丸9g，每日2次；心脾两虚者，用归脾丸6g，每日3次；心肾不交者，用交泰丸6g，每日2次。

（5）针灸治疗　常用关元、气海、肾俞。心肾不交者，加内关泻法、神门平补平泻、太溪补法；心脾两虚者，加心俞、脾俞、足三里用补法；湿热下注者，配三阴交、阴陵泉、太冲用泻法；肾虚不固者，可配命门、肾俞、三阴交、足三里用补法，并可配合艾灸。

（6）导引治疗　导引术中的"鸟飞式""握固法"等可改善神经系统失常状态，增强局部肌肉力量，对遗精均有一定疗效。

【预防与调护】

1. 预防　开展青少年性教育，避免过早接触色情视听及文字诱惑，减少手淫等其他形式的不良性刺激；引导青少年从事健康文体活动，加强锻炼以增强体质；适寒温，避免感染六淫之邪；调饮食，避免过度饮酒及肥甘厚味饮食；畅情志，避免七情过度损害身心健康等诱发遗精。

2. 护理　消除恐惧心理，减少焦虑及抑郁情绪；侧卧休息，被褥不宜过厚，不穿紧身衣裤；不接触色情读物等，减少意淫危害；包皮过长者注意局部卫生，防止刺激诱发遗精，包茎或者频繁包皮龟头炎者建议包皮环切；适婚年龄者可成婚开始正常性生活。

【验案举隅】

案1：谭某，男，31岁，未婚。

初诊：2017年4月28日。

病史：梦遗2个月余，每周5次左右，多时夜夜梦遗，近2个月夜间睡眠多性梦，则频繁出现梦遗，手淫史10年余。刻下症：梦遗频作，每周5次左右，伴随性梦多，阴茎易举，久举不萎，遗精后次日出现头晕乏力，腰膝酸软，五心烦热，食欲亢奋，小便少，舌红，少苔，脉数。

辨证：阴虚火旺证。

治法：滋阴降火，收涩固精。

处方：仙茅30g，淫羊藿20g，巴戟天15g，肉桂15g，锁阳15g，玛卡15g，菟丝子20g，杜仲20g，续断20g，柴胡10g，党参30g，白术20g，黄芪30g，熟地黄20g，山茱萸20g，山药20g，牡丹皮10g，泽泻15g，茯神20g，香附10g，水煎服，8剂。

二诊：2017 年 5 月 6 日。患者诉服药后腰酸乏力，五心烦热，明显改善，现仍梦遗，但精液量明显减少，性梦较前减少，二便调，舌红，少苔，脉数，上方加五味子 10g，继服 14 剂，煎法同前。

三诊：2017 年 5 月 20 日。患者由于不良习惯致肾精亏虚，阴不制阳，导致精失闭藏，从而出现梦遗，予以滋阴降火、收涩固精为治疗原则予以治疗，服药后症状明显好转，遗精次数明显减少，已由每周 5 次左右减至每周 2 次左右，由于遗精过度导致头晕乏力、腰膝酸软、五心烦热等，精液得控，则阳气得以恢复，诸症渐消，上方继服 2 个月，巩固治疗，嘱其改变不良习惯，适当锻炼。

半年后随诊，患者诉遗精症状已基本恢复正常，每月仅出现 2 次左右，并无其他不适症状。

按语： 遗精是常见的男性生殖系统疾病之一，常见于性神经官能症、前列腺炎、阴茎包皮炎、精囊炎、附睾炎等。本病例中患者为阴虚火旺证，予以滋阴降火、收涩固精为法。《本草新编》记载："固精滑而兴阳事。"加以仙茅、淫羊藿、巴戟天、肉桂、锁阳、玛卡等补肾助阳之品。此外，阴虚火旺重者，加知母、黄柏；遗精不固者，加山萸肉、山药、莲子等；潮热盗汗者，加青蒿、鳖甲等；夜寐不宁者，加酸枣仁、煅龙牡。同时改变不良习惯，加强锻炼。

案 2： 龙某，男，31 岁，未婚。

初诊：2021 年 4 月 6 日。

病史：遗精反复发作半年余，遗精于劳累后发作，一般每周发作 2～3 次，多则每日可发生 2～3 次，梦遗与白日滑精均发生，严重困扰生活，于广州某三甲医院检查尿蛋白（＋），余未见明显异常，既往有肝炎史、胆囊息肉。刻下症：遗精频作，梦遗与滑精交替反复，劳累后加重，纳差便溏，胸胁疼痛，乏力困倦，面色少华，形体清瘦，睡眠一般，舌淡红，苔白，脉沉。

辨证：心脾两虚证。

治法：益气健脾，宁心安神。

处方：柴胡 10g，香附子 10g，炒栀子 10g，茵陈 20g，茯苓 15g，薏苡仁 20g，补骨脂 20g，杜仲 20g，续断 20g，党参 30g，白术 20g，黄芪

30g，鹿角霜 30g，仙茅 30g，淫羊藿 20g，巴戟天 20g，桂枝 20g，建曲 20g，山楂 20g，水煎服，14 剂。

二诊：2021 年 4 月 20 日。患者诉服药后体力增加，疲劳乏力感明显减轻，服药期间梦遗仅发作 2 次，食欲较前增加，大便稍成形，胸胁疼痛缓解，舌淡红，苔白，脉沉，上方去茯苓 15g，加延胡索 10g，茯神 15g，继服 14 剂，煎法同前。

三诊：2021 年 5 月 7 日。患者诉此次服药期间梦遗未发作，精神爽快，气力增加，面色红润，体重增加 1.5kg，睡眠质量较前提高，食欲可，二便调，舌淡红，苔白，脉沉。守方继服 3 个月巩固疗效已收全功。

按语：中医学认为，精之主宰在心，藏之在肾，疏泄在肝。久病滑、遗精虚多实少。《景岳全书》记载："盖遗精之始，无不由乎心。"西医学对于本病缺乏有效的治疗方法，临床治疗效果往往不佳。本病例中患者遗精于劳累后发作，梦遗与滑精交替反复，劳累后加重，结合其资料，辨证为心脾两虚证，予以益气健脾、宁心安神为治法。中医学对于遗精的诊治具备一定的优势，如本病例中从"心"论治，以养心安神定志为法，同时从"脾"论治予以益气健脾之法。由于遗精病患者病程长短不一，病情也随之变化，因此在治疗遗精病时，需把握好法度与尺度。

第五节　精少（少精子症）

少精子症是指生育期男性具备正常的性功能和射精功能，在禁欲 2～7 日后，3 次以上精液化验精子浓度小于 $15×10^6$/mL 或每次射精精子总数小于 $39×10^6$，而其他精液参数基本正常的病症。在导致男性不育的病症中，少精子症比较常见，但本病大多无明显临床症状，只是在因不育就医时，检查精液常规提示精子数量低于正常而被诊断。中医学虽然没有少精子症这一病名，但少精子症属于中医学"精少""精薄""精冷""无子"等范畴。《诸病源候论·虚劳无子候》云："丈夫无子者，其精清如水，冷如冰铁，皆为无子之候。"《辨证录·种嗣门》亦云："男不能生子者有六病，一精寒，二气衰，三精少，四痰多，五相火盛，六气郁。"其明确指出男性不育的病因分六种，可见古人早已认识到精少、精清、精冷皆令人无子。《金匮要略·血痹虚劳病脉证并治》云："男子脉浮弱而涩，为无子，精气清冷。"其明确提出精冷的脉象为浮弱而涩。由精子减少而致男性不育的发病率较高，是男性不育的主要原因之一，占男性不育的20%～30%。

【病因病机】

1.肾精亏损 先天禀赋不足，或房事不节，不知持满，耗伤肾精或五劳七伤，病久及肾；或温病后期热极伤阴，下元不固，可见精子稀少、精液稀薄；肾精亏损，导致生殖功能减退，男子精少而不育。

2.脾肾阳虚 肾阳不足，命火式微，不能温煦脾阳；脾阳不足，不能运化水谷精微；脾肾阳虚，全身功能衰退，生精功能随之减退。

3.气血两虚 久病体弱，血证日久，气血两虚，精亏水乏，精亏则血少，血少则精少，气不摄血，血不化精，皆可导致精子减少。

4.湿热下注 饮食不节，食辛辣厚味，酿湿生热；或外感湿毒，湿热下注精泉，灼伤肾精；或湿阻精窍，涩精难出，生精减少。

5.气滞血瘀 久患入络，或外伤瘀血阻络，精道不畅，亦可造成精子量少。

西医学认为，少精子症与内分泌、感染、精索静脉曲张、遗传、环境、药物等因素有关，内分泌因素如高泌乳素血症、肾上腺皮质增生、甲状腺疾病、糖尿病等与少精子症关系密切。另外，长期处于高温环境，从事有毒有害化学产品生产，接触放射性物质和强电磁辐射，均可影响睾丸生精功能。药物如利舍平、呋喃类药物、西咪替丁、柳氮磺胺吡啶、螺内酯、秋水仙素和部分抗生素、雷公藤制剂、癌症化疗药物等均可能导致少精子症。

【临床表现】

患者多因不育症而就诊，一般无临床症状，也有因多年不育感到焦虑，或具有与原发性少精症有关原发病的症状。如严重精索静脉曲张所致的阴囊坠痛，泌尿生殖系统慢性炎症引起排尿异常、小腹不适、腰骶疼痛等。因不育而精神沮丧者较为普遍，可诱使性功能减退、阳痿、早泄等。

体征：部分可见睾丸发育不良，或有附睾僵硬肿大结节，或有精索静脉曲张，或有隐睾。

1. 睾丸发育不良 患侧睾丸小、质地较软，半数患者青春期出现男子女性型乳房。先天性睾丸发育不良在青春期之前无任何症状，往往青春期后才就诊，延误了最佳治疗期（11～12岁）。国外学者提出，应对11～15岁男童进行睾丸大小测量，睾丸直径＜2cm者应做性染色体检查。

2. 附睾僵硬肿大硬结 查体阴囊皮肤无红肿，附睾尾部有不规则局限性硬结，无明显触痛，可与阴囊皮肤粘连。随着病程的发展，病变由附睾尾部逐步累及头部。

3. 精索静脉曲张 站立时可见阴囊肿大、睾丸下坠；静脉曲张成团，如蚯蚓状，平卧或托起时阴囊内团块明显减小或消失，站立时再度充盈。不典型的病例可以采用 Valsalva's 方法检查：被检查者取站立位，检查者用手按压受检者腹部，患者屏气用力加大腹压，再观察、触摸阴囊内精索静脉，便可发现不同程度的曲张静脉。

4. 隐睾 患侧阴囊小，触之阴囊内无睾丸，常在腹股沟区摸到隐睾。体表可触诊隐睾，不宜触及的，可以借助超声、MRI、腹腔镜。

【检查】

1. 精液分析 精液采集后 60 分钟内，精子密度低于参考值下限：$15 \times 10^6 /\text{mL}$，或一次射精精子总数小于 39×10^6。

2. 性激素检查 如睾酮（T）、卵泡刺激素（FSH）、黄体生成素（LH）、雌二醇（E_2）、垂体泌乳素（PRL）等，通过对性激素的检查，可寻找部分少精子症的原因。

3. 染色体及基因检测 对严重少精子症患者，应该做染色体核型分析及无精症因子（AZF）检查。

【治疗】

1. 辨证论治

本病当首辨虚实，次辨阴阳。治疗原则为虚证当补肾填精，补肾壮阳，补气养血；实证当清热利湿，活血化瘀。对临床表现不明显者，应从肾论治。

（1）肾精亏损证

证候：精液量少或量多稀薄，神疲乏力，腰酸膝软，午后潮热，五心烦热，目眶发黑，口干溲黄，夜寐盗汗，大便秘结，舌红，苔少，脉细而数。

治法：大补真元，滋肾填精。

方药：斑龙二至百补丸合七宝美髯丹加减。

加减：可加鱼鳔、紫河车、露蜂房以加强补肾生精之力；午后潮热，五心烦热，或精液检查见精液不液化、死精子多，加牡丹皮、白芍、地骨皮滋阴清热凉血；盗汗明显，加五味子、浮小麦；大便秘结，加瓜蒌仁、肉苁蓉。

（2）脾肾阳虚证

证候：精子稀少，性欲减退，精冷不育，肢体畏寒，面色苍白，自汗便溏，小便清长，舌淡，苔薄白，脉沉细。

治法：补脾益肾，温壮阳气。

方药：打老儿丸合右归丸加减。

加减：可合用六君子汤，与"形气不足，温之以气""精不足者，补之以味"暗合。滑精，加莲须、芡实涩精气；腰痛，加续断、桑寄生壮筋骨；腹痛喜温，大便清薄，加干姜、炒白术。

（3）气血两虚证

证候：患者精子稀少，精液稀薄量少，面色萎黄，形体衰弱，神疲乏力，头晕目眩，气短心悸，失眠多梦，性欲减退，舌淡，苔薄白，脉细而弱。

治法：补中益气，养血生精。

方药：八君子汤加减。

加减：加紫河车、山茱萸等血肉有情之品以加强补肾填精、益气养血之功；失眠多梦，加炙远志、酸枣仁、合欢皮安神定志；心悸不宁，加柏子仁、丹参、茯苓。

（4）湿热下注证

证候：精子数目少，精液黏稠而不液化，婚后不育，口苦咽干，胸胁胀满，少腹或会阴部不适，舌红，苔黄腻，脉弦数或滑数。

治法：清热利湿，兼补阴精。

方药：龙胆泻肝汤合六味地黄汤加减。

加减：尿频，尿急，尿痛明显，加萹蓄、瞿麦；尿道灼热刺痛，加青风藤、槐花、茜草；精液黏稠而不液化，加蒲公英、浙贝母；胸胁胀满明显，加柴胡、郁金、枳壳；少腹或会阴部不适严重，加三棱、莪术、川楝子、延胡索。

（5）气滞血瘀证

证候：精子数目少，精液量少，不育，面色紫暗，皮肤粗糙，少腹不适，茎中刺痛，舌暗红或有瘀斑，脉弦涩。

治法：行气活血，化瘀生精。

方药：血府逐瘀汤加减。

加减：少腹胀痛明显，加川楝子、延胡索、台乌药；会阴或茎中刺痛，加炙乳香、炙没药、失笑散。

2. 其他疗法

（1）西医治疗　可选用激素类药物，如促性腺激素、性腺激素释放激素激动剂、他莫昔芬、雄激素等，以及芳香化酶抑制剂如来曲唑等。

（2）营养疗法　补充维生素，如维生素A、维生素E、维生素C等；还可使用胰激肽原酶、肉碱、精氨酸、谷胱甘肽、辅酶Q_{10}、锌、硒等；含有维生素和微量元素的复合制剂，如维参锌胶囊、锌硒宝等。

（3）中成药治疗　肾精（阴）亏虚者，用左归丸，每次5g，每日3次；肾阳虚者，用五子衍宗丸，每次5g，每日3次，或龟龄集，每次2粒，每日1次；阴虚火旺者，用知柏地黄丸，每次8粒，每日3次；肝经湿热者，用龙胆泻肝丸，每次5g，每日2次；气血两虚者，用归脾丸，每次5g，每日3次。

（4）针灸治疗　体针选中极、关元、肾俞、气海、足三里、太溪、三阴交、脾俞，每次选用了 3 ～ 5 穴针刺，或加灸。

（5）辅助生殖技术　可采用精子优化技术或分次冷冻保存精液行人工授精。

【预防与调护】

1. 预防　注意个人卫生，保持适度性生活，避免不洁性行为，防止生殖系统感染。避免接触有毒有害理化因素，避免射线，注意自我保护。积极治疗原发疾病，如泌尿生殖系统炎症、精索静脉曲张等。

2. 护理　加强营养，多食用牛奶、瘦肉、鱼等富含优质蛋白的食物。多食用新鲜蔬菜、水果等食物，补充维生素及微量元素。根据四季气候，选择适当的养生食品。戒除烟酒、辛辣食物，避免热水浸泡阴囊。

【验案举隅】

案 1：黄某，男，36 岁，已婚。

初诊：2020 年 2 月 25 日。

病史：诉结婚 1 年未育，慢性前列腺炎反复发作 6 年余，于广州某三甲医院生殖科诊断：慢性前列腺炎；少精症；不育症。曾服用温阳补肝肾等中成药治疗，近日复查精液常规示：精液量 1.2mL，精子计数 $< 12×10^9/L$，精子液化时间 60 分钟，精子总活率 50%。刻下症：尿频尿不尽，尿痛，精液量少稀薄，神疲乏力，汗多，腰膝酸软，眼周发黑，口干欲饮冷饮，睡后易醒，大便干结，舌淡红，苔白腻，脉沉细。

辨证：肾精亏虚证。

治法：温肾壮阳补精，兼清湿热。

处方：仙茅 30g，淫羊藿 20g，巴戟天 20g，肉桂 20g，锁阳 20g，益智仁 20g，鹿角霜 30g，玛卡 20g，龙骨 30g，牡蛎 30g，杜仲 20g，党参 30g，白术 20g，黄芪 30g，熟地黄 20g，山茱萸 20g，山药 20g，茯苓 20g，泽泻 20g，牡丹皮 15g，芡实 20g，续断 20g，水煎服，16 剂。

二诊：2020 年 3 月 10 日。患者诉服药后自觉汗证较前明显收敛，气力增加，小便次数较前明显减少，大便质黄软，现仍觉口干渴，睡眠质量一般，舌淡红，苔白厚，脉沉细。上方去玛卡 20g，加黄芪 50g，麦冬 20g，继服上方 20 剂，煎法同前。

三诊：2020 年 3 月 30 日。患者诉服药后腰膝酸软较前好转，性生活基本正常，小便频数较前明显减轻，眼周色黑已不显，现稍轻微运动则汗多，静止及睡觉时明显减轻，气力增加，现睡眠质量较前明显提高，口现已不干渴，大便调，舌淡红，苔白腻，脉沉滑，上方继进 30 剂，煎法同前。

四诊：2020 年 4 月 30 日。患者诉服药后症状基本消失，现汗证基本已愈，余症状大好，肾精得固，则汗出自止，精液质量也明显提高，舌淡红苔白，脉沉，上方去益智仁 20g，肉桂 20g，加菟丝子 20g，枸杞子 10g，继服上方 28 剂，煎法同前。

五诊：2020 年 5 月 30 日。患者诉于复查精液常规示，精液量 3mL，精子计数 $\geq 15 \times 10^9/L$，精子液化时间 35 分钟，精子总活率 75%。现已无特殊不适，守方继进 2 个月巩固治疗，患者因自身需求制成膏药服用巩固治疗。嘱其避免房事过劳，注意饮食生活方式。

一年后随诊诉妻子已孕一子。

按语：《素问·六节藏象论》云："肾者，主蛰，封藏之本，精之处也。"《金匮要略·血痹虚劳病脉证并治》云："男子脉浮弱而涩为无子，精气清冷也。"本案患者不育，系由慢性前列腺炎病久所致。中医学认为，久病及肾，命火衰微，精官失却温养者，可致精子活力下降。辨证当属肾精虚弱夹湿热，肾阳不足，精冷而薄，气化不利。使女方无法受孕，取斑龙二至百补丸温肾壮阳，益精助育，合六味地黄汤补肾清利湿热，补中有清，标本兼顾。如此，精子活动率增强，方能有子。首诊后出汗情况明显好转，仍觉口渴，方中去玛卡，减轻其温热之性，重用黄芪、麦冬补气养阴生津，三诊患者明显好转，继续守方，四诊患者精液质量改善，且肾阳不足之症明显改善，去益智仁、肉桂，加菟丝子、枸杞子益肾生精，巩固疗效。

案 2： 刘某，男，30 岁，已婚。

初诊：2019 年 1 月 15 日。

病史：自述结婚 3 年未育，在外院查精子质量下降，其妻子妇科检查正常，性功能下降，勃起功能障碍，无晨勃，早泄，辅助检查：精液常规：精液量 3mL，精子计数 < 10×10⁹/L，精子液化时间 35 分钟，精子活力低 40%。刻下症：体胖，精子数目少，口干口苦，面色暗黄，胸胁胀满，偶感少腹不适，食纳差，睡眠较差，大便可，小便频、尿不尽、色黄，舌红，苔黄腻，脉弦滑。

辨证：湿热下注证。

治法：清热利湿，补肾生精。

处方：龙骨 30g，牡蛎 30g，酸枣仁 20g，党参 30g，白术 20g，黄芪 30g，熟地黄 20g，山茱萸 20g，山药 20g，连翘 20g，黄芩 15g，金银花 15g，茯苓 20g，泽泻 20g，牡丹皮 20g，沙苑子 20g，水煎服，16 剂。

二诊：2019 年 2 月 1 日。自述服药后口干口苦较前可，胸胁胀满及少腹不适明显减轻，现仍感睡眠难入睡，食纳一般，二便基本正常，舌红苔黄，脉弦滑，上方加薏苡仁 20g，龙胆草 20g，继服 16 剂，煎法同前。

三诊：2019 年 2 月 17 日。自述复查精液常规示：精液量 3mL，精子计数 15×10⁹/L，精子液化时间 30 分钟，精子活力 50%，基本恢复正常，现已有晨勃，性功能较前明显增加，余症均见明显缓解。上方去牡丹皮 20g，龙胆草 20g，黄芪加至 50g，酸枣仁加至 30g，加枸杞子 15g，继服 30 剂，煎法同前，继续予以补肾生精的治疗法则予以用药。

四诊：2019 年 3 月 17 日。患者诉现性生活基本满足需求，2019 年 3 月 16 日复查精液常规也基本正常，余症状已基本消失，守方继进 30 剂巩固治疗，煎法同前，嘱其勿房事过劳，注意饮食生活方式，适当锻炼减重，不适随诊。

按语：临床上少精患者合并慢性前列腺炎，其病机多责之于肾虚、湿热、瘀滞几方面，是一种本虚标实、虚实夹杂之证。治疗上当以慢性前列腺炎的治疗优先。朱丹溪曰："淋病所感不一，或由房劳，阴虚火动也，或由醇酒厚味，酿成湿热也。积热既久，热结下焦，所以淋漓作痛。"湿热蕴结，易阻气机，病久及肾。患者阴部潮湿，尿频、尿不尽，少腹胀痛，寐差，心理负担重，脉弦滑，苔黄，显为肾虚湿热，予以金银花、龙胆草清热利湿解毒。婚后 3 年不育，此乃慢性前列腺炎久治不愈所致，故初以补肾固精、泄浊化瘀为主，睡眠不佳酌加炒枣仁以养心安神。后症状改善，睡眠欠佳，梦多，弱精未复，脉沉，舌淡红，苔薄黄。复以清热利湿、温肾壮阳、养心安神为主。最后加以黄芪、枸杞子温肾益气，益精助育，则病可期愈。

第六节　精冷（弱精子症）

弱精子症是指至少连续 3 次精液检查所得的结果中精子总活率小于40%，或前向运动的精子小于 32% 的病症，是导致男性不育症的常见病因之一。本症与"精冷"有关，又称"精寒"，见《辨证录·种嗣门》曰："男子有泄精之时，寒气逼人，自难得子，人以为命门之火衰极，谁知心包之火不能助之也。"其指出精寒由命门及心包火衰所致。《千金翼方·补益》称本病为"精清"，认为"此由年少早娶，用心过差，接会汗出，脏皆浮满，当风卧湿，久醉不醒，及坠车落马僵仆所致也"，提出房劳、寒湿、酗酒及外伤瘀血为本病的致病因素。本病多因患者婚后 1 年以上未育或曾经生育而后 1 年以上未育，经精液分析，精子活力低下而确诊。

【病因病机】

《素问·上古天真论》曰："丈夫……二八肾气盛，天癸至，精气溢泻，阴阳和，故能有子。"男子的生殖功能健全与否，有赖于肾中精气的充盈，生殖之精的强健；反之，若肾中精气亏虚，生殖之精衰弱，则影响生殖功能。其他脏腑、气血等也与生殖之精的生发有密切关系，也有因实而致者，表现为湿热下注，或气滞血瘀等。

1. 肾气不足　先天不足，禀赋素弱，或房事不节，色欲过度，使肾气受伤，甚至伤及元阳，肾阳的温煦功能失职，精液得不到元阳的温养，则生成本病。

2. 气血两虚　久病体虚，气血不足，精失所养，而成精弱。

3. 湿热下注　嗜食肥甘厚味，酿湿积热，湿热下注，阻遏阳气，气机不利，而成弱精子症。

4. 气滞血瘀 肝气郁结，气滞血瘀，阻于络道，血脉瘀滞，精失所养，而成本症。

西医学认为，本病由于生殖道感染引起精浆成分改变，或精索静脉曲张导致阴囊温度升高，局部血液微循环改变及氧化应激等，均可抑制精子的活力。其他原因有精液液化异常、自身免疫因素、内分泌因素，而克氏综合征、染色体异常，常与少精子症并见，从事高温、放射职业、接触化学毒物、吸烟、饮酒等，易患此症。

【临床表现】

育龄夫妇同居 1 年以上，性生活正常，未采取任何避孕措施，女方有受孕能力；或曾孕育而后 1 年以上未能孕育。男方精液分析：射精后 60 分钟内，室温下，精子总活率小于 40%，或前向运动的精子小于 32%。

【检查】

必须检查项目：精液分析、生殖内分泌激素测定、免疫性不育检查。可选择的检查项目：精浆生化、精子功能检查、染色体核型及 AZF 因子、抗精子抗体、精液微生物检查。

【治疗】

1. 辨证论治

本病虽然病位在肾，但与肝、脾等脏腑关系密切，因此，治疗时在补肾的同时，还要兼顾肝、脾等，并结合活血化瘀，清热利湿等方法。

（1）肾阳不足证

证候：久婚未育，精液清冷；腰膝酸软，形寒肢冷，面色苍白，精神萎靡，小便清长，夜尿频数，舌淡，苔白，脉沉迟无力。

治法：温肾壮阳。

方药：右归饮加减。

加减：性欲低下，加淫羊藿、巴戟天；腰膝酸软，加续断、桑寄生；精神萎靡，加黄芪、制黄精。

（2）肾阴亏虚证

证候：久婚未育，头晕耳鸣，阳强易举，遗精，早泄，口干，五心烦热，潮热盗汗，舌红，少苔，脉细数。

治法：滋阴补肾。

方药：知柏地黄丸加减。

加减：遗精早泄，加金樱子、芡实；五心烦热，潮热盗汗甚，加浮小麦、煅牡蛎、五味子；夜寐不安，加酸枣仁、煅龙骨、煅牡蛎。

（3）气血两虚证

证候：久婚未育，神疲乏力，头晕耳鸣，少气懒言，面色萎黄，舌淡，苔白，脉细弱。

治法：益气养血。

方药：十全大补汤加减。

加减：常感冒，加防风、山药、薏苡仁；纳谷不香，加炙鸡内金、焦山楂、焦神曲。

（4）血脉瘀阻证

证候：久婚未育，小腹或会阴部坠胀、疼痛，有时牵及睾丸、腹股沟，舌质暗，舌有瘀点或瘀斑，脉涩。

治法：活血通脉。

方药：桃红四物汤加减。

加减：会阴坠胀，加黄芪、党参；骨盆周围疼痛甚，加金铃子散或四逆散。

（5）湿热下注证

证候：久婚未育，口苦心烦，阴囊潮湿，尿赤，舌红，苔黄腻，脉滑数。

治法：清热利湿。

方药：程氏萆薢分清饮加减。

加减：兼有腹痛，加乌药、生山楂；兼有尿频尿急，加马鞭草、菟丝子；尿道灼热刺痛，加金钱草、通草；兼有精液不液化，加制水蛭、赤芍、生甘草。

2. 其他疗法

（1）西医治疗　内分泌功能低下者，可用他莫昔芬、氯米芬、雄激素治疗；性腺或附性腺炎症、结核者，可用抗感染、抗结核治疗；抗氧化或能量补充，可选用胰激肽原酶、左卡尼丁、辅酶 Q_{10}、复合维生素等。

（2）中药外治　选用海马、山药、九香虫等；或枸杞子、黄精、菟丝子、肉苁蓉、黄狗肾等；或熟地黄、枸杞子、山药、楮实子、淫羊藿、雄蚕蛾等。用蜂蜜调成膏状，隔日 1 次，交替贴于双侧肾俞及神阙穴，2 周 1 个疗程。

（3）中成药治疗　肾阳不足者，用金匮肾气丸、右归丸、五子衍宗丸等；肾阴亏虚者，用左归丸、六味地黄丸等；气血两虚者，用补中益气丸、八珍丸等；血脉瘀阻者，用桂枝茯苓丸、血府逐瘀口服液等；湿热下注者，用萆薢分清丸、龙胆泻肝丸等。

（4）针灸治疗　①体针：肾阳不足证，取双侧肾俞、志室、太溪、三阴交；气血两虚证取双侧脾俞、胃俞、足三里、三阴交；用补法留针 30 分钟，每日 1 次，10 次为 1 个疗程。②灸法：取命门、肾俞、关元、中极等为主，隔姜灸，以艾灸 3 炷为度。

【预防与调护】

1. 饮食调理　忌烟酒，勿食辛辣刺激及对生精功能有损害的食物。

2. 生活起居　加强锻炼，增强体质，超重患者应减肥；不久坐，不穿紧身裤，不泡热水澡，不洗桑拿浴。

3. 职业环境　避免高温、高热，远离辐射、放射线、电焊、漆、医药等对生育有影响的职业及环境。

4. 指导受孕　接受医生的孕育指导。

【验案举隅】

案 1：梅某，男，28 岁，已婚。

初诊：2018 年 8 月 22 日。

病史：自述婚后 2 年未育，性生活正常，未行避孕措施，于上海某三甲医院检查精液常规：精子活力低 35%，a 级精子为 5%，a+b 级精子活动率为 15%。刻下症：疲倦乏力，畏寒，小腹坠胀感，口干口苦，不欲饮食，阴囊潮湿，尿少色黄，大便溏稀不成形，舌红，苔黄厚，脉沉滑。

辨证：下焦湿热证。

治法：清利湿热，补肾健脾。

处方：仙茅 30g，淫羊藿 20g，巴戟天 20g，锁阳 20g，益智仁 20g，玛卡 20g，龙骨 30g，牡蛎 30g，枳壳 10g，党参 30g，白术 20g，黄芪 30g，熟地黄 20g，山茱萸 20g，山药 20g，茯苓 15g，泽泻 15g，牡丹皮 10g，炒栀子 10g，连翘 20g，水煎服，8 剂。

二诊：2018 年 9 月 1 日。患者诉药后小腹疼痛减轻，气力增加，阴囊潮湿好转，二便基本恢复正常，但食欲仍不振，舌红，苔黄稍厚，脉沉滑。上方加山楂 20g，麦芽 20g，继服 14 剂，煎法同前。

三诊：2018 年 9 月 15 日。患者诉小腹胀痛感、口干口苦基本已消，食欲增加，房事基本满足要求，上方继服 30 剂。嘱其适当房事，避免过度房劳伤精。

四诊：2018 年 10 月 15 日。诉药后小腹及周身感到温和舒适，气力增加，上方制成膏剂继服 3 个月，嘱其复查精液常规，不适随诊。半年后网络回访患者诉精子活力 80%，夫妻双方已准备备孕。

按语：临床上弱精症患者大多伴有精浊，精浊是导致弱精的常见原因之一。患者气血阴阳亏虚，兼有湿热瘀血为患，以虚证为主，邪患居次。此虚实夹杂之症，《素问·标本病传论》有言："间者并行，甚者独行。"故在大量应用益气养血滋阴壮阳药的基础上，佐以祛湿热、通瘀浊，使邪去正复，肾气充，气血足，而化生精液之效。治当清利湿热，补肾健脾。药用仙茅、淫羊藿补肾壮阳，党参、白术健脾，龙骨、牡蛎育阴潜阳，栀子、连翘清热利湿，共收脾肾双补、阴阳同调、清热利湿之功。不仅前列腺炎湿热之症诸除，脾胃功能得复，精子数目及活率正常，可正常备孕。

案 2：彭某，男，40 岁，已婚。

初诊：2021 年 6 月 17 日。

病史：自述备孕 3 年未育，性欲低下，未行避孕措施，于湖南某三甲医院检查精液常规：精子活率 30%，a 级精子为 3.4%，a+b 级精子活动率为 30%。刻下症：头晕耳鸣，遗精早泄，口干渴，五心烦热，性情急躁，潮热盗汗，腰酸腰胀，小腹偶感胀痛，小便清长，夜尿3次，大便干结，舌红，苔黄，脉数。

辨证：肾阴亏虚证。

治法：滋阴补肾佐以疏肝理气。

处方：仙茅30g，淫羊藿20g，巴戟天20g，肉桂20g，锁阳20g，益智仁20g，补骨脂20g，鹿角霜30g，杜仲20g，续断20g，党参30g，白术20g，黄芪30g，熟地黄20g，山茱萸20g，山药20g，茯苓15g，泽泻15g，牡丹皮15g，炒栀子20g，水煎服，16剂。

二诊：2021年7月2日。患者诉药后性功能稍有提高，头晕耳鸣较前改善，盗汗明显减轻，仅感轻微腰部酸胀感，夜尿仍未减轻，便较前稍黄软，舌红苔黄，脉滑数。上方去鹿角霜30g，肉桂20g，加柴胡15g，白芍15g，继服14剂，煎法同前。

三诊：2021年7月20日。患者诉小腹胀痛感基本消失，现性功能较前明显提高，口已不干渴，五心烦热较前可，性情较前缓和，盗汗已明显减轻，夜尿已减至每夜1次，大便黄软，舌淡红，苔黄，脉滑数，上方继服30剂，煎法同前。

四诊：2021年8月20日。患者诉于昨日复查精液常规示：精子活率55.42%，a级精子为7.3%，a+b级精子活动率为45%，现体力增加，精神爽快，心情愉悦，余症基本消失，仅偶感轻微耳鸣，腰酸胀痛，上方去益智仁20g，补骨脂20g，加桑寄生20g，陈皮10g，上方继服30剂，煎法同前。

五诊：2021年9月20日。患者诉现无特殊不适，遗精早泄基本消失，性生活基本满足需求，诸症大好，神清气爽，气力增加，面色红润，舌淡红苔黄，脉滑，上方随症加减，继服3个月。嘱其3个月后复查精子常规，并适时随诊。半年后，患者电话告知，现已受孕。

按语：不育患者除明确先天、后天原因外，首需辨明肾阴阳之不足。房劳过度，频繁施泄，损伤肾气，耗伤肾精，而成无精之证，是谓肾阴亏损；禀赋不足，肾气虚弱，命门火衰，精冷而薄，以致精官虚寒而成死精证，是谓肾阳不足。本案患者头晕耳鸣，遗精早泄，口干渴，五心烦热，性情急躁，潮热盗汗，腰酸胀痛，结合舌脉，属肾阴不足、湿热下注之证。善补阴者，必于阳中求阴，则阴得阳助而泉源不竭，六味地黄汤以滋阴补肾为主，善治肾阴不足兼有湿热，本案患者性欲低下，一般多由心理因素引起，肝主疏泄，主藏血，阴茎的勃起是因阴茎海绵体充血引起，若肝疏泄藏血的功能失常，血液就不能分布到阴茎，阴茎海绵体充血不充分，故举而不坚，性欲低下，予疏肝健脾补肾之法。方中柴胡、白芍为对药，疏肝解郁；四君子健脾益气；六味地黄丸中的"三补"补肝肾；栀子兼清热，肝气舒，湿热除使血液流通更顺畅，阴、阳、气兼顾之余，但又主次分明。

第七节 精凝（精液不液化）

精液不液化是以精液稠黏、混浊，良久不化，影响生育力为主要表现的病症。在正常情况下，男性的精液在射出体外后 10～30 分钟的时间，精液就会从果冻状液化成水样液体，这个过程就是精液的液化。如精液排出体外，超过 60 分钟仍呈果冻状，称为精液不液化或精液液化迟缓；60 分钟内部分液化，称为液化不全，或不完全液化，中医学称之为"精凝"或归于"精浊"范畴，正如《证治要诀·白浊》曰："如白浊甚，下淀如泥，或稠黏如胶，频逆而涩痛异常，此非是热淋，此是精浊窒塞窍道而结。"

【病因病机】

精子不液化虚实并见。虚证多责之肝肾，如阴虚则生内热，耗伤精液；或元气衰微，肾精亏损；或肝郁化火，扰动精室，皆可影响精液的正常液化，从而引起不育。实证可因寒凝、热烁、痰阻、血瘀所致，其病因病机常见以下几种。

1.先天肾阳不足，或后天失养，大病久病，戕伐肾阳，或寒邪外袭，损伤肾阳，均可使精液寒凝，不得液化。

2. 酒色房劳过度，频施伐泄，或劳心太甚，或五志化火，皆可损耗肾阴，阴虚火旺，灼烁津液，则精液稠而不化。

3. 平素嗜食辛辣、醇甘厚腻，湿热内蕴，或外感湿毒，皆可熏灼津液，清浊不分，使精液黏稠不化。

4. 过食寒凉冷饮，损伤脾阳，或他病伤及脾阳，脾虚及肾；或肾阳虚导致脾阳虚，则水湿不得运化，阻而成痰，痰湿结于精室，气化不利，则精液不得液化。

5. 气虚血瘀或血瘀体质，精窍瘀阻，精液亦不液化。

西医学认为，前列腺和精囊的分泌物参与了精液的凝固与液化过程，精囊产生的凝固因子引起精液凝固，而前列腺产生的蛋白分解酶、溶纤蛋白酶等液化因子使精液液化。一旦精囊或前列腺分泌功能失调，前列腺分泌的液化因子相对减少即可形成精液不液化，或不完全液化。过去认为，精液不液化是由前列腺炎或（和）精囊炎所致，显然是不准确的，任何导致精浆分泌功能异常的疾病都会引起精液不液化。

【临床表现】

育龄夫妇同居 1 年以上，性生活正常，未采取任何避孕措施，女方有受孕能力；或曾孕育而后 1 年以上未能孕育。男方精液分析：室温下，射精后 60 分钟以上精液不能液化，或不完全液化。

【检查】

除精液常规分析外，还可做精液病原微生物检查、前列腺液培养等；内分泌检查可以明确雄激素水平，因为前列腺精囊腺受雄激素调控，雄激素水平低下，也可能导致精液不液化；可行超声检查阴囊，经直肠检查前列腺、精囊腺，MR 检查；也可行免疫学检查。

【治疗】

1. 辨证论治

本病因阴虚火旺，阳虚浊液不化，或湿痰瘀浊凝聚，气滞血瘀等所致。所以治疗方法有滋阴降火、温肾壮阳、清热利湿、燥湿化痰、行气活血等。

（1）阴虚火旺证

证候：精液黏稠不化，头晕，腰酸腿软，五心烦热，遗精，口干津少，健忘不寐，大便干结，小便黄短，舌质红，苔少，脉细数。

治法：滋补肾阴，清泄相火。

方药：知柏地黄汤加减。

加减：可加枸杞子、五味子以固摄肾精，填精补髓；多梦遗精，加酸枣仁、柏子仁等，或合用天王补心丹以滋补心阴，降相火；大便干结，加玄参、麦冬。

（2）阳虚浊液不化证

证候：精液清冷有凝块，不育，畏寒肢冷，体倦神疲，食少纳呆，腰酸膝软，下肢及腰骶部冷感，阴囊发凉，大便溏薄，小便清长，舌淡胖有齿痕，苔薄白，脉沉迟。

治法：温补脾肾，化湿去浊。

方药：四君子汤合一炁丹加味。

加减：可加干姜、肉桂以增温补肾阳之力；腰酸重，加杜仲、续断、牛膝；脾阳虚，湿浊较重，加苍术、浙贝母、法半夏。

（3）痰浊凝聚证

证候：精液黏稠不液化，伴有形体肥胖，四肢困重，面色苍白，头晕心悸，胸闷泛恶，舌淡红，苔白腻，脉滑。

治法：健脾化湿，祛痰通窍。

方药：导痰汤加味。

加减：纳谷不香，加鸡内金、焦山楂；便溏，加白术、薏苡仁；神疲乏力，加山药、生黄芪。

（4）湿热下注证

证候：久婚不育，精液黏稠不液化，色黄稠有凝块，小便淋沥不畅，尿道灼热，尿频尿急，阴囊潮湿，舌红，苔黄腻，脉滑数。

治法：清利湿热。

方药：四妙丸加味。

加减：脘腹胀满，食欲不振，加陈皮、白术；口腔烘热，口气重，加炒黄芩、仙鹤草；大便溏薄，加法半夏、茯苓；尿道灼热刺痛，加车前子、金钱草。

（5）气滞血瘀证

证候：精液黏稠不液化，量少，面色黧黑，少腹不适或胀痛，或射精时刺痛，舌质暗红，舌有瘀斑，脉弦涩。

治法：活血化瘀，通利精道。

方药：少腹逐瘀汤加减。

加减：瘀血盛，可加制水蛭、路路通；少腹痛及腹股沟，加四逆散；阴囊坠胀疼痛，加全枸橘、柴胡。

2. 其他疗法

（1）西医治疗　可用精液洗涤及上游处理后做人工授精，或糜蛋白酶、α–淀粉酶制剂、胰脱氧核糖核酸酶等于性交前置入阴道，可促使精液液化。

（2）中成药治疗　肾阳亏虚者，用龟龄集，每次2粒，每日1次；阴虚火旺者，用知柏地黄丸，每次8粒，每日3次；湿热下注者，用龙胆泻肝丸，每次5g，每日2次；气滞血瘀者，用血府逐瘀口服液，每次2支，每日3次。

（3）针灸治疗　选气海、水道、三阴交或中极、肾俞、阴陵泉，2组穴位交替使用，毫针平补平泻，每次20～30分钟，隔日1次。

【预防与调护】

1.注意会阴部清洁卫生，积极治疗附属性腺疾病。忌食辛辣刺激性食品，保持心情舒畅。

2.戒烟戒酒。

3.多吃酸性食物，取酸甘化阴之意。

4.常吃牡蛎、白果，有利于精液的正常液化。

【验案举隅】

案1：董某，男，23岁，未婚。

初诊：2016年12月23日。

病史：诉精液不液化伴性欲低下，于四川某体检中心体检发现精子不液化 2 天，精液常规：精液量 6mL，液化时间 120 分钟，颜色灰白色，精子存活率 75%，精子畸形率＜20%，既往有前列腺炎史。刻下症：尿频尿急，耳鸣，食少纳呆，体形消瘦，遗精，健忘少寐，口干，大便稍干结，舌红，苔少，脉细。

辨证：阴虚火旺证。

治法：滋补肾阴，清泄相火。

处方：生地黄、熟地黄各 10g，赤芍、白芍各 10g，石斛 12g，白薇 10g，山茱萸 10g，枸杞子 15g，鹿角霜 30g，菟丝子 15g，野菊花 15g，麦冬 10g，生山楂 15g，生麦芽 30g，土茯苓 15g，草薢 10g，丹参 15g，牡丹皮 20g，生甘草 10g，水煎服，16 剂。

二诊：2017 年 2 月 1 日。诉服药后口干口苦较前可，胸胁胀满及少腹不适明显减轻，现仍感睡眠难入睡，食纳一般，二便基本正常，舌红苔黄，脉弦滑，上方加龙胆草 20g，继服 16 剂，煎法同前。

三诊：2017 年 2 月 17 日。诉复查精液常规示：精液量 3mL，精子计数 $15 \times 10^9/L$，精子液化时间 30 分钟，精子活力 50%，基本恢复正常，现已有晨勃，性功能较前明显增加，余症均见明显缓解。上方去牡丹皮 20g、龙胆草 20g，加黄芪 30g，枸杞子 15g，酸枣仁 30g，继服 30 剂，煎法同前，继续予以补肾生精的治疗法则予以用药。

四诊：2017 年 3 月 17 日。患者诉现性生活基本满足需求，于 2017 年 3 月 16 日复查精液常规也基本正常，余症状已基本消失，守方继进 30 剂巩固治疗，煎法同前，嘱其勿房事过劳，注意饮食生活方式，适当锻炼减重，不适随诊。

按语：本例患者多年不育，肾阴亏虚，阴不敛阳，虚火外延则见五心烦热、时有盗汗。虚火扰动心神则见夜寐不安。阴虚火旺，燔灼下焦，与湿搏结，久则湿热内蕴，故见尿频尿急。舌红，苔少，脉细数，均为阴虚火热之证。故病机为肾阴亏虚，湿热下注。精液不液化辨证当分清虚实、寒热，但总体而言，以扶正祛邪，使肾阴阳平衡，恢复气化功能为治疗原则。初诊方中熟地黄、山茱萸、枸杞子、菟丝子滋补肾阴以养阴益血；生地黄、白芍、白薇、石斛、麦冬养阴生津，滋阴清热；鹿角霜为血肉有情之品，补益精血；生山楂、生麦芽、生甘草相伍，取其酸甘化阴之意《本草正义》载："土茯苓，利湿去热，能入络，搜剔湿热之蕴毒……以渗利下导为务。"野菊花入心、肝经，外阴为肝经循行所过之处，以野菊花为引经药，清热解毒，故以野菊花、土茯苓、萆薢三药相伍，以祛除下焦湿热；丹参、赤芍疏肝理气，活血化瘀，除下焦瘀热。全方标本兼顾，清补结合，共奏益肾化浊以液化生精、孕育之功。另外，生山楂、生麦芽两药相伍，本为健脾开胃、消食化积之药对，用于治疗精液不液化症时，乃取酸甘化阴之意，借以酸化血液，以降低精液 pH 值，与西医用维生素 C 治疗本病有异曲同工之妙。现代研究认为，精液不液化与蛋白酶缺乏有关，而山楂、麦芽富含蛋白酶，配伍用之有利于精液液化。

案 2：吴某，男，33 岁，已婚。

初诊：2017 年 2 月 28 日。

病史：患者结婚 3 年未育，阳痿早泄，精子不液化，精子活力低，精液黏稠。勃起功能正常，精闭。辅助检查：2016 年 12 月于外院检查精液常规：精液量 1mL，精子计数 < 8×10^9/L，精子液化时间 2 小时，精子活力 30%。刻下症：不育，精液少，精液清冷，阴囊自觉发凉，勃起正常，但闭精，阴茎进入阴道内不射精，通过手淫等刺激阴茎可发生射精，畏寒肢冷，体型疲倦，食少纳呆，小便清长，大便黏腻，舌淡，苔白腻，脉沉。

辨证：阳虚证。

治法：温补脾肾，行气生津。

处方：熟地黄 20g，枸杞子 10g，菟丝子 15g，当归 15g，覆盆子 20g，五味子 10g，车前子 20g，黄芪 30g，生牡蛎 30g，山药 15g，茯苓 15g，丹参 20g，生麦芽 60g，鸡内金 10g，王不留行 15g，水蛭 10g，太子参 20g，黄芩 10g，蒲公英 30g，墨旱莲 15g，肉桂 10g，香附 10g，水煎服，16 剂。

二诊：2017 年 3 月 15 日。患者服药后诉畏寒肢冷较前减轻，体型疲倦较前好转，食纳较前香甜，勃起功能正常，近日未行房事，性欲下降，小便清长，大便黏腻，舌淡，苔白腻，脉沉，上方加川芎 20g，继服 16 剂，煎法同前。

三诊：2017 年 4 月 2 日。患者服药后诉四肢温热，体力增加，饮食较前增加，现性欲增加，阴囊发凉较前好转，食欲增加，但现仍未射精，无高潮，舌淡，苔白稍腻，脉沉滑，上方去墨旱莲15g，加法半夏15g，肉桂加至20g，继服16剂，煎法同前。

四诊：2017年4月18日。患者诉服上药后自觉气力增加，心情爽快，现已能射精，已有性生活高潮，性欲增加，性生活基本满足需求，周身温热，食纳可，二便调，上方去香附10g，枸杞子加至15g，继服16剂，煎法同前。

五诊：2017年5月4日。患者于2017年5月3日复查精液常规：精子液化时间35分钟，精液量3mL，精子计数$15×10^9$/L，基本已恢复正常，精液量明显增多，性生活基本满足需求，余无特殊不适。继续服药30剂巩固疗效，继续予以补肾生津，煎法同前。嘱其适当房事，注意锻炼。

按语： 患者结婚3年未育，身体无明显疾病，患者体倦乏力，腰膝酸软，属肾虚，伴纳呆便溏，稍有脾虚，观其舌脉，唇舌色暗，脉细，均为有瘀有虚之象。在临证用药上以补肾为先，在古方基础加入滋养肾阴的熟地黄、补气健脾的山药，以血肉有情之品生牡蛎来填补肾精，配合生麦芽、王不留行改善精液液化，黄芪补气以提高精子活力，在补肾的基础上加丹参、水蛭活血以调高精子数量，见苔有薄黄，加黄芩和蒲公英以清热，1个月后精液液化改善，精子活力提高，但精子数量稍低治疗，将前方中清热的黄芩和蒲公英去除，增加益气补肾之力以增加精子数量。精液不液化在总的治疗原则上，根据每一阶段的特点针对治疗，兼顾其他方面，明辨虚实在准确辨证的基础上用药，用药防偏，避免峻补久服使阴阳平衡，使温阳不过热，养阴不过寒，总体就是"肾虚为本，补肾为则，微调阴阳为法"。

第八节 赤白浊（脓精症）

正常情况下，精液中无白细胞，白细胞计数小于 5 个 / 高倍镜视野，如不育患者精液检查发现白细胞，且白细胞数量大于 5 个 / 高倍镜视野，称为脓精症或精液白细胞过多症。中医学无"脓精症"的病名，根据其病状，属于"淋证""精浊""赤白浊"范畴。脓精症是男性不育症患者常见的一种病症，约占男性不育症总数的 17%。大多是由于泌尿生殖系统如附睾、精囊、前列腺、输精管等炎症引起的，其中，较为常见的是急、慢性前列腺炎，以及由解脲支原体和衣原体引起的非淋菌性生殖道炎症。

【病因病机】

脓精症的病因病机与肝、肾、精室功能失调密切相关。湿、热、毒是主要病因，基本病机为湿热积毒，侵袭精室，化腐成脓。治疗当清热利湿，解毒排脓。

1.肝经湿热 素体精室伏热，复因外感湿热之邪犯扰；或过食辛辣厚味，湿热内生；或不洁性交，湿热毒邪由外入侵，感受湿热毒邪，循肝经下注精室，湿热毒邪腐精为脓，使脓液败精相互搏结，发为本病。

2.阴虚火旺 多因湿热内蕴或热毒久驻，耗伤阴精；或素体阴虚、久病、劳倦、五志化火；或过服温燥助阳之品，损肾伤精，导致肾阴不足，阴虚火旺，煎熬精液，化腐酿脓。

西医学认为，引起脓精症的原因主要是由于微生物毒素、精液中的白细胞增高及生殖系统感染引起精液生化改变，从而对精子质量产生损害，导致不育。

【临床表现】

不育患者精液检查发现白细胞，且白细胞数量大于 5 个 / 高倍镜视野，可伴有精液不液化或精子活力下降，主要临床表现是不育，精液黏稠、色黄或腥臭，会阴、小腹部不适或灼痛，射精痛，小便赤涩；或有头昏耳鸣、腰膝酸软、五心烦热、口干咽燥、潮热盗汗等症状。

【检查】

脓精症诊断的主要依据是精液检查。精液常规为必做的检查；进一步可做精液、前列腺液的生化检测和细菌培养。如果精液果糖水平降低，提示精囊病变严重；如果细菌培养出现阳性结果，可为抗生素治疗提供可靠的依据。可做尿常规检查了解有无白细胞、红细胞等。泌尿生殖系统超声检查了解睾丸、附睾、前列腺、精囊、精索有无异常。必要时，可行精囊和前列腺 MRI 检查。

【治疗】

1. 辨证论治　脓精症的发生与肝、肾、精室功能失调密切相关。其基本病理变化多为湿热蕴结精室，阴虚火旺，虚火伤精，化腐酿脓。故以清热利湿、解毒排脓为基本治则。脓精症早期多为湿热下注，热毒内蕴，扰动精室，可见湿热偏盛或热毒偏盛之实证，当清热利湿解毒，祛腐排脓。后期多为湿热伤阴，致肾阴不足、阴虚火旺、虚火伤精之虚证，当养阴清热，泻火解毒。虚实夹杂者，阴虚火旺兼有湿毒之邪，则既清热滋阴，又解毒利湿。

（1）肝经湿热证

证候：不育，脓精，或精液腥臭、色黄，阴囊潮湿，会阴部不适或灼疼，射精痛，小便赤涩，尿频，舌质红，苔黄腻，脉滑数。

治法：清热利湿，解毒排脓。

方药：龙胆泻肝汤加减。

加减：尿道灼热不适，小便赤涩，加萹蓄、黄柏；会阴，少腹胀痛甚，加土鳖虫、皂角刺、白芷、乌药；后期湿热减轻，苦寒攻伐之品当减量，加黄精、菟丝子、枸杞子。

（2）阴虚火旺证

证候：不育，精液量少，脓精，伴头目眩晕，耳鸣，或遗精，腰膝酸软，五心烦热，口干咽燥，夜寐盗汗，舌红少津，舌苔少或剥，脉细数。

治法：养阴清热，排脓通精。

方药：知柏地黄汤加减。

加减：头目眩晕，耳鸣甚，加菊花、女贞子、墨旱莲；口干喜饮，加石斛、天花粉；火旺甚，肾阴亏虚，五心烦热，夜寐盗汗，加龟甲、鳖甲。

2. 其他疗法

（1）西医治疗　根据病因采用抗感染治疗，结核可选用异烟肼、利福平等；淋球菌可选用头孢类或喹诺酮类药物；衣原体、支原体可选用喹诺酮类或大环内酯类药物治疗，根据药敏试验结果，选择相应的敏感药物。

（2）中药外治　当归、苦参、蛇床子、知母、黄柏、红花、甘草，煎水熏洗会阴或坐浴，每日1次。对有前列腺炎属湿热型的患者，可采用中药灌肠：金黄散15～30g，调成糊状，微冷后（约40℃）保留灌肠，每日1次，还可使用野菊花栓或前列安栓剂塞肛治疗。

（3）中成药治疗　肝经湿热者，用龙胆泻肝丸，每次9g，每日3次；湿热毒邪蕴结精室所致者，用黄连解毒丸，每次9g，每日3次；肾阴虚火旺者，用知柏地黄丸，每次9g，每日3次。

（4）针灸治疗　湿热蕴结精室者，可针刺中极、肾俞、志室、阴陵泉、三阴交、足三里。

【预防与调护】

1. 预防　畅情怀，调饮食，节房劳，适劳逸，勤锻炼，增强体质，提高抗病能力；早诊断，早治疗，急性期疗效好，慢性期则难治，故泌尿生殖系感染患者应及时、及早、正确治疗；避免不洁的性生活。

2. 护理　饮食有节，不可过量饮酒、过食肥甘，以免湿热内生，加重病情；节制性生活，适当排精，有利于炎症的恢复。

【验案举隅】

案1：朱某，男，51岁，已婚。

初诊：2018年4月19日。

病史：近一年来出现性功能下降伴阳痿加重1周。近一年无明显诱因出现性功能下降，间歇性晨勃，近1周来晨勃消失，勃起不坚，既往有高血压史、甲状腺炎史，精液常规检查：精液量1.2mL，液化时间60分钟，精液颜色灰白色，脓细胞（++），白细胞9～10/高倍镜视野，精子存活率55%，精子畸形率＜20%，精子计数≥$15×10^9$/L。刻下症：精液色黄腥臭，阴囊瘙痒，射精后感灼热感，周身困重不适，腹胀食少，小便短黄，大便黏腻，舌暗，苔黄腻，脉弦滑。

辨证：下焦湿热兼脾湿困阻证。

治法：清利下焦，健脾祛湿。

处方：薏苡仁25g，蒲公英20g，栀子15g，茯苓15g，车前子15g，山药20g，泽泻15g，仙茅30g，淫羊藿20g，巴戟天15g，枳壳15g，菟丝子20g，木香10g，续断20g，党参30g，白术20g，黄芪30g，熟地黄20g，山茱萸20g，牡丹皮10g，水煎服，16剂。

二诊：2018年5月5日。患者诉服药后身体轻快，晨勃恢复，但是同房时勃起不坚，精液较前清稀，色黄，偶感阴囊瘙痒，腹胀明显减轻，食纳一般，大便仍觉不爽，舌暗苔黄白相间，脉弦滑。上方去巴戟天15g，加黄柏10g，连翘20g，继服16剂，煎法同前。

三诊：2018年5月20日。患者诉服药后自觉神清气爽，诸症明显缓解，精液清稀淡白色，阴囊瘙痒已不显，现食纳可，二便调，仅感性功能稍有下降，无性高潮，不能满足夫妻生活，舌暗淡，苔黄，脉滑数。上方去黄柏10g，枳壳15g，继服16剂，煎法同前。

四诊：2018年6月6日。患者复查精液常规基本已恢复正常，诉现夫妻同房较前可，可坚持数分钟，余无特殊不适。上方继服1个月巩固治疗，予以补肾健脾以提高患者夫妻性生活质量，嘱其适度房事，注意饮食生活方式。

按语：脓精症的说法目前尚不统一，部分医家认为，精液中发现白细胞，白细胞计数＞$1×10^6$/mL，且伴有不育者为脓精症。也有医家认为精液中的白细胞＞每毫升500万，或每高倍镜视野中超过5个白细胞时称脓精症。脓精症的病因，西医学认为是因生殖系统炎症、感染化脓、精液排出时脓细胞伴随而下所致。白细胞中含有大量的蛋白酶，这些酶在杀灭细菌的同时也损伤精子，另外白细胞产物 IL-8、干扰素和 TNF-α 可使精子运动能力降低，而且 TNF-α 系统可启动细胞免疫，使精液中抗精子抗体（AsAb）产生增多，在 AsAb 存在的情况下，白细胞具有较强杀伤精子的能力。目前研究发现，EPS 中的白细胞数 ≥ 20/HP 时，精子活动力降低，精浆 IgG、IgA 增加，导致精子凝集。白细胞中的弹性蛋白酶是影响精子向前运动的重要原因。以上多方面的资料显示，脓精症可导致男性不育。在本病中，该患者勃起不坚近 1 年，精液色黄腥臭，阴囊瘙痒，小便短黄，大便黏腻，舌暗，苔黄腻，脉弦滑。精液分析发现脓精症，因此，辨证为下焦湿热兼脾湿困阻，在治疗上，谷井文教授以清利下焦，健脾祛湿为治疗原则，方中以薏苡仁、蒲公英、栀子、茯苓、车前子、山药、泽泻健脾清热祛湿，同时辅以仙茅、淫羊藿、巴戟天、菟丝子、续断补肾，改善男性勃起功能，党参、白术、黄芪、牡丹皮益气活血祛瘀，全方共奏清热利湿、健脾补肾、活血祛瘀、解毒排脓之功。经治疗后，患者勃起功能明显好转，脓精症消失。

案 2：伍某，男，38 岁，已婚。

初诊：2020 年 5 月 14 日。

病史：患者诉尿频尿痛半年余加重 1 周。半年前因情志不舒出现尿频尿痛，平素未注意饮食及性生活卫生故导致症状反复发作，近日由于过度食入辛辣厚味导致湿热内生，加重尿频、尿痛、睡眠不佳等，偶有遗精。

辅助检查：精液常规检查：精子液化时间 30 分钟，白细胞 7 ~ 8 个 / 高倍镜视野，脓细胞（+），卵磷脂小体稀少，小便常规示白细胞每微升 134 个，颜色微浑。刻下症：备孕 1 年未育，精液腥臭，阴囊潮湿，性情急躁，腰酸胀痛，小便频数涩痛，大便稍干，舌红少津，苔白，脉弦滑。

辨证：肝经湿热证。

治法：清利湿热，解毒排脓。

处方：仙茅 30g，淫羊藿 20g，巴戟天 20g，黄柏 20g，锁阳 20g，车前子 20g，龙骨 30g，牡蛎 30g，薏苡仁 20g，党参 30g，白术 20g，黄芪 30g，熟地黄 20g，山茱萸 20g，山药 20g，茯苓 20g，泽泻 20g，牡丹皮 15g，芡实 20g，沙苑子 20g，水煎服，16 剂。

二诊：2020 年 5 月 30 日。患者诉药后精液腥臭味已不显，阴囊潮湿感减轻，腰酸胀痛感较前可，小便次数减少，夜尿 2 次，舌红乏津，苔白，脉弦滑，上方去巴戟天 20g，黄芪加至 50g，加柴胡 15g，当归 10g，上方继服 16 剂，煎法同前。

三诊：2020 年 6 月 15 日。患者诉服药 16 剂，前症明显改善，性生活较前可，性情缓和，腰酸胀痛缓解，小便涩痛减轻，大便可，舌淡红，苔白，脉弦滑。上方加金钱草 20g，继服 16 剂，煎法同前。

四诊：2020 年 7 月 1 日。患者于 2020 年 6 月 30 日复查精液常规示已恢复正常，精液中白细胞 1～3/HP，余症基本缓解，无特殊不适，守方继进，继服 16 剂，不适随诊。嘱其注意饮食及卫生习惯，适度房事，切勿伤及精液，聚湿生痰。

按语：赤白浊一证多为脾肾亏虚，肝经湿热下注，阴精下流，本虚标实较为分明。本案过食辛辣厚味导致湿热内生，湿热化火，因此，本病为相火妄动，故而心神不宁，强中遗精。在患者赤白浊多时，以相火亢奋较为突出，但仍有下焦湿热未除，熟地黄峻补真阴，填精养血，既充本虚，又补已失；山药双补脾肾而固本；山茱萸之用相当枸杞子、五味子，补肾阴，止遗精，使阴气不得下流；黄柏入肾坚阴，除下焦湿热，合牡丹皮、泽泻而抑相火；车前子有滋补阴精之功，故利湿而不伤阴，用于本证甚契；薏苡仁泌清化浊，直达于窍；茯苓、泽泻清心降火除烦，引肾水上济于心。世医多用赤茯苓，谷井文验之临床而谓赤茯苓乃清热祛湿作用中之佳品。龙骨、牡蛎之敛涩而止赤白浊之遗精，且龙骨入肝敛魂，治眠时魂游梦遗较宜。谷井文教授用药精当，协同增效、纠偏反佐恰到适处。

第九节　精浊（慢性前列腺炎）

淋浊又名白浊、白淫、精浊，相当于西医学的慢性前列腺炎，多发于中青年，约 50% 的男性在一生中的某个阶段会受到前列腺炎的困扰。美国国立卫生研究院（NIH）将前列腺炎分为急性细菌性前列腺炎、慢性细菌性前列腺炎、慢性非细菌性前列腺炎和慢性骨盆疼痛综合征、无症状的炎症性前列腺炎四型，虽分型不同，但从临床表现上却难以区分，均表现为腰骶部、会阴部、下腹部、睾丸、阴茎等部位疼痛，伴有排尿刺激或梗阻症状、性功能障碍或精神紧张、焦虑等症状。本病在临床上以发病缓慢、病因病理复杂、症状表现多样、体征不典型、病理迁延、反复发作、经久难愈为特点。中医学虽无"前列腺炎"病名，但对本病的某些临床症状却早有认识，如《素问·玉机真藏论》所言："少腹冤热而痛，出白。"即指小腹胀痛不适，从小便滴出乳白色的混浊液体而言，因病位在精室，故又称"精浊"。

【病因病机】

本病与肝、肾、膀胱等脏腑功能失常有关，病位主要在精室。多由相火妄动，所愿不遂，或忍精不泄，肾火郁而不散，离位之精化为白浊；或房事不洁，湿热以精道内侵，湿热壅滞，气血瘀阻而成；或病久伤阴，肾阴暗耗，出现阴虚火旺证候，亦有体质偏阳虚者，久则火势衰微，易见脾肾阳虚之象。其基本病机为肾虚为本，湿热、肝郁为标，瘀滞为变。

1. 湿热蕴结　外感六淫湿热火毒，火热之邪下迫膀胱，或下阴不洁、秽浊之邪侵袭皆可酿生湿热，导致湿热毒邪蕴结精室不散，瘀滞不化，水道不利而发为本病；或饮酒及食辛辣炙煿之品，湿热内生，或素食肥甘厚味之品，损伤脾胃，脾失健运，水湿潴留，郁而化热，致使湿热循经下注，蕴结下焦发为本病。

2. 气滞血瘀　房事不节，或外肾受伤，或气机不畅，久则及血，均可损伤精室脉络以致气滞血瘀，精窍不利而为本病；或湿热、寒湿之邪久滞不清，则致精道气血瘀滞，使本病迁延难愈。

3. 肝气郁结　情志不舒，思欲不遂，而致肝气郁结，发为本病。

4. 肾阴不足　素体阴虚，房事不节，热病伤阴，久病及肾，肾精亏虚，水火失济，阴虚则火旺，相火妄动，而生内热，发为本病。

5. 脾肾阳虚　禀赋不足，素体阳虚，劳累过度，导致肾阳不足，或肾气亏虚，精室不藏；或素体脾虚，饮食劳倦，脾失健运，以至中气不足，正气虚损乃发为本病。

西医学认为，慢性前列腺炎病因复杂，可能是由于房事过度、频繁的性冲动、经常在射精前的瞬间中断性交、酗酒或嗜食辛辣酸冷等刺激性食物，造成前列腺反复过度充血，使前列腺腺泡肿胀，腺体组织水肿，日久腺体被破坏，表现为慢性炎症的病理变化。其病理改变主要是腺叶纤维增生、腺管阻塞及炎细胞浸润等，腺泡及腺管的炎症反应可使腺管梗阻，分泌物瘀积，引流不畅，从而又加重局部组织的病变。

【临床表现】

患者可出现尿频、尿急、尿痛、尿道灼热，尿余沥，或晨起、尿末或大便时自尿道溢出白色的分泌物；阴囊、睾丸、小腹、会阴、腰骶等部位疼痛、坠胀或不适感，可伴有头晕耳鸣、失眠多梦、焦虑抑郁，甚或出现阳痿、早泄、遗精等。

直肠指检前列腺正常大小，或稍大或稍小，质地偏硬，触诊可有轻度压痛或结节。若经过前列腺注射或病程很长，腺体往往偏小，质地硬，有结节，但结节光滑，且前列腺液难以按出。

【检查】

前列腺液检查，主要观察前列腺液中白细胞和卵磷脂小体数量。正常的前列腺液外观为乳白色稀薄液体，卵磷脂小体 ≥ +++/HP、白细胞 < 10个 / 高倍镜视野、无或偶见红细胞、无脓细胞。当前列腺液内卵磷脂小体减少、白细胞数 ≥ 10 个 / 高倍镜视野时，提示前列腺存在炎症。尿三杯试验可作为参考。前列腺液培养有利于病原菌诊断，但慢性非细菌性前列腺炎占绝大多数，细菌培养多呈阴性。超声检查可见前列腺回声不均匀、钙化、结石等。

【治疗】

1. 辨证论治

精浊的治疗应抓住肾虚、湿热、肝郁、瘀滞四个基本病理环节，分清主次，权衡用药。

（1）湿热蕴结证

证候：尿频，尿急，尿痛，尿道灼热感，排尿终末或大便时偶有白浊、会阴、腰骶、阴囊、睾丸、少腹坠胀疼痛，阴囊潮湿，尿后滴沥，舌红、苔黄或黄腻，脉滑数或弦数。

治法：清热利湿，行气活血。

方药：程氏萆薢分清饮加减。

加减：大便干，配大黄；刺痛明显，加桃仁、赤芍、穿山甲等祛瘀之品；口干，合天花粉，既可养阴生津，又可祛瘀排浊，可加虎杖、败酱草、红藤、金银花清热解毒、活血消痈之品，助前列腺湿热清、气血通；加土茯苓、瞿麦等增强清热解毒、利水渗湿作用。

（2）气滞血瘀证

证候：病程日久，少腹、会阴、睾丸、腰骶、腹股沟坠胀隐痛或痛如针刺，时轻时重，在久坐、受凉时加重，舌暗或有瘀点瘀斑，脉多沉涩。

治法：活血化瘀，行气止痛。

方药：前列腺汤加减。

加减：小便黄浊或尿频尿痛，舌红，苔黄腻，脉滑数，加滑石、苍术、车前子；刺痛明显，加三七粉、琥珀粉。

（3）肝气郁结证

证候：会阴部，或外生殖器区，或下腹部，或耻骨上区，或腰骶及肛周坠胀不适，隐隐作痛，小便淋沥不畅；常伴有胸闷、善太息、性情急躁、焦虑抑郁等，症状随情绪波动加重，舌淡红，苔薄白，脉弦。

治法：疏肝解郁，理气止痛。

方药：柴胡疏肝散加减。

加减：精神抑郁，加龙骨、牡蛎、郁金。

（4）肾阴不足证

证候：病程较久，尿后余沥，小便涩滞不畅，时有精浊，伴腰膝酸软，头晕眼花，失眠多梦，遗精早泄，五心烦热，口干咽燥，舌红，少苔，脉沉细或细数。

治法：滋补肾阴，清泻相火。

方药：知柏地黄丸加减。

加减：失眠多梦，舌尖红或有口疮，去熟地黄，加竹叶、生地黄、甘草、牛膝；遗精，加金樱子、牡蛎；血精，加小蓟、茜草。

（5）脾肾阳虚证

证候：病久体弱，腰骶酸痛，倦怠乏力，精神萎靡，少腹拘急，手足不温，小便频数而清长，滴沥不尽，阳事不举，劳则精浊溢出，舌淡，苔白，脉沉无力。

治法：温补脾肾，行气活血。

方药：济生肾气丸加减。

加减：尿后余沥、溲清频数者，加乌药、益智仁、金樱子、芡实；阳事不举明显者，加淫羊藿、阳起石、露蜂房、蛇床子。

2. 其他疗法

（1）西医治疗　针对病原体，根据药敏试验合理选用抗生素，也可选用解痉、镇痛、α 受体阻滞剂等对症治疗。

（2）心理治疗　有助于缓解患者精神紧张，减轻疼痛，提高性生活质量。

（3）中成药治疗　辨证使用。湿热瘀阻者，用前列通瘀胶囊，每次 5 粒，每日 3 次；气滞血瘀者，用血府逐瘀胶囊，每次 6 粒，每日 2 次；肝气郁结者，用乌灵胶囊，每次 4 粒，每日 3 次；肾阴不足者，用六味地黄丸，每次 9g，每日 2 次；脾肾阳虚者，用金匮肾气丸，每次 9g，每日 2 次。

（4）直肠用药　根据临床辨证，可选用前列安栓、解毒活血栓、野菊花栓等。

（5）坐浴　根据辨证用药，湿热蕴结证，选用黄柏、土牛膝、益母草、苦参、大黄、冰片等；气滞血瘀证，选用红花、黄柏、延胡索、川楝子、鸡血藤、野菊花等；肝气郁结证，选用青皮、香附、柴胡、白芍、丹参等；肾阴不足证，选用黄柏、红花、大黄、冰片、赤芍等；脾肾阳虚证，选用桂枝、益母草、蛇床子等。煎汤坐浴，温度不宜超过40℃，每晚 1 次，每次 20 分钟左右。未婚或未生育的已婚患者不宜坐浴。

（6）保留灌肠　应用清热利湿、解毒活血、行气止痛、消肿散结中药浓煎 150mL 左右，放置微冷后（42℃）保留灌肠，每日 1 次，适用于湿热蕴结或气滞血瘀证。

（7）针灸治疗　选肾俞、关元、气海、膀胱俞、足三里、秩边、三阴交等，毫针平补平泻，每次 15 ～ 30 分钟，取艾条 2cm 插在上述穴位针柄处点燃施灸疗，每穴灸2壮，每日1次，1个月为1个疗程；或选用中极、关元、气海、次髎、中髎、下髎，行针刺治疗，毫针平补平泻，每次15～30分钟，每周2～3次，1个月为1个疗程。前列腺穴（位于会阴穴与肛门之中点），采用提插捻转于法，重刺激不留针。

（8）物理治疗 射频治疗或者微波治疗等方法产生热力作用，加速腺体内的血液循环，促进炎症物质的消散与吸收，对于以疼痛为主者效果较佳，但对于未婚或有生育要求者不推荐。超声外治：运用前列腺超声仪于会阴部（穴）进行超声治疗，每日1次，每次30分钟左右，适用于气滞血瘀证导致的疼痛。

【预防与调护】

1. 预防 应积极、规范、及早治疗各种泌尿生殖系感染和上呼吸道感染；防止受寒；不宜过多饮酒及过食辛辣，少饮浓茶、浓咖啡；多饮水，不憋尿；保持外生殖器及会阴的清洁卫生；不宜恣情纵欲；避免不洁房事。

2. 护理 忌酒，忌过食肥甘及辛辣炙煿食物，以免再生湿热；调节情志，保持乐观情绪，树立战胜疾病的信心；劳逸结合，不宜久坐或骑车时间过长；注意会阴部保暖，保持大便通畅。

【验案举隅】

案1：黄某，男，48岁，已婚。

初诊：2016年11月16日。

病史：尿频、尿痛伴有腰骶疼痛及会阴部不适4年余，近来1周加重。患者4年前因饮食原因出现尿频、尿痛症状，尿道灼热感，排尿可见白色分泌物，会阴部坠胀感，于当地急诊外科就诊，予以抗感染等对症治疗（具体药物不详），症状好转后患者停药，但症状仍有轻微感觉，未彻底根除。既往有前列腺炎史。辅助检查：前列腺液检查：白细胞计数$3×10^6/mL$，卵磷脂小体消失；专科检查：直肠指诊前列腺缩小，变硬，有小硬结。刻下症：腰酸痛，倦怠乏力，精神不振，会阴部坠胀不适感，尿频尿痛，点滴不尽，勃起功能障碍，劳累则尿道口易见白色分泌物，睡眠一般，大便溏薄，舌胖大，苔白腻，脉沉。

辨证：脾肾阳虚证。

治法：温补肾阳，行气止痛。

处方：仙茅 30g，淫羊藿 20g，巴戟天 20g，肉桂 20g，锁阳 20g，玛卡 15g，菟丝子 20g，杜仲 20g，续断 20g，补骨脂 20g，党参 30g，白术 20g，黄芪 30g，熟地黄 20g，山茱萸 20g，山药 20g，延胡索 10g，茯苓 15g，泽泻 15g，黄柏 15g，水煎服，16 剂。

二诊：2016 年 12 月 3 日。患者自述服药后自觉身体爽快舒畅，腰痛缓解，脾为后天之本，肾为先天之本，通过温补脾肾，扶助阳气，使气机通畅，则腰痛、会阴部坠胀感等症候明显减轻，小便次数减少，但仍有轻微尿痛，近期未见尿道口分泌物，便质较前好转，睡眠一般，舌胖大，苔白腻，脉沉，上方去山茱萸 20g，菟丝子 20g，加没药 3g，黄连 3g，黄芪加至 50g，继服上方 16 剂，煎法同前。

三诊：2017 年 1 月 15 日。自述腰酸痛及会阴坠胀感明显减轻，小便次数现基本正常，小便疼痛轻微，患者久病伤肾，故予以温补肾阳后，诸症向好，同时温补先天之本和后天之本，脾胃得调，肾气得复，二便调，舌边齿痕，苔白稍厚，脉沉滑。上方随症加减继服 2 个月巩固疗效，而后制成膏剂继续服用，冰冻三尺非一日之寒，调补脾胃之气则需要长期的疗养。

按语：前列腺炎有急性和慢性之分，急性者系因细菌、病毒等感染所致，以全身炎症及后尿道激惹症状为特征，如发热、尿痛、排尿不舒、尿急等；慢性者病因未明，大多由细菌感染所引起。临床表现为轻微的排尿不适，会阴、睾丸或腰骶部胀痛，性功能障碍或神经官能症症状，极易复发，长期迁延不愈，可继发膀胱颈部纤维化，引起前列腺增生出现结节等。中医学认为，尿液泌别虽在膀胱，但与肾及三焦气化密切相关，房劳过度耗伤肾气或感受湿热，或过食滋腻厚味，脾胃运化失司，积热内留，或热毒壅阻蒸酿湿浊等，均可使气化失司，湿热阻塞，排尿不畅。又由于尿液浊邪停滞，浸渍州都，又进一步加重病情，从而出现小便频数、灼热涩痛，舌质红、苔黄腻等合并泌尿系其他部位（肾盂、膀胱、输尿管）感染征象。本病初期固然以渗出为病理重心，若炎症日久继而增生，形成肿大结块，阻碍尿路，导致排尿困难，甚至小便不通、局部作痛、腰骶刺痛等，则系瘀滞为患。分析其机制是因脾肾阳虚，气化不足，瘀血阻滞，脉络阻塞，血行不畅，凝结为块。综上分析，显而易见，脾肾阳虚、气滞血瘀是本病关键所在，治以温补肾阳，行气止痛。

谷井文教授还告诫，治疗本病时用药应注意如下几点：①清热解毒，勿过寒凉凝滞。②渗化湿浊以利尿为主，必要时配伍启上运中之品，尚应防止利湿伤阴。③及时辅佐滋阴生津之品，如知母、生地黄，但要防过腻助湿。④活血化瘀可贯穿疗程始终，药选琥珀、僵蚕、桃仁、丹参等。⑤日久气虚阳弱者，亦可酌情配用益气助阳方药。但要恰当配伍，以防温燥助热劫阴之弊。⑥病情缓解后，患者即使没有任何症状，仍要坚持服约15～30日，以涤邪务尽，防止死灰复燃。

案2：郭某，男，31岁，未婚。

初诊：2020年3月13日。

病史：诉睾丸及小腹疼痛8年余，近2年加重。8年前因房事过劳后出现小腹及睾丸疼痛，并出现尿频、尿痛及偶见尿道口白色分泌物，近2年加重，并影响正常生活。于北京三甲医院诊断为"前列腺炎"。辅助检查：专科检查：直肠指诊前列腺稍小，触及轻度压痛，前列腺液难以按出。刻下症：尿频、尿痛，尿道口白色分泌物，小腹及睾丸疼痛，头晕耳鸣，健忘，性情急躁，夜寐易醒，大便可，食纳可，舌红，苔白腻，脉弦滑。

辨证：气滞痰浊证。

治法：行气止痛，化湿利浊。

处方：当归15g，党参30g，白术15g，黄芪20g，茯苓10g，山药15g，枸杞子15g，丹参10g，淫羊藿20g，巴戟天20g，荷叶10g，茯苓20g，川芎20，白芍15g，厚朴10g，枳实10g，水煎服，8剂。

二诊：2020年3月20日。患者诉尿频尿痛及下腹及睾丸疼痛等已不显，仍有头晕耳鸣、夜寐易醒等，大便调，舌红，苔白稍腻，脉弦。上方去荷叶10g，加龙骨、牡蛎各20g，山茱萸15g，继服14剂，煎法同前。

三诊：2020年4月5日。患者诉诸症续见改善，症状基本消失，现仅感睡眠质量欠佳，神疲易困，舌红苔白。上方去茯苓10g，加茯神20g，酸枣仁 20g，继服 7 剂，煎法同前。

四诊：2020 年 4 月 12 日。患者尿频尿急症状已基本消失，患者久坐久卧，生活方式不当，从而出现诸如此类症状，痰湿困阻导致睡眠障碍，痰湿得清后，睡眠较前明显改善。患者觉诸症大好，心情爽朗，已无不适。嘱其调情志，适当运动，注意饮食，上方继服 7 剂巩固治疗。

按语： 前列腺炎是西医学病名，前列腺炎的症状，有很多可在中医病名"五淋"之内见到。医者鉴于门诊患者中前列腺炎患者不少，且在青年运动员、士兵、重体力劳动者中发病率颇高，它的症状固然可以用湿热下注、肾虚而膀胱有热来统括，却又并不尽然。比如全身用力，它的着重点便在人身躯干的最低处——海底，而海底又恰是前列腺所处的部位，用力过度，导致气滞痰浊，也应该是主要病因之一，尤其是年轻患者。基于这种认识，谷井文教授自拟以当归、党参、白术、黄芪、茯苓、山药、丹参、川芎、白芍、厚朴、枳实等药味组成的前列腺汤，并随症加减治疗这一类患者，收到了良好的效果。本例患者年仅 31 岁，是一名运动员，以他的年龄、体质和症状，均不见肾虚之征象，所以用了行气止痛、化湿利浊之法而见功效。方中可加用厥阴经药，如川楝子、小茴香、荔枝核之类，既疏达厥阴之气，又起了引诸药入厥阴病所的作用。这个治疗思路，行气与清热并行，再加疏达厥阴，疗效可靠，且见效捷。即使是老年因肾气虚而致前列腺肥大者，出现小便淋沥、夜尿频多时，于益肾气方中参入本方行气化痰清热，其疗效亦远胜于单用缩泉丸、济生肾气丸一途者。

第十节　精癃（良性前列腺增生）

精癃是以排尿不畅、夜尿增多、尿频、排尿费力、尿线中断为主要临床症状的一种疾病，是引起中老年男性排尿障碍的良性疾病，相当于西医学的良性前列腺增生症，发病率随年龄增长而增加，症状随年龄增长而进行性加重。最初症状常发生在 50 岁以后，60 岁后发病率大于 60%，80 岁时发病率达 80% 以上。目前，根据临床表现和相关文献考证，结合本病病位和男性特有疾病，认为前列腺增生症应归属于"精癃"范畴。西医学中各种原因引起的尿潴留、不稳定性膀胱、尿道损伤等，都可以参考本病辨证论治。

【病因病机】

水液的代谢在正常生理情况下，通过胃的受纳、脾的运化和传输、肺的治节肃降，下达于肾。经过肾的气化，清者上达于肺而输布全身，浊者下输膀胱，排出体外，从而维持人的正常水液平衡。正常人的小便，有赖于三焦气化功能的正常，而三焦气化功能又有赖于肺、脾、肾三脏功能正常。《素问·灵兰秘典论》曰："三焦者，决渎之官，水道出焉。膀胱者，州都之官，津液藏焉，气化则能出矣。"小便出于气化，决渎赖于三焦，与肺、脾、肾三脏关系密切；也与气滞、湿热、血瘀等因素相关。

本病的基本病机是三焦失司，膀胱气化不利。本病根据病因又有虚实之分，实证为肺热壅盛、下焦血瘀、肝郁气滞、膀胱湿热；虚证为肾阳亏虚、中气下陷。精癃多见于老年人，临床上往往表现出虚实夹杂，症状具有随年龄增长而进行性加重的特点。

1. 肺热壅盛　肺居上焦而主治节，通调水道。邪热壅肺，肺失宣降，使上焦不能下输膀胱，水道通调不利。朱丹溪云："肺为上焦而膀胱为下焦，上焦闭则下焦塞。譬如滴水之器，必上窍通而后下窍之水出焉。"所谓"上焦闭则下焦塞"而成本病。

2. 中气下陷　脾居中焦，脾主运化，分清降浊，为水饮上达下输之枢机。《问斋医案》曰："盖小便利与不利，中气为之斡旋。"饮食不节，损伤脾胃；或久病体弱，或年老阳明气衰等而导致脾虚。脾虚则清气不升，浊气不解，水湿不化而成本病。正如《灵枢·口问》曰："中气不足，溲便为之变。"

3. 肾阳亏虚　肾处下焦，主水而司二便，与膀胱相为表里，统摄全身之水液，为气化之本。《素问·阴阳应象大论》曰："年六十，气大衰，九窍不利。"其说明随着年龄的增长，人体肾气由盛渐衰。年老体弱，命门火衰，或久病损伤肾阳，不能蒸化水液，致膀胱气化不利而发生尿闭。

4. 肝郁气滞 情志未遂，肝气郁结，气机不调，影响三焦水液运化和气化失权，水道通调受阻。《灵枢·经脉》曰："肝足厥阴之脉……是主肝所生病者，胸满，呕逆，飧泄，狐疝，遗溺，闭癃。"肝气郁结，疏泄不畅而成本病。

5. 湿热下注 膀胱湿热，州都之官失司，过食辛辣肥腻，生热酿湿，湿热不解，下注膀胱，或素体湿热，湿热下移膀胱，膀胱不得清利，气化失调，亦成本病。

6. 下焦血瘀 湿浊病邪闭阻脉络而产生瘀血，或瘀血败精阻塞，水道不通，膀胱气化不利而成本病。《景岳全书·癃闭》所说："或以败精，或以槁血，阻塞水道而不通也。"

西医学认为，引起精癃的发生必须具备年龄的增长和有功能的睾丸两个重要条件，具体的发病机制尚不明确，相关学说包括双氢睾酮学说、细胞凋亡学说、雄激素及与雌激素的相互作用学说、细胞因子学说、炎症学说、神经递质学说、遗传学说等。

【临床表现】

临床上将精癃症状分为刺激症状、梗阻症状和尿后症状。

刺激（又称储尿期）症状包括尿频、尿急、排尿次数增加、夜尿频繁、不能忍尿、尿失禁等。梗阻（又称排尿期）症状包括排尿困难、排尿时间延迟、排尿间断、尿流变细等。尿后症状包括排尿不完全（尿不尽感）、尿后滴沥等。急性尿潴留是最常见的并发症，其他并发症有泌尿道感染、膀胱憩室、结石、肾积水、血尿、肾衰竭、痔疮、疝气等。

【检查】

医师应对每个患者进行评估，根据评估结果决定进一步检查。初始评估包括直肠指检、尿常规、血清前列腺特异性抗原（PSA）、超声检查、尿流率等检查。

根据初始评估，部分患者需进一步检查，包括排尿日记、血肌酐、静脉尿路造影、尿动力学检查、膀胱镜等检查。

【治疗】

1. 辨证论治

应根据病情性质、临床主要症状，分析虚证与实证。实证起病急，病程短，排尿困难，小便点滴而下，甚则点滴不出等，分为肺热壅盛证、下焦血瘀证、湿热下注证、肝气郁结证四种。虚证多起病发展缓慢，病程较长，排尿困难，排尿无力，小便点滴而下，甚则点滴不出等症状。

（1）肺热壅盛证

证候：尿频尿急，排尿余沥，多见于外感后或有慢性肺部疾患者，常伴有咳嗽痰喘，胸中烦闷，咽干欲饮，舌红，苔黄腻，脉滑数。

治法：宣肺清热，通利水道。

方药：清肺饮加减。

加减：若有镜下血尿或肉眼血尿，加白茅根、大蓟、小蓟；心火旺盛而伴见心烦，可加黄连、栀子、淡竹叶等；肺阴不足，可加天冬、麦冬、沙参、石斛。

（2）下焦血瘀证

证候：排尿艰涩、淋沥不畅，尿流变细，点滴而下，甚则点滴不出，常伴有会阴、少腹胀满疼痛，可见血尿，舌紫暗，舌边有瘀点或瘀斑，脉弦或涩。

治法：清化瘀浊，通利小便。

方药：代抵当汤或春泽汤加减。

加减：伴有血尿，可加三七、白茅根。

（3）湿热下注证

证候：尿频尿急，排尿灼热，小便短赤，余沥不尽，常伴有下腹胀满，口渴不欲饮，舌红，苔黄腻，脉滑。

治法：清热利湿，通利膀胱。

方药：八正散加减。

加减：若见尿液浑浊，加金银花、萹蓄、土茯苓等；大便不畅，可加大黄。

（4）肝郁气滞证

证候：起病急，病程短，夜尿频多，排尿不畅，尿线间断，常伴有胸闷不舒，胸胁胀痛，烦躁易怒，舌红或淡红，苔薄白，脉弦。

治法：疏肝理气。

方药：沉香散加减。

加减：气郁化火，可加牡丹皮、栀子、龙胆草等，以泻其火。

（5）肾阳亏虚证

证候：病情进展较缓慢，病程较长，排尿无力，尿后余沥，夜尿频多，常伴有头晕耳鸣，腰酸倦怠，舌淡红，苔薄白，脉细无力。

治法：补肾益气，通利膀胱。

方药：济生肾气丸加减。

加减：如久病血虚，面色无华，可加用当归、黄芪等；腰背冷痛，可加杜仲、补骨脂、续断、桑寄生；少气懒言，神疲体倦，可加黄芪、党参。

（6）中气下陷证

证候：病情发展缓慢、病程较长，排尿困难、排尿无力，小便点滴而下，甚则点滴不出等，常伴有神疲倦怠，少气懒言，食欲不振，舌淡苔薄白，脉弱。

治法：补中益气，升提通调。

方药：补中益气汤合五苓散加减。

加减：食欲不振，胃脘不舒，可加莱菔子、炒麦芽、焦山楂；大便溏薄，可加附子、肉桂、补骨脂。

2. 其他疗法

（1）西医治疗　目前，运用最广泛的主要是 α 受体阻滞剂和 5α 还原酶抑制剂，其他还有 M 受体阻滞剂、植物制剂。α 受体阻滞剂种类很多，目前临床应用主要是 α_1 受体阻滞剂，包括坦索罗辛、多沙唑嗪、特拉唑嗪等。其作用机制主要是通过阻断前列腺和膀胱颈部平滑肌表面的肾上腺素能受体，松弛平滑肌，达到缓解膀胱出口的动力性梗阻。5α - 还原酶抑制剂通过抑制体内睾酮向双氢睾酮转换，减少前列腺内双氢睾酮的含量，达到缩小前列腺体积，减轻尿流梗阻，进而缓解症状。

（2）中成药治疗　肾阳亏虚者，用金匮肾气丸或右归丸，每次9g，每日2次；肾虚血瘀湿阻者，用灵泽片，每次4片，每日3次；肝气郁结者，用逍遥丸，每次9g，每日2次；湿热下注者，用萆薢分清丸，每次9g，每日2次；湿热瘀阻者，用前列通瘀胶囊，每次5粒，每日3次。

（3）中医外治　探吐法，历代医家运用探吐法的方法较多，是一种通利小便的方法，可用压舌板或棉签向喉中探吐；外敷法，包括下腹部、会阴部热敷和食盐热熨小腹；取嚏法，皂角粉吹鼻取嚏。

（4）针灸治疗　精癃一般多有膀胱内残余尿过多，所以针灸治疗小腹部穴位时尽可能令患者排空膀胱，取穴：中极、膀胱俞、三阴交、阴陵泉。方法：针刺泻法。留针5～10分钟，每日1次，10次为1个疗程。肺失治节型酌加云门、尺泽；下焦血瘀型酌加照海、血海；湿热下注型酌加丰隆、阳陵泉；肝气郁结型酌加合谷、太冲；肾气虚弱型酌加肾俞、太溪；中气下陷型酌加足三里、隐白等穴。

（5）导尿　《备急千金要方·膀胱腑》已有了最早导尿术的记载。发生急性尿潴留，应及时引流尿液，包括留置导尿。置入失败，可行耻骨上膀胱造瘘术。

（6）手术治疗　精癃是一种渐进性疾病，部分患者需要手术治疗，以解除下尿路梗阻和防止严重并发症。手术方式很多，包括经尿道前列腺电切术、电气化术、切开术和各类激光术、前列腺气囊扩张术、前列腺支架等。

【预防与调护】

1.预防　对于精癃目前还无法进行预防，但对于精癃导致的一些并发症是可以预防的。首先，应注意保温，特别是下半身保暖，预防感冒。其次，注意不憋尿。平时，少食醇酒厚味和刺激性食品，不吸烟，不喝咖啡及浓茶，多吃清淡易消化食物，不骑自行车。防止便秘，因便秘可加重排尿困难症状，安排适当的体育活动，增强抵抗力。此外，平时用药应避免使用影响膀胱功能的药物，防止尿潴留。同时，由于精癃是一种进行性疾病，如果药物治疗不能控制，应手术治疗。

2.护理　应顺从医嘱，坚持用药，定期检查。平时保持心情舒畅，宜清淡易消化饮食。忌憋尿，保持阴部清洁卫生，避免和减少尿路感染机会，一旦尿路感染，应积极治疗，对防治精癃均有重要意义。

【验案举隅】

案1：曹某，男，64岁，已婚。

初诊：2017年6月21日。

病史：诉尿频、尿急、排尿费力6个月余，加重伴尿痛2天。患者诉6个月前开始出现尿频、尿急，伴排尿费力、淋漓不尽等症状，尤其夜尿频多，每晚小便次数多时可达5～6次，2天前患者上述症状加重并伴有排尿时尿道及膀胱区疼痛，既往有慢性肾炎、肾功能不全、高血压史，辅助检查：尿素24.24mmol/L，肌酐592μmol/L，尿酸284μmol/L；小便常规：白细胞（++），红细胞（++），尿蛋白（++）；B超示：肝内囊性暗区考虑小囊肿，右肾偏小，前列腺增生；CT示：双肾小结石。刻下症：尿频、尿急、尿痛，排尿费力、淋沥不尽，夜尿频多，头晕，腰膝酸软，腹胀食少，气倦神疲，舌淡，舌边有齿痕，苔白腻。

辨证：肾气亏虚证。

治法：补肾益气，通利膀胱。

处方：仙茅30g，淫羊藿20g，巴戟天20g，肉桂20g，锁阳20g，海金沙15g，菟丝子20g，杜仲20g，续断20g，补骨脂20g，党参30g，白术20g，黄芪30g，熟地黄20g，山茱萸20g，山药20g，牡丹皮20g，茯苓15g，泽泻15g，黄柏15g，水煎服，16剂。

二诊：2017年7月5日。患者诉服药后前症均不同程度减轻，气力增加，夜尿次数减少，尿痛已不显，腹胀减轻，食欲增加，上方加桑寄生20g，继服16剂，煎法同前。

三诊：2017年7月20日。患者诉服药后症状均明显减轻，排尿明显顺畅，饮食可，腰酸软较前可，舌边有齿痕苔白稍腻，效不更方，随症加减，继服30剂，患者尿频次数明显减少，尿痛不显，夜尿1～2次，余症基本消失，嘱其上方制成膏剂继服2个月，巩固疗效。

按语：前列腺增生症多见于50～60岁以上的老年人，肾气日渐衰弱，气化无力，因而尿频，掀水无力，尿后余沥不尽，有时突发急性尿潴留而点滴不出，伴腰酸足冷，脉多沉细，尤以两尺为甚。临床多表现肾阳虚衰证候。然而谷井文教授认为小便的排泄尚需肺气之通调，脾气之转输，才能畅行无阻。若肺气不足，不能通调水道，下输膀胱，可致小便不利；脾为后天之本，气血生化之源，先天肾精必赖后天脾胃转输的水谷之精来补充和滋养。若肾虚而命门火衰，不能温煦脾土，脾阳虚而中气下陷，亦可致小便不畅，尿频欲尿而不得出，故本病多属虚证。临床上有时虽可再现湿热、气滞、血瘀、痰凝之象，但治疗必求其本，乃是因虚致实，应视为各种兼证。

谷井文教授撷肾气丸、缩泉丸、补中益气汤三方之精华，合而化裁。肾气丸、补中益气汤在癃闭证治中屡为应用。而缩泉丸则较少应用，该方原为《妇人良方》治疗小儿遗尿方剂，现用之治老年癃闭，证似不同，其机制则一，恢复肾之气化功能也。肾为水脏，主气化而司开合，若肾气充沛，气化正常，化气利水使小便排泄通畅；肾气不足，关门失灵，该合不合则成遗尿，该开不开则成癃闭。谷井文教授方中加续断、仙茅、淫羊藿，更用肉桂温阳化气，使肾阳得扶，气化复常，小便畅利；党参、黄芪、白术、山药等益气健脾，资助气血生化之源；黄芪、党参等补气开肺；茯苓、牡丹皮、泽泻通利水道，且能制诸药之滋腻。合而用之，共奏补肾健脾、化气行水、通利膀胱之功。

谷井文教授还提倡治疗中辨证加减之法：若小便不利明显，加车前子以其甘淡通利水道而不伤阴，加琥珀取其利水通淋而活血化瘀之功，治疗小便不利而伴有血尿者，疗效颇佳。本病肛门指检常发现前列腺有不同程度的肿大，表面光滑，中等硬度而富有弹性，无压痛，中央沟变浅或消失。多由脾肾两虚、气虚推动无力、血脉瘀滞所致，此时常在补肾气剂中酌加活血化瘀之品，但应以药性稍缓、性较偏温者为宜，如当归、红花、丹参、艾叶等。如有湿热、气滞、痰凝等兼证时，亦应斟酌处理。

案 2：资某，男，68 岁，已婚。

初诊：2020 年 7 月 22 日。

病史：自述反复排尿费力 1 年余。患者诉 1 年前无明显诱因突感排尿费力，伴排尿踌躇、尿线细、尿频，时感排尿不尽感，无发热呕吐、腹泻、尿痛等症状，曾用西药治疗（具体用药不详），症状反复，患者自发病以来，精神、睡眠欠佳，食欲欠佳，既往有前列腺增生、糖尿病病史，辅助检查：小便常规：白细胞每微升118个，葡萄糖（++）；餐后血糖13.02mmol/L；糖化血红蛋白12.0%；CT示：前列腺增生，尿潴留。刻下症：尿频尤以夜尿频多，排尿不畅，尿不尽，烦躁易怒，腰酸胀痛，偶感少腹胀满，食纳欠佳，睡眠一般，舌红，苔白腻，脉弦滑。

辨证：肾阳亏虚、湿热壅滞证。

治法：温肾行滞，化湿通利。

处方：仙茅30g，淫羊藿20g，巴戟天20g，锁阳20g，益智仁20g，栀子30g，龙骨30g，牡蛎30g，党参30g，白术20g，黄柏20g，黄芪30g，熟地黄20g，山茱萸20g，山药20g，茯苓20g，延胡索10g，泽泻20g，牡丹皮15g，连翘20g，水煎服，16剂。

二诊：2020年8月5日。患者诉药后诸症明显好转，小便次数较前减少，排尿较前通畅，少腹胀满已不显，食纳较前可，睡眠质量较前提高，现偶感腰酸胀痛，上方加鸡血藤10g，继服16剂，煎法同前。

三诊：2020年8月22日。患者诉服上药后诸症明显缓解，小便较前通畅，夜尿已减至每晚3次，性情较前平缓，排尿通畅，上方继服16剂，煎法同前。

四诊：2020年9月10日。患者诉诸症基本消失，现腰酸胀痛感消失，小便基本如常，夜尿1～2次，睡眠质量提高，饮食可，效不更方，随症加减继服1个月巩固治疗。

按语： 下焦阳惫之证，临床不少见，尤其是老年人，往往可以遇到，谷井文教授常以天真丹加减为治，获得迅效。另案例中第一诊方中用黄柏，似乎不伦，但患者口舌干燥，渴不欲饮，小便滴而赤涩刺痛，这在阳虚病中是少见的，然而现在错杂出现了，盖由气郁生热使然，所以借用滋肾丸意，用黄柏伍肉桂，作为反佐，竟然效果很好。

前人论癃闭，李东垣认为："邪热为患，分在气在血而治之，以渴与不渴而辨之。"在气主肺，宜清肺滋其化源，用清肺饮子；在血主肾，宜选气味俱阴之药，除其热，同时化其气，泄其闭塞，用滋肾丸。张介宾认为，癃闭其因：火邪结聚小肠膀胱，致水泉干，所以没有小便；热居肝肾，败精膏血阻塞水道，闭而不通。气闭分虚实，气虚有下焦水火不济和中焦气陷、升降不利，如此等等，可见论证之详悉。但像本例的病理改变，前人是不可能了解的。但从临床症状和猝然发病观察，是能推知其病原因和处理意见的。此乃下焦之病，又见阳虚证候，尤其是老年人，肾阳虚惫，气化不行，很快就能得出尿闭的成因，败精膏血阻塞，尿路不通，浊气不能下行，所以猝然小便不通。有了这样的认识，则以温肾行滞、化湿通利、通阳泄浊的治法，亦就相应成立了。谷井文教授在天真丹的基础上化裁使得全方能除下焦湿热、通三焦堕塞。温肾化气，通阳泄浊，标本兼顾，开通癃闭的疗效甚佳。

第十一节　前列腺癌（前列腺癌）

前列腺癌是指发生在前列腺部的恶性肿瘤，是常见的男性肿瘤之一。中医学中并无前列腺癌病名的相关记载，根据前列腺癌的临床症状，将其归属于中医学"癥瘕""癃闭""淋证""尿血"等范畴。本病好发于老年男性，新诊断患者中位年龄为 72 岁，高峰年龄为 75 ～ 79 岁。前列腺癌早期可无任何症状，随着病情的发展，可以表现出以淋证为特点的尿频、尿急、尿不尽等下尿路症状；或以血淋为特点的尿血症状；或以癃闭为特点的排尿困难、尿等待、夜尿多、尿失禁症状；或以腰骶部、髋部疼痛为主的疼痛症状；晚期以虚劳为特点的食欲不振、消瘦、贫血及全身乏力等症状。前列腺癌发病率有明显的地域和种族差异。在世界范围内，前列腺癌发病率在男性所有恶性肿瘤中位居第二。

【病因病机】

中医学认为，前列腺癌是内因、外因相互作用的结果，病位在膀胱、精室。脏腑病变主要责之于肾与膀胱，为本虚标实之证。

1. 下焦湿热　外感湿热之邪；或嗜酒、过食辛辣厚味，酿生湿热；或湿热素盛，湿热内蕴，郁久化毒，湿热毒邪结于下焦而致。

2. 气滞血瘀　情志不畅，肝失疏泄，致肝气郁结；或暴怒伤肝，气机失调，影响三焦，水液的运行及气化功能，气滞则血瘀，瘀血败精结于下焦，血瘀日久而成积块，阻塞或压迫尿路所致。

3. 湿聚痰凝　外感六淫、饮食不节或内伤七情，使肺、脾、肾三脏气化失常，水液代谢障碍，水津停滞；年老体弱，脾肾亏虚，也会造成湿停痰聚，痰浊凝结成块蓄于精室而发肿瘤。痰湿是病理产物，又是致病因素。

4. 肾脏亏虚　包括肾阳虚和肾阴虚两个方面，年老肾虚，房劳伤肾，忧思不遂，暗耗阴精；或素体肾阳不足或久病伤肾；或寒凉药物损及阳气，致肾阳不足。邪之所凑，其气必虚，前列腺癌常因虚致病，又因病致虚，虚实夹杂，形成恶性循环。

5. 气血两虚　精室之宿毒日久，转移他处，耗伤气血，全身衰竭而成此证；或经手术切除、放化疗之后，大伤气血，也表现为气血两伤。正衰邪盛，人体抗癌能力降低，往往使癌进一步扩散，这是晚期前列腺癌中较常见的情况。

西医学对于引起前列腺癌的危险因素尚未完全明确。年龄、遗传是重要的影响因素。生活方式方面因素如高动物脂肪饮食、缺乏运动、过多摄入腌肉制品等，被认为会增进从潜伏型前列腺癌到临床型前列腺癌的进程。雄激素与前列腺癌的发病有关，睾丸切除术和使用雌激素能作为前列腺癌的治疗手段。此外，在前列腺癌低发的亚洲地区，绿茶的饮用量相对较高，绿茶可能为前列腺癌的预防因子。

【临床表现】

早期可无任何症状，但肿瘤侵犯或阻塞尿道、膀胱颈时，则会发生类似下尿路梗阻或刺激症状，可出现尿频、尿急、尿线变细、分叉及无力，逐渐出现排尿困难等症状，严重者可能出现急性尿潴留、血尿、尿失禁；骨转移时会引起骨骼疼痛、病理性骨折、贫血、脊髓压迫致下肢瘫痪等；压迫直肠发生大便变细及排便困难；肺部转移可出现咳嗽及咯血；晚期病例出现食欲不振、消瘦、贫血及全身乏力等。少数患者以转移症状就诊而无明显的前列腺癌原发症状。局部体检包括检查患者下腹部、腰骶部、会阴部、阴茎、尿道外口、睾丸、附睾、精索等有无异常，有助于进行鉴别诊断。由于大多数前列腺癌起源于前列腺的外周带，因此，直肠指诊可发现前列腺不规则增大，表面高低不平呈结节状，局限性压痛，肿瘤部位前列腺坚硬如石。考虑到直肠指检可能影响前列腺特异性抗原数值，应在抽血检查前列腺特异性抗原后再进行直肠指检。

【检查】

目前，直肠指诊联合前列腺特异性抗原检查是早期发现前列腺癌的最佳方法。前列腺系统性穿刺活检是诊断前列腺癌最可靠的检查。最终确诊仍需要通过前列腺穿刺活检，取得组织进行病理学诊断。

1. 直肠指检 是早期诊断的重要方法之一，对前列腺癌的早期诊断和分期都有重要价值。

2. 前列腺特异性抗原（PSA）检测 具有较高的前列腺癌阳性诊断预测率，同时可以提高局限性前列腺癌的诊断率和增加前列腺癌根治性治疗的机会。目前，国内外比较一致的观点是血清总 PSA（tPSA）> 4.0ng/mL 为异常。

3. 经直肠超声检查 对前列腺癌诊断的特异性较低。典型的前列腺癌征象是外周带的低回声结节，通过超声可以初步判断肿瘤的体积大小。目前，经直肠超声检查最主要的作用是引导进行前列腺的系统性穿刺活检。

4. 前列腺穿刺活检 是诊断前列腺癌最可靠的检查。推荐经直肠二维超声检查等引导下的前列腺系统穿刺，除特殊情况不建议随机穿刺。

5. 前列腺癌的其他影像学检查

（1）计算机断层扫描术（CT） 前列腺癌患者进行 CT 检查的目的主要是协助临床医师进行肿瘤的临床分期。

（2）磁共振成像（MRI） 可以显示前列腺包膜的完整性、是否侵犯前列腺周围组织及器官，MRI 还可以显示盆腔淋巴结受侵犯的情况及骨转移的病灶，在临床分期上有较重要的作用。

（3）发射型计算机断层成像（ECT） 前列腺癌的最常见远处转移部位是骨骼。ECT 可比常规 X 线片提前 3 ～ 6 个月发现骨转移灶，敏感性较高但特异性较差。一旦前列腺癌诊断成立，建议进行全身 ECT 检查。

6. 病理诊断　在前列腺癌的病理分级方面，推荐使用 gleason 评分系统。gleason 评分是把主要分级区和次要分级区的 gleason 分值相加，形成癌组织分级常数。

7. 前列腺癌分期　通过直肠指检、CT、MRI、ECT 及淋巴结切除进行临床分期，以便于选择治疗方案和判定预后。

8. 前列腺癌危险因素　根据 PSA、gleason 评分和临床分期，将前列腺癌分为高危、中危及低危 3 个等级，更有利于指导治疗和判断预后。

【治疗】

1. 辨证论治　本病为本虚标实之证，脏腑亏虚为本，湿热、瘀血、痰浊、气滞为标。本虚以肾虚为主，可兼见脾虚、肺虚之证，临床应仔细辨别。患者因感邪不同，或在疾病的不同阶段可兼夹湿热、瘀血、痰浊、气滞等标实之证。临床症见尿频、尿急、尿线变细、分叉及无力，甚者可能出现急性尿潴留、血尿、尿失禁，病位在肾与膀胱。肾主骨，晚期前列腺癌多并发骨转移，癌毒侵犯骨骼，造成骨性骨质破坏，临床多表现为全身酸痛，或病灶处疼痛剧烈，甚至病理性骨折。前列腺癌癌毒亦可侵犯肺脏等远处脏器，肺部转移可出现咳嗽及咯血，病位在肺、肾；若表现为排尿困难，少腹胀痛或尿血，心烦易怒，或两胁胀痛，胸闷不舒，嗳气，则病位在肝、肾。治疗上应以扶正祛邪为主。

（1）下焦湿热证

证候：小腹急胀难忍、小便点滴而下，小便短赤，血尿，口渴，口舌糜烂，舌质红，苔黄腻，脉数有力。

治法：清热解毒，祛瘀通淋。

加减：身热，加金银花、蒲公英、连翘等；血尿，加小蓟、白茅根、墨旱莲等；小腹胀急，加乌药、川楝子等。

（2）气滞血瘀证

证候：小便点滴不畅，尿细如线，小便滴沥，少腹胀痛难忍，固定不移，舌质暗红、有瘀斑，苔白或黄，脉沉涩。

治法：理气活血，破瘀散结。

方药：膈下逐瘀汤加减。

加减：瘀痛较甚，加三棱、蒲黄等；气滞甚，加木香、柴胡、陈皮等；心悸失眠，加茯神、酸枣仁等。

（3）痰湿瘀阻证

证候：排尿困难，会阴、少腹疼痛，胸闷痞满，痰多，身重倦怠，嗜卧，纳差，口渴不欲饮，舌苔厚腻，脉濡缓。

治法：化痰利湿，活血软坚。

方药：桂枝茯苓丸加减。

加减：脾虚纳差，加党参、白术、山楂等；泄泻，加苍术、车前子、厚朴等；少腹胀，小便点滴不通，加王不留行、乌药、肉桂等。

（4）肾阳亏虚证

证候：小便不通或滴沥不爽，频数尿清，排出无力，面色无华，畏寒，腰膝酸软，阳痿早泄，舌淡，舌边有齿痕，脉沉弱。

治法：温补肾阳，化瘀解毒。

方药：济生肾气丸加减。

加减：面色黧黑，腰膝软弱，足冷，耳鸣，加鹿茸、淫羊藿、仙茅、五味子等；兼见痞满，纳差，便溏，加白术、薏苡仁、党参等；尿频明显，加金樱子、覆盆子等；会阴，少腹胀痛甚，加土鳖虫、桃仁、红花等。

（5）肾阴亏虚证

证候：小便滴沥不尽，甚或不通，腰膝酸软，五心烦热，尿少色赤而频，遗精，耳鸣、头晕目眩，舌质红，苔少，脉细数.

治法：滋阴养血，补益肝肾。

方药：知柏地黄汤加减。

加减：目涩，视物不清，加枸杞子、菊花等；伴气喘，加麦冬、五味子等；嗳气，纳差，易怒，加当归、白芍等；伴胃脘胀痛，加柴胡、白芍等；咳嗽痰多，加浙贝母、法半夏等。

（6）气血衰败证

证候：形体消瘦，神疲乏力，小便难解，面色无华，动则气急，头晕目眩，心悸怔忡，舌质淡瘦，苔薄白，脉沉细弱、无力。

治法：大补气血，扶正祛邪。

方药：十全大补汤加减。

加减：偏寒者，加肉桂等；心虚惊悸、失眠者，加远志、五味子等。

2. 其他疗法

（1）西医治疗 主要指内分泌治疗，目的是降低体内雄激素浓度、抑制肾上腺来源雄激素的合成、抑制睾酮转化为双氢睾酮或阻断雄激素与其受体结合，以抑制或控制前列腺癌细胞的生长。治疗方案：①单纯去势（手术或药物去势）如睾丸切除，黄体生成素释放激素类似物如亮丙瑞林、戈舍瑞林、雌激素等。②最大限度雄激素阻断，使用非类固醇类抗雄激素药物如比卡鲁胺。③间歇内分泌治疗。④根治性治疗前新辅助内分泌治疗。⑤辅助内分泌治疗等。

（2）中医外治 可辨证论治，采用中药保留灌肠、坐浴、热敷、栓剂塞肛等疗法，栓剂可采用野菊花栓、前列腺安栓等，每日2次，7日为1个疗程，

（3）中成药治疗 气血两虚型，用十全大补丸，每次1丸，每日3次；阴虚火旺型，用知柏地黄丸，每次9g，每日3次；下焦湿热型，用茵陈五苓丸，每次6g，每日2次；湿热郁结者，用中满分消丸，每次6g，每日2次。

（4）针灸治疗 湿热下注型，采用泻法取秩边、水道、三阴交、天枢、太冲穴；气滞血瘀型，采用泻法取秩边、水冲穴；肝肾阴虚型，采用平补平泻法，取心俞、关元、太溪、涌泉、三阴交穴。当前列腺癌引起小便困难，甚则尿潴留时，可取足三里、中极、三阴交、阴陵泉穴，反复捻转提插，强刺激。体虚者，可加灸关元、气海穴。此外，可以采用耳针，取中等刺激留针20分钟，每日1次或留针，或贴耳穴，取穴前列腺、内分泌、皮质下。

（5）放射治疗 外放射治疗是前列腺癌患者最重要的治疗方法之一，具有疗效好、适应证广、并发症少等优点，适用于各期前列腺癌患者。外放射治疗根据治疗目的不同可分为3大类：根治性放射治疗、辅助性放射治疗、姑息性放射治疗。近距离照射治疗包括腔内照射、组织间照射等，是将放射源密封后直接放入人体的天然腔内或放入被治疗的组织内进行照射。前列腺癌近距离照射治疗包括短暂插植治疗和永久粒子种植治疗。

（6）手术治疗　根治性前列腺切除术是治愈局限性前列腺癌最有效的方法之一，主要术式有传统的开放性经会阴、经耻骨后前列腺根治性切除术，以及近年来发展的腹腔镜前列腺切除术和机器人辅助腹腔镜前列腺切除术。

【预防与调护】

1. 预防　戒掉吸烟、酗酒的习惯，避免潜在的危险因子如高脂饮食、镉、除草剂。饮食以低脂肪为主，食物中保证摄入足量的硒，如鸡蛋、青花鱼、绿色蔬菜等。多吃蒜和蘑菇可有效预防前列腺癌。此外，还可选择富含番茄红素的食物，如西红柿、杏、石榴、西瓜、木瓜和红葡萄等，其中，尤以西红柿中的番茄红素含量为最高。多食富含植物蛋白的大豆类食物，可长期饮用绿茶，提高饮食中微量元素硒和维生素 E 的含量等，可以预防前列腺癌的发生。

2. 护理　治疗期间，注意调节情志，加强营养，忌食辛辣刺激食物。中老年男性在日常体检时，应特别注意前列腺情况。对于老年男性进行筛选普查是很重要的防癌手段，目前普遍接受的有效方法是用直肠指检加血清 PSA 浓度测定，这一方法能有效地查出早期局限性前列腺癌，使其得到早期治疗。注意前列腺癌忌按摩，以免癌细胞扩散。此外，采用药物可以预防前列腺癌的发生与发展，如有效地减少雄激素量是预防前列腺癌发生行之有效的方法，如长期服用保列治等。

【验案举隅】

案 1：张某，男，66 岁，已婚。

初诊：2020 年 6 月 22 日。

病史：反复排尿困难伴气促 1 年余。1 年前出现排尿困难，气促，伴尿分叉，排尿困难，点滴不尽，偶伴肉眼血尿，无发热、呕吐等，2 年前于外院行前列腺癌术，近 1 年来症状反复发作，既往有前列腺癌切除术、心功能不全史。CT 示：慢性支气管炎，肺气肿，肺部感染，双侧局限性胸膜粘连。血常规结果：血红蛋白 69g/L，白细胞 $3.74×10^9$/L。刻下症：小便点滴而下，尿痛，尿分叉，肉眼血尿，排尿不畅，口干，小腹胀痛，身热烦躁，舌淡，苔黄腻，脉数有力。

辨证：下焦湿热兼肝郁气滞证。

治法：清热解毒，行气通淋。

处方：金钱草15g，海金沙15g，茯苓15g，泽泻15g，薏苡仁20g，香附10g，连翘20g，炒栀子10g，车前子15g，蒲公英15g，黄柏10g，党参30g，白术20g，黄芪30g，仙茅30g，巴戟天20g，肉桂20g，杜仲20g，续断20g，山药20g，水煎服，7剂。

二诊：2020年6月30日。患者诉药后小便较前通畅，尿痛及尿分叉较前缓解，烦躁较前好转，食纳一般，睡眠一般，舌淡，苔黄，脉弦数有力。继服16剂，煎服法同前。

三诊：2020年7月16日。患者诉服药后大部分症状明显缓解，小便通畅，尿痛及尿分叉症状轻微，血尿消失，小腹胀痛明显减轻，已不口干。继服1个月，巩固治疗，病情稳定。

按语：前列腺癌为本虚标实之证，本患者以湿热、气滞阻于下焦为主要矛盾，治疗上以金钱草、海金沙、车前子、香附、栀子等清热利湿、行气通淋为主；辅以党参、白术、黄芪、山药健脾益气；佐以杜仲、续断、仙茅等补肝肾扶正固本。

案2：欧某，男，88岁，已婚。

初诊：2021年7月22日。

病史：诉排尿障碍反复发作2年余，伴咳嗽2天余。2年前出现排尿障碍，于福建某三甲医院诊断为前列腺癌，经放化疗治疗后症状得到缓解，病情也较前稳定，2天前因情绪激动诱发出咳嗽，痰少色白，无发热咽痛，既往糖尿病史、高血压史、前列腺炎史。刻下症：咳嗽，痰少色白，心悸怔忡，面色少华，神疲乏力，头晕耳鸣，身体困倦，嗜睡，小便难解，点滴不尽，食纳一般，大便干结难出，舌暗，苔白腻，脉弦结。

辨证：气虚血瘀证。

治法：补气活血，扶正祛湿。

处方：仙茅30g，淫羊藿20g，巴戟天20g，肉桂20g，锁阳20g，白花蛇舌草20g，当归20g，陈皮10g，连翘20g，金钱草20g，杜仲20g，砂仁10g，党参30g，白术20g，黄芪30g，熟地黄20g，山萸黄20g，山药 20g，茯苓 15g，泽泻 15g，牡丹皮 15g，续断 20g，枳壳 10g，海金沙 20g，水煎服，8 剂。

二诊：2021 年 8 月 1 日。患者诉药后排尿较前顺畅，咳嗽已基本消失，心悸较前缓解，面色已向红润，气力增加，头晕耳鸣较前缓解，身体较前轻快，大便稍软，仍不欲饮食，舌暗，苔白腻，脉弦结，上方去肉桂、巴戟天，加炒山楂 20g，炒麦芽 20g。继服 16 剂，煎服法同前。

三诊：2021 年 8 月 16 日。患者诉诸症向好，小便排便顺畅，较前有力，嗜睡已明显减轻，气力增加，精神爽快，头晕、耳鸣已不显，食欲增加，大便调，效不更方。继服 30 剂，煎服法同前。

四诊：2021 年 9 月 16 日。患者诉诸症大好，小便基本恢复正常，余症状已基本不显，舌暗淡，苔白，脉弦。继服 30 剂巩固治疗。

按语：该患者气虚明显，以党参、白术、黄芪、山药等健脾益气。下尿路梗阻是前列腺癌常见的并发症，此乃瘀阻气机，因此，以当归、陈皮、枳壳等行气活血。扶正与祛邪兼顾，标本兼治。

案 3：陆某，男，75 岁，已婚。

初诊：2021 年 6 月 23 日。

病史：自述排尿困难 3 年余，伴点滴不尽加重 1 个月。患者 3 年前出现排尿困难、尿频等症状，当时于医院检查示前列腺增生症，1 个月前出现症状加重，于长沙某三甲医院就诊，经穿刺诊断为前列腺癌早期，结合自身及多方原因，未行手术，予以放化疗治疗，现小便点滴不尽的症状加重，予以中医药治疗。既往有糖尿病史、前列腺炎史。刻下症：小便不通，淋漓不尽，排出无力，小便频数，排尿疼痛，腰膝酸软，面色无华，头晕耳鸣，寐差，食纳一般，大便干结，舌红，舌边有齿痕，脉弦数。

辨证：气阴两虚证。

治法：益气养阴，活血通利。

处方：当归 20g，生地黄 10g，玄参 10g，牡丹皮 10g，龟甲 10g，鳖甲 10g，党参 20g，白术 20g，薏苡仁 20g，穿山甲 10g，红花 10g，黄芪 20g，黄柏 15g，连翘 20g，川芎 10g，黄芩 10g，赤芍 10g，甘草 3g，水煎服，8 剂。

二诊：2021 年 7 月 30 日。患者诉药后诸症较前好转，小便较前通畅，可自主排便，尿痛感觉减轻，大便较前黄软，仍感腰膝酸软，睡眠未见明显改善，食纳一般，上方加煅龙骨、煅牡蛎各30g，继服16剂，煎服法同前。

三诊：2021年8月15日。患者诉服上药后症状明显减轻，排尿通畅、尿痛、淋漓不尽等均较前明显缓解，腰膝酸软明显减轻，面色少华，头晕、耳鸣偶发，食纳较上可，睡眠香甜，效不更方，于上方稍做加减，继服30剂，煎服法同前。

四诊：2021年9月15日。患者诉诸症大好，现放化疗已做完1个疗程，身体无特殊不适，排尿基本正常，夜尿减少。继服30剂巩固治疗，嘱其注意饮食，提高免疫力。

按语：前列腺癌晚期放化疗治疗后，患者在气虚的基础上又易出现伤阴症状，以鳖甲、龟甲、生地黄、党参等滋阴潜阳。其中，鳖甲长于软坚散结，与穿山甲配伍，活血祛瘀，散结消癥。中医药参与治疗前列腺癌，不仅能改善患者症状，提高人体抗邪能力，还能缓解放化疗治疗带来的不良反应。

第十二节　不育（免疫性不育症）

免疫性不育症是指因男性血清和（或）精浆中的抗精子抗体所造成的不育症，中医治疗可参照"不育""无子"等相关内容。《备急千金要方·求子论》曰："凡人无子当为夫妻俱有五劳七伤、虚羸百病所致，故有绝嗣之患。"《石室秘录》曰："男子不能生子有六病……一精寒也，一气衰也，一痰多也，一相火盛也，一精少也，一气郁也。"2%～10%的不育男子可发现抗精子抗体，一般患者的性功能及射精功能正常，在至少一份精液标本中，混合抗球蛋白反应试验，附着于颗粒上的精子不少于50%；免疫珠试验，附着珠上的精子不少于50%，可诊断为免疫性不育症。

【病因病机】

免疫性不育症的病机较为复杂，归纳起来有虚、实、湿、热、瘀、郁的不同。本病的病位主要在肾，与肝、脾有密切关系。肾虚则精亏血少而不育；脾虚健运失司，精微不足，肝郁气滞，疏泄失职，气血失调，痰浊内生，痰阻宗筋，导致免疫性不育。

1.肾阴亏损，虚火上炎　患者恣情纵欲、房事过度，或少年无知，频繁手淫，均可导致耗气伤阴，虚火上炎而至精室，灼精伤液，精凝不散。

2.湿热下注，浸淫精室　素体阳气较盛，或饮食不节，嗜食醇酒厚味及辛辣之品，损伤脾胃，酿湿生热，或蕴痰化热，湿热痰火，下趋精窍，内蕴精室，精稠易凝。

3.瘀血阻络　久病入络，或跌仆损伤均可引起瘀血之变。若瘀血留滞肾腑，阻滞精道，可使精液生化受阻，或排泄失司，精液不能射出或聚于阴头，亦令人无子。

4.肝气郁结，疏泄无常　肝火亢盛，七情所伤，情志不遂，恼怒伤肝，致使肝气郁结，疏泄失常，脏腑功能失调，导致肾精瘀滞而不育。

西医学认为，男性免疫性不育症主要是由生殖道损伤、感染、梗阻等因素造成血睾屏障破坏、精浆免疫抑制物缺失，以及自然免疫和生殖道淋巴细胞改变造成免疫耐受机制破裂，在男子的血液、精浆和精子表面发生免疫应答，产生了抗精子抗体，从而引起生育能力下降。

【临床表现】

无特殊临床症状，患者多因不育而发现抗精子抗体，或可见生殖道感染所致的尿路刺激症状，或睾丸、附睾及会阴部胀痛不适等。

【检查】

混合抗球蛋白反应试验常为首选方法，将充分液化的新鲜精液与人免疫球蛋白敏化的载体颗粒悬液在载玻片上混合，再混合添加异种抗人免疫球蛋白，3分钟后在光学显微镜下（×400）观察。免疫珠试验不仅可以检测附着在精子表面的抗精子抗体，还可以检出这类抗体的免疫球蛋白类型。新鲜精液液化后加入缓冲液，离心洗涤 2 次，去除精浆中游离的免疫球蛋白，取洗涤后的精子悬液与经洗涤处理后的免疫株悬液，在载玻片上混合后用相差显微镜（×400）观察。

【治疗】

1. 辨证论治

免疫性不育症的病因病机与湿热内蕴、瘀阻精道、肾精不足、阴虚火旺等有关，涉及肝、脾、肾等脏腑，主要采用补益脾肾、清利湿热、疏肝理气、活血化瘀的方法辨证论治。

（1）肝气郁结证

证候：心情抑郁，烦躁易怒，夜寐不安，胸胁胀满，或见少腹胀痛，善太息，食欲不振，口干口苦，舌边红，苔薄白，脉弦或细。

治法：疏肝解郁。

方药：四逆散加减。

加减：肝郁化火，胸胁灼痛，口干口苦，加牡丹皮、栀子；纳差神疲，属肝郁乘脾，加党参、白术；化火伤阴，眼目干涩，加枸杞子、黄精；少腹胀痛，加荔枝核、王不留行。

（2）湿热蕴结证

证候：四肢倦怠，懒动，脘腹闷胀，口苦，阴囊潮湿，瘙痒腥臭，睾丸坠胀作痛，小便色黄，尿道灼痛，舌红，苔黄腻，脉滑数。

治法：清热利湿，健脾化浊。

方药：三仁汤加减。

加减：阴部瘙痒重，加地肤子、苦参；阴部潮湿重，加土茯苓、薏苡仁。

（3）瘀血阻滞证

证候：会阴部、睾丸、小腹、生殖器不适，或刺痛，舌淡或有瘀点，苔薄白，脉弦或涩。

治法：活血化瘀，通利精窍。

方药：桃红四物汤加减。

加减：会阴部疼痛，加皂角刺、路路通；小腹坠胀重，加枳壳、厚朴；瘀久化热，烦躁易怒，加黄柏、牡丹皮；少腹疼痛，加小茴香、乌药。

（4）肝肾阴虚证

证候：腰膝酸软，眩晕耳鸣，失眠多梦，遗精，形体消瘦，咽干，心烦，易怒，多梦，睡眠差，舌红少津，脉弦细数。

治法：滋阴降火。

方药：知柏地黄丸加减。

加减：烦躁易怒者，加柴胡、白芍；心烦不寐，小便短赤者，加生地黄、牡丹皮、女贞子、墨旱莲等。

2. 其他疗法

（1）针对病因治疗　对于生殖道梗阻、精索静脉曲张等病例，需要首先采用外科治疗。对于生殖系统感染的病例，如慢性前列腺炎、附睾炎，需要先用抗生素消除感染。

（2）免疫抑制剂治疗　对经各种检查无明显器质性病因存在，而仅表现为凝集精子比例增高，即特发性不育者，考虑用免疫抑制剂治疗，可选用泼尼松 5mg，每日 2 次，口服。

（3）中成药治疗　肾阳亏虚者，用金匮肾气丸，每次 9g，每日 2 次；肝气郁结者，用逍遥丸，每次 9g，每日 2 次；精道瘀阻者，用血府逐瘀胶囊，每次 6 粒，每日 2 次；湿热下注者，用龙胆泻肝丸，每次 9g，每日 2 次；肝肾阴虚者，用六味地黄丸，每次 9g，每日 2 次；湿热瘀阻者，用前列通瘀胶囊，每次 5 粒，每日 3 次。

（4）针灸治疗　选血海、中极、关元、肾俞、命门、肝俞、三阴交、会阴、阴陵泉、阳陵泉、足三里、合谷等穴，每次用 3 ～ 5 穴针刺，毫针平补平泻，每次 20 ～ 30 分钟，隔日 1 次。

（5）子宫内人工授精　对药物治疗无效者，可以通过洗涤去除精浆中的抗精子抗体，并用洗涤过的精子做宫腔内人工授精，以达到受孕目的。

【预防与调护】

1. 预防　嘱患者少穿紧身裤或牛仔裤、少桑拿浴、少热水浸浴等，注意阴囊的散热和睾丸远离高温环境，以保护睾丸的生精功能，避免睾丸、附睾外伤和放射性物质的照射。

2. 护理 告知患者积极治疗可能导致免疫性不育症的泌尿生殖系疾病，如急慢性前列腺炎、精囊炎、急慢性睾丸附睾炎、睾丸鞘膜积液、精索静脉曲张等疾病。外科医师做输精管结扎术时，要减少组织损伤，避免术后痛性结节的形成。治疗期间，嘱患者忌烟酒、辛辣刺激等食物，调节好心情，注意睡眠。

【验案举隅】

案 1： 彭某，男，30 岁，已婚。

初诊：2017 年 12 月 22 日。

病史：婚后 3 年未避孕未育（女方妇科检查正常）。当地生殖医院诊断为弱精症。精液常规检查示：a 级精子 6.6%，b 级精子 11.8%，a+b 级精子 18.4%。二维超声检查：左侧精索静脉曲张。外生殖器无畸形，既往腮腺炎史。刻下症：精子活力低，神疲乏力，四肢倦怠，健忘耳鸣，烦躁易怒，口臭，小便色黄，气味重，睡眠一般，食纳差，舌暗，苔黄腻，脉弦滑。

辨证：湿热蕴结证。

治法：清热化瘀，化湿利浊。

处方：仙茅 30g，淫羊藿 20g，厚朴 20g，法半夏 20g，锁阳 20g，益智仁 20g，广藿香 10g，鹿角霜 30g，龙骨 30g，牡蛎 30g，薏苡仁 30g，党参 30g，白术 20g，黄芪 30g，熟地黄 20g，山茱萸 20g，山药 20g，茯苓 20g，泽泻 20g，牡丹皮 15g，滑石 30g，沙苑子 20g，水煎服，16 剂。

二诊：2018 年 1 月 8 日。患者诉服药后小便气味及口臭均较前减轻，性情较前缓和，小便清稀，睡眠质量提高，周身困重明显减轻，周身轻快，舌暗，苔黄，脉弦。上方加柴胡 15g，当归 10g，继服 16 剂，煎服法同前。

三诊：2018 年 1 月 24 日。患者上诉症状基本改善，小便排尿顺畅，气味基本不显，气力增加，四肢较前松快，偶发耳鸣，舌暗，苔白，脉弦。效不更方，随症加减，继服上方 30 剂，煎法同前。

四诊：2018 年 2 月 24 日。患者诉诸症基本消失，自觉神清气爽，无特殊不适，复查精液常规已基本恢复正常，精子活力 75%，随症加减，继服 20 剂以巩固治疗。

按语：此乃湿热下注、瘀血阻滞所致，湿热侵犯睾丸，阻碍肾气通利，久积成瘀，湿热瘀互结为患，故用广藿香、泽泻、滑石、牡丹皮等清利湿热，活血化瘀通脉。然而，患者神疲乏力，四肢倦怠，其内湿当责之于脾虚，脾虚日久则出现脾肾阳虚，故在健脾祛湿的同时，温补脾肾。患者烦躁易怒，睡眠一般，加龙骨、牡蛎以安神定志。祛邪与补虚兼用，使精室得畅，精子质量得到改善。

案 2：胡某，男，28 岁，已婚。

初诊：2017 年 4 月 24 日。

病史：婚后正常性生活 1 年未育（女方检查正常），精子活力 35%，精子畸形率小于 20%，60 分钟不完全液化。平素心理负担重，情绪紧张，既往无特殊病史。刻下症：心情抑郁，神疲乏力，气少懒言，喜太息，胸胁胀满，口干欲饮热水，夜寐不安，食欲差，二便可，舌红，苔白腻，脉沉弦。

辨证：肝郁气滞证。

治法：疏肝解郁，补肾生精。

处方：仙茅 30g，淫羊藿 20g，郁金 10g，合欢皮 15g，肉桂 15g，白芍 15g，菟丝子 20g，杜仲 20g，续断 20g，当归 15g，党参 30g，白术 20g，黄芪 30g，熟地黄 20g，山茱萸 20g，山药 20g，茯苓 15g，泽泻 15g，牡丹皮 10g，牛膝 15g，水煎服，16 剂。

二诊：2017 年 5 月 10 日。患者诉服药后诸症心情较前开朗，神疲乏力减轻，胸胁胀满明显缓解，现可入睡，食欲较前增加，二便调，舌红，苔白，脉沉弦。效不更方，随症加减，继服 16 剂，煎服法同前。

三诊：2017 年 5 月 26 日。患者诉服药后诸症明显好转，心情爽朗，气力增加，面色红润，胸胁胀满轻微，口不干，现睡眠饮食香甜，二便调，舌红苔白，脉沉弦。上方去杜仲 20g，加薏苡仁 30g，继服 30 剂，煎服法同前。

四诊：2017 年 6 月 26 日。患者于前日复查精子常规已恢复正常，其余无特殊不适，神清气爽，效不更方，继服 20 剂巩固治疗，煎服法同前。

嘱其可适当房事，适时备孕，注意饮食生活方式，注意调节情绪。

按语： 男子生育以精为本，以气为用，精血互济，方能有子。患者肝气不疏，气滞日久而生瘀，郁金、合欢皮既能解郁，又能活血，还可改善睡眠。肝气调畅，胸胁胀满得解。肝郁化火炎于上，故用肉桂、牛膝引火下行。气血通，阳事兴，而能生育。

案3： 周某，男，33岁，已婚。

初诊：2020年8月4日。

病史：婚后3年未行避孕未育（女方妇科检查基本正常），于甘肃某三甲医院生殖科就诊，诊断为少弱精症、前列腺炎，既往前列腺炎病史。2020年8月1日，精液常规检查显示：精液量2mL，液化时间30分钟，精子存活率18%，精子计数$9×10^9$/L，精子畸形率32%。前列腺液常规检查显示：白细胞1～3个，卵磷脂小体稀少。刻下症：尿频，尿分叉，勃起功能障碍，遗精，早泄，腰膝酸软，畏寒肢冷，寐差多梦，心烦易怒，口苦，脘腹胀满，舌淡，苔白腻，脉沉。

辨证：脾肾阳虚证。

治法：补肾健脾，通利生精。

处方：党参30g，白术20g，黄芪30g，山药20g，炒栀子10g，熟地黄20g，山茱萸20g，茯苓15g，泽泻15g，山楂20g，仙茅30g，淫羊藿20g，巴戟天20g，肉桂20g，锁阳20g，益智仁20g，薏苡仁20g，鸡内金10g，连翘20g，神曲20g，水煎服，16剂。

二诊：2020年8月20日。患者诉服药后尿分叉及勃起功能障碍较前明显改善，小便频次减少，腰膝酸软、畏寒、口苦等症状较前减轻，肢体较前温热，现仍有寐差多梦，脘腹胀满，大便可，舌淡，苔白，脉沉。效不更方，随症加减继服16剂，煎服法同前。

三诊：2020年9月6日。患者诉排尿通畅，勃起功能增强，现性生活基本满足需求，余症基本缓解，手足温热，口已不苦，心胸烦热较前好转，腰膝酸软较前明显减轻，脘腹胀满基本不显，寐安，舌淡，苔白，脉平。上方随症加减继服30剂，煎法同前。

四诊：2020年10月7日。患者于今日复查精液常规及精子常规基本正常，余症状基本无特殊不适，现睡眠饮食佳，舌淡红，苔白，脉沉。上方加减继服 20 剂巩固治疗，煎服法同前。嘱其注意饮食生活方式，适度房事，可适时备孕。半年后患者电话告知，其妻已受孕。

按语：患者既有精气清冷之腰膝酸软、畏寒肢冷、脉沉、精子畸形的见症，又有性事障碍之阳痿、早泄，治以益损补虚。患者脘腹胀闷，胃气不和则不得眠，加山楂、鸡内金、神曲健脾和胃助眠。

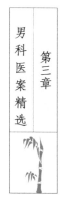

第四章　妇科医案精选

第一节　月经先后无定期（月经失调）

　　月经周期时或提前、时或延后7天以上，交替不定且连续3个周期以上者，称为"月经先后无定期"，又称"经水先后无定期""月经愆期""经乱"等。月经先后无定期若伴有经量增多及经期延长，常可因经乱之甚发展为崩漏。本病首见于《备急千金要方·月经不调》曰："妇人月经一月再来或隔月不来。"《圣济总录·杂疗门》则称为"经水不定"。《万氏妇人科·调经章》始提出"经前或后"的病名，并指出应"悉从虚治，加减八物汤主之"。《景岳全书·妇人规》则将本病称为"经乱"，分为"血虚经乱"和"肾虚经乱"，较详细地论述了病因病机、治法、方药、预后和调养方法，为后世医家所推崇。《医宗金鉴·妇科心法要诀》称本病为"愆期"，认为提前为热，延后为滞，淡少不胀者为虚，紫多胀痛者为实。《傅青主女科·调经》依据"经水出诸肾"及肝肾"子母相关"等理论，认为经水先后无定期为肝肾之郁所致，重在肝郁，由肝郁而致肾郁，治法主张"疏肝之郁即开肾之郁"，方用定经汤。

　　西医学排卵障碍性异常子宫出血多出现于月经先后无定期征象者，可参照本病辨证治疗。

【病因病机】

　　本病的发病机理主要是肝肾功能失常，冲任失调，血海蓄溢无常。

　　1.肝郁　肝藏血，司血海，主疏泄。肝气条达，疏泄正常，血海按时满盈，则月经周期正常。若情志抑郁，或愤怒伤肝，则致肝气逆乱，疏泄失司，冲任失调，血海蓄溢失常；若疏泄太过，则月经先期而至，若疏泄不及，则月经后期而来。

2. 肾虚　肾为先天之本，主封藏，若素体肾气不足或多产房劳、大病久病，损伤肾气，肾气不充，开阖不利，冲任失调，血海蓄溢失常，遂致月经先后无定期。

【临床表现】

患者有七情内伤或慢性疾病等病史，月经不按周期来潮，提前或延后7天以上，并连续出现3个周期以上。

【检查】

1. 子宫大小正常或偏小。
2. 生殖激素测定有助于诊断，常可表现为黄体不健或伴催乳素升高。

【治疗】

本病的治疗原则重在疏肝补肾，调和冲任。

1. 肝郁证

主要证候：经行或先或后，经量或多或少，色暗红，有血块；或经行不畅，胸胁、乳房、少腹胀痛，精神郁闷，时欲太息，嗳气食少；舌苔薄白或薄黄，脉弦。

证候分析：肝郁气结，气机逆乱，冲任失司，血海蓄溢失常，故月经或先或后，经血或多或少；肝气郁滞，气机不畅，经脉不利，故经行不畅，色暗有块；肝郁气滞，经脉涩滞，故胸胁、乳房、少腹胀痛；气机不利，故精神郁闷，时欲太息；肝强侮脾，脾气不舒，失于健运，故嗳气食少。苔薄黄，脉弦，为肝郁之象。

治法：疏肝解郁，和血调经。

方药：逍遥散（《太平惠民和剂局方》）加减。

加减：经来腹痛，加香附、延胡索；夹有血块，加鸡血藤、益母草；肝郁日久化热，加牡丹皮、栀子；脘闷纳呆，加枳壳、陈皮；兼肾虚，加桑寄生、熟地黄、续断。

2. 肾虚证

主要证候：经行或先或后，量少，色淡暗，质稀，头晕耳鸣，腰酸腿软，小便频数，舌淡，苔薄，脉沉细。

证候分析：肾气虚弱，封藏失职，开阖不利，冲任失调，血海蓄溢失常，故经行先后无定期；肾为水火之脏，藏精主髓，肾气虚弱，水火两亏，精血虚少，则髓海不足，故经少，色淡暗，头晕耳鸣；腰为肾之外府，肾虚失养，则腰酸腿软，肾虚则气化失司，故小便频数。舌淡，苔薄，脉沉细，为肾虚之征。

治法：补肾益气，养血调经。

方药：固阴煎加减。

加减：若腰骶酸痛，酌加杜仲、巴戟天；带下量多，加鹿角霜、沙苑子、金樱子；若肝郁肾虚，症见月经先后无定期，经量或多或少，平时腰膝酸软，经前乳房胀痛，心烦易怒，舌暗红，苔白，脉弦细，治宜补肾疏肝，方用定经汤（《傅青主女科》）。

【预防与调护】

本病如及时治疗，再加调护，预后较好。如治不及时，可向崩漏或闭经转化，病程日久则成不孕症，或孕后发生胎漏、胎动不安、堕胎、小产等。

【验案举隅】

案 1：王某红，女，29 岁，未婚。

初诊：2020 年 10 月 25 日。

病史：2020 年以"月经先后不定期"为诉就诊，近半年来，出现月经先后无定期，头晕心烦，腰酸痛，月经量少，经前及行经时感乳房及小腹胀痛，情绪不畅，面部痤疮频发，身体疲倦，食纳一般，体形消瘦，小便清长，大便稍溏，舌淡，苔白，脉弦细。

辅助检查：曾在某医院 B 超示卵巢囊肿（具体不详）。

辨证：肝郁脾虚证。

治法：疏肝解郁调经。

处方：柴胡 15g，茯苓 15g，枸杞子 15g，杜仲 20g，菟丝子 15g，醋白芍 20g，白术 15g，香附 10g，延胡索 10g，牡丹皮 15g，栀子 10g，益母草 20g，陈皮 10g，当归 10g，党参 30g，水煎服，8 剂。

二诊：2020 年 11 月 3 日。服上药 8 剂后，自述月经未行，腰酸痛较前减轻，心情爽快，体力较前可，因饮食不调，面部痤疮近日频发，舌脉大致同前，继服原方 10 剂，加连翘 20g，黄芩 15g，黄柏 15g。

三诊：2020 年 11 月 15 日。患者月经仍未行，但自觉神清气爽，腰酸痛减轻，面部痤疮消退，食纳可，二便可，去黄芩 15g，黄柏 15g，加熟地黄 20g，玄参 20g，继服上方 14 剂。

四诊：2020 年 11 月 30 日。患者诉末次月经 2020 年 11 月 20 日，月经较正常提前 2 天，经前乳房胀痛明显减轻，舌脉同前，上方随症加减连续服用 3 个月后，患者愈。

半年后随诊，患者诉月经周期可，神清气爽。

按语：肝藏血，主疏泄，肝气喜条达而恶抑郁，情志所伤往往影响肝经，导致肝气郁结而发生月经异常。脾气主升，具有统血功能，使血液循脉道而行，并维持子宫、胞脉的正常功能；脾胃化生气血，以充养肾精，又通过经络输注于胞宫，所以脾气亏虚常导致月经失调。患者月经先后无定期半年，经前及行经时感乳房胀痛，乳房为肝经所过，胀痛乃肝郁气滞所致，并影响情志，情绪不畅可加重肝郁，肝失疏泄，则影响脾的运化，出现面部痤疮、大便溏。身体疲倦，食纳一般，体形消瘦，舌淡苔白，均由脾胃亏虚、生化乏力所致。气血生化之源不足，无以充养胞宫则月经量少，且腰为肾之府，肾虚则出现腰酸痛。女子以肝为先天，肝病每及妇人经带胎产，故首以柴胡疏肝为君；加白芍、当归补血柔肝；枸杞子、杜仲、菟丝子滋补肝肾；白术、茯苓健脾；党参益气补虚；佐以牡丹皮、栀子补中有泻；加之妇科要药益母草活血通经；陈皮、香附、延胡索疏肝理气，诸药合用，疏肝解郁调经。二诊因饮食不调，痤疮频发，加连翘、黄芩、黄柏清肝经郁热。三诊面部痤疮消退，诸症缓解，去黄芩、黄柏，加熟地黄、玄参滋阴清热，上方随症加减连续服用 3 个月后，患者愈。

案 2：龚某，女，53 岁，已婚。

初诊：2021 年 4 月 10 日。

病史：2021年以"月经先后不定期半年余"为诉就诊，半年前因激素水平紊乱出现月经先后不定期，既往月经规律，月经量适中。刻下症见：月经量少，伴有血块，色暗红，腰膝酸软，喜太息，心烦口渴，易感疲乏，经行腹痛较轻，眠差，食纳一般，二便调，舌质暗，苔白，脉滑。

辨证：肝郁血瘀证。

治法：疏肝理气，活血化瘀。

处方：乌药10g，山药20g，香附10g，木香10g，牡丹皮20g，栀子15g，生地黄15g，桃仁10g，当归10g，党参30g，白术10g，茯苓30g，红花10g，益母草10g，甘草3g，水煎服，8剂。

二诊：2021年4月20日。服上药8剂后，腰膝酸软，气力增加，心情较前可，余症大致同前，月经未行，继服原方12剂，加黄芪30g，蒲黄10g。

三诊：2021年5月6日。患者神清气爽，末次月经于2021年5月4日经行，腹痛，血块减少，经期自觉舒畅，诸症明显缓解，随症加减，继服上方3个月，巩固治疗。

1年后随诊，患者诉已绝经，无其他不适。

按语：《素问·上古天真论》云："女子……七七任脉虚，太冲脉衰少，天癸竭，地道不通，故形坏而无子也。"该患者53岁，处于围绝经期，肾精虚损，阴阳失调，卵巢内分泌功能减退，性激素水平发生改变而出现月经紊乱。因肾精衰少，冲任亏虚，正气不足，则易感疲乏，腰膝酸软，月经量少。精血同源，肾经亏损，则肝血亏虚，血虚不能养肝，肝舒不畅，则肝郁气滞，故见叹息、心烦、眠差。气能行血，血虚则气滞，气滞日久，瘀血内结，则舌质暗，月经色暗，经血可见血块，治以健脾疏肝，理气活血。方中乌药、香附、木香疏肝理气；茯苓、白术、山药益气健脾；桃仁、当归、红花、益母草养血活血；血瘀则不生津，故加生地黄养阴生津止渴，也有增水行舟之意；党参、甘草益气补虚；血郁日久可化热，故佐以牡丹皮、栀子滋阴泻火除烦，全方健脾疏肝理气，活血化瘀调经。二诊诸症明显缓解，重用黄芪加强补气扶阳之力，加蒲黄祛瘀生新。三诊继服上方3个月，巩固治疗。

案3：杨某，女，42岁，已婚。

初诊：2019年1月15日。

病史：2019年以"月经先后无定期2年余"为诉就诊，半年前因遇事不遂出现月经周期紊乱并月经量逐渐减少，量至以往经量1/3，颜色暗淡有血块。刻下症见：月经周期紊乱，量少，经期7天，末次月经2019年1月1日，五心烦热，口燥咽干，头晕耳鸣，失眠多梦，易疲劳，经行腰膝酸痛，肢体麻木，形体消瘦，舌红，苔薄，脉沉弦稍数。

辨证：肝肾阴虚证。

治法：滋阴益肾，补血养肝。

处方：熟地黄20g，山药20g，山茱萸10g，枸杞子15g，杜仲20g，当归10g，党参30g，白术10g，茯苓30g，泽泻20g，牡丹皮20g，菊花10g，生地黄20g，黄芪30g，甘草3g。水煎服，7剂。

二诊：2019年1月22日。服上药7剂后，五心烦热较前好转，力气增加，心情爽快，月经未行，余症大致同前，脉舌同上，继服原方10剂，加桑寄生20g，车前子20g，玄参15g，酸枣仁30g，煎法同前。

三诊：2019年2月2日。患者诉睡眠较前可，心情爽快，末次月经于2019年1月30日已行经，月经按时行经，提前1天，月经量较上一次增多，诸症明显缓解，随症加减，继服上方，连续治疗3个月后患者愈。

半年后随诊，诉月经周期规律，经量适中，颜色适中，无特殊不适。

按语： 肝喜条达，主疏泄，肝藏血。患者因2年前遇事，肝气郁滞，肝血受损。肝藏血，肾藏精，肝肾同源，精血互生，日久则肝肾阴虚，开合失调，则月经不调。肝肾亏虚，血海匮乏，故月经量少，形体消瘦；血为气之母，气血可相互化生，则患者气血亏虚，肢体筋脉失于濡养，故易疲劳，肢体麻木；肾主脑生髓，开窍于耳，肾阴虚，髓海失养，故头晕耳鸣；肾虚则外府失养，故腰膝酸痛；肝藏魂，肝郁血虚，魂无所藏，故失眠多梦；阴虚生内热，故五心烦热，口燥咽干；舌红，苔薄，脉沉弦稍数，为肝肾阴虚之象，应予以滋阴益肾、补血养肝之法；方中熟地黄为"补肾家要药""益阴血之上品"；山茱萸益肾精，养肝血，配熟地黄肝肾同治，精血互生；枸杞子滋补肝肾，益精明目补血；肾为先天之本，需赖后天水谷精微不断补充，故配伍党参、白术、山药健脾益气，补后天以养先天；黄芪大补元气，以滋生血之源，当归养血调经，活血止痛，两药相伍，阳生阴长，气旺血生，而血足气旺，筋脉得养；杜仲补肾强腰。肾为水火之宅，肾虚则水泛，阴虚而火动。故佐以泽泻利湿泄浊，并防熟地黄之滋腻；牡丹皮清泄相火，并制山茱萸之温涩；茯苓健脾渗湿，配山药补脾而助健运。此三药合用，即所谓"三泻"，泻湿浊而降相火。菊花清热平肝；生地黄滋阴清热。二诊时，继服原方，加桑寄生以强筋骨之效，车前子清热渗湿，玄参清热凉血滋阴，酸枣仁补肝宁心安神。全方肾、肝、脾并补，阴阳并调，但重在滋阴益肾，补血养肝。如此，精血充则藏泄有度，血海蓄溢正常，故月经可应时而至。

案 4：王某梅，女，51 岁，已婚。

初诊：2017 年 9 月 4 日。

病史：2017 年以"月经先后无定期 2 年"为诉就诊，1 年前月经先后无定期并伴有月经量开始减少，量较前减少近 1/2，经期缩短，由 7 天减少至 5 天，近半年以来点滴即净。刻下症见：月经先后无定期，月经量少色暗，小有血块，痛经轻微，间断发作，经期腰酸，疲劳乏力，汗多，五心烦热，眠差，二便可，舌质稍红，苔薄白，脉弦滑。

辨证：心肾不交证。

治法：滋阴补血，养心安神。

处方：党参 30g，生地黄 20g，熟地黄 20g，玄参 20g，当归 10g，丹参 20g，茯苓 20g，五味子 10g，远志 20g，酸枣仁 30g，黄芪 30g，防风 10g，白术 20g，水煎服，8 剂。

二诊：2017 年 9 月 21 日。服上药 8 剂后，月经未行，腰膝酸软，心中烦闷较前缓解，但仍动则汗出，睡眠差，脉舌同上，继服原方 14 剂，去茯苓 20g，加麻黄根 10g，浮小麦 10g，香附 10g，茯神 20g，煎法同前。

三诊：2017 年 10 月 8 日。患者诉月经已行，经期基本按时，推后 2 天，神清气爽，汗出较前减轻，睡眠可入睡，经行无其他不适，诸症明显缓解，舌脉同上，继服上方 16 剂，去五味子 10g，加柏子仁 20g，黄芪加至 50g。

四诊：2017 年 6 月 12 日。患者诸症渐消，舌脉同上，随症加减，继服 3 个月巩固治疗。

半年后随诊，诉月经周期规律，经行无其他特殊不适，眠可，食纳可。

按语:《素问·上古天真论》云:"女子……七七任脉虚,太冲脉衰少,天癸竭,地道不通,故形坏而无子也。"本例患者年岁50余,肾气渐衰,肾精亏损,藏泄失司,冲任失调,天癸将竭,故可见其月经先后无定期,月经量减少;腰为肾之外府,肾虚则腰酸软;而肾水亏损,不能上济于心,心肾不交,阴血虚少,虚热内扰,心神不宁,故五心烦热、眠差;血为气之母,气血可相互化生,患者阴血虚少,易气血俱虚,故疲劳乏力,而气虚卫外不固,肌表空疏,故易汗多,应予以滋阴补血,养心安神之法;方中用党参补气,使气旺而阴血自生,以宁心神;生地黄、熟地黄滋肾壮水,其中,生地黄长于滋阴养血,清虚热,熟地黄功专补血填精,滋阴润燥;玄参滋阴降火,以制虚火上炎;丹参养心血而活血,可使诸药补而不滞;酸枣仁养心安神,当归补心血,共助生地黄滋阴补血以养心安神;五味子酸收敛阴,以养心神;茯苓、远志养心安神,交通心肾;而黄芪、防风、白术取玉屏风散之意,以益气固表止汗。二诊时,患者仍动则汗出,予原方加麻黄根、浮小麦收涩止汗,浮小麦还能养心阴、益心气,并能清心除烦;因睡眠差,改茯苓为茯神加强宁心安神之效;加香附疏肝调经、理气宽中。三诊时,患者诸症明显缓解,为加强疗效,继服上方,去五味子,加柏子仁养心安神;增加黄芪用量以加强益气固表止汗之力。全方诸药相伍,共奏滋阴补血、养心安神之功,使诸症消失,月经应时而至。

案5:颜某春,女,31岁,已婚。

初诊:2020年12月5日。

病史:2020年以"月经先后无定期3年余"为诉就诊,3年前不明原因出现月经先后无定期的表现,有时最长可推后达1个月,有时可提前半个月,结婚1年未孕,结婚1年夫妻同居未行避孕。刻下症见:月经先后无定期,月经量少,经色淡,经行小腹疼痛难忍,喜温喜按,体型肥胖,畏寒肢冷,腰膝酸软,食纳可,大便稍溏,舌淡,苔白腻,边齿痕,脉沉滑。

辨证:痰湿困阻证。

治法:燥湿化痰,理气调经。

处方:法半夏15g,厚朴15g,紫苏梗10g,柴胡15g,陈皮10g,苍

术 10g，山药 20g，当归 10g，香附 10g，神曲 10g，茯苓 30g，水煎服，8
剂。

二诊：2020 年 12 月 13 日。服上药 8 剂后，自述食纳可，大便成形，
腰膝酸软，舌淡，舌边齿痕，苔白腻，继服上方 14 剂，加黄芪 25g，延胡
索 10g，川楝子 10g。

三诊：2020 年 12 月 29 日。患者诉末次月经于 2020 年 12 月 20 日经
行。患者神清气爽，经行腹痛减轻，月经周期推后 4 天，量较上次月经增
多，余诸症明显缓解。上方随症加减，继续服药 4 个月，巩固疗效。

1 年后随诊，自述月经周期可，食纳可，二便调，体重已降 10kg，体
型控制较好，目前已孕 4 个月。嘱其适时锻炼，易消化饮食，心情舒畅。

按语：本病症属于痰湿内盛，滞于冲任，冲任失调，血海蓄溢失常所
致的月经先后无定期。痰湿阻滞经络，气血运行不畅，血海满溢不足，故
月经量少，经色淡。脾失健运，湿聚成痰，痰湿壅阻，故体型肥胖，大便
稍溏。痰湿为阴邪，易伤阳气，阻滞气机，故经行疼痛，喜温喜按，畏寒
肢冷。腰为肾之府，肾气不足，故腰膝酸软。舌淡，苔白腻，边齿痕，脉
沉滑，均为痰湿之征，治以燥湿化痰，理气调经。方中苍术味辛主散，性
温而燥，长于燥湿运脾；香附芳香性平，为理气之良药，两味燥湿行气，
相得益彰；法半夏、厚朴燥湿化痰，以助苍术之功；生痰之源在于脾，茯
苓甘淡渗湿健脾，山药甘平健脾益胃，与苍术相伍，可杜生痰之源；神曲
消滞以促脾胃运化水湿；治痰先治气，气顺痰自消，紫苏梗、陈皮、柴胡
可助香附理气调经；当归味甘辛性温，甘补辛散，质润温通，既补血活
血，又活血调经，为妇科要药。二诊加黄芪补气行气，加延胡索、川楝子
疏肝理气止痛。全方燥湿化痰，补气行气，调经止痛，使痰湿消除，经隧
通畅，则诸症自愈。

第二节　痛经（原发性痛经）

痛经是指妇女正值经期或经行前后，出现周期性小腹疼痛，或伴腰骶酸痛，甚至剧痛晕厥，影响正常工作及生活的疾病。痛经是临床常见病，亦称"经行腹痛"。有关痛经的记载，最早见于《金匮要略·妇人杂病脉证并治》曰："带下，经水不利，少腹满痛，经一月再见者，土瓜根散主之。"其指出瘀血内阻而致经行不畅，少腹胀痛，1个月后周期性再出现的痛经特点，并用活血化瘀的土瓜根散治疗。《诸病源候论·妇人杂病诸候》首立"月水来腹痛候"，记载："妇人月水来腹痛者，由劳伤气血，以致体虚，受风冷之气，客于胞络，损冲任之脉……其经血虚，受风冷，故月水将来之际，血气动于风冷，风冷与血气相击，故令痛也。"这为研究本病的病因病机奠定了理论基础。《妇人大全良方》认为痛经有因于寒者，有气郁者，有血结者，病因不同，治法各异，所创良方温经汤治疗实寒有瘀之痛经至今常用。《景岳全书·妇人规》有云："经行腹痛，证有虚实。实者或因寒滞，或因血滞，或因气滞，或因热滞；虚者有因血虚，有因气虚。然实痛者，多痛于未行之前，经通而痛自减；虚痛者，于既行之后，血去而痛未止，或血去而痛益甚。大都可按可揉者为虚，拒按拒揉者为实。"其详细归纳了本病的常见病因，且提出了根据疼痛时间、性质、程度辨虚实的见解，对后世临证颇有启迪。其后《傅青主女科》《医宗金鉴·妇科心法要诀》进一步补充了肝郁化火、寒湿、肝肾亏损为患的病因病机，以及宣郁通经汤、温脐化湿汤、调肝汤、当归建中汤等治疗方药。本病的临床特征是伴随月经周期而发作，表现为小腹疼痛，或伴腰骶酸痛，故本节所述痛经应具备此特征。至于异位妊娠破裂、先兆流产，或卵巢囊肿蒂扭转等导致的下腹痛，均不属于本病范畴，在诊断痛经时应进行鉴别。

西医学中原发性痛经、子宫内膜异位症、子宫腺肌症、盆腔炎性疾病或宫颈狭窄等引起的继发性痛经可参照本病辨证治疗。

【病因病机】

痛经病因有生活所伤、情志不和、六淫为害，痛经的病位在冲任与胞宫，其发生与冲任、胞宫的周期性生理变化密切相关，病因病机可概括为"不荣则痛"或"不通则痛"，其证重在明辨虚实寒热。若素体肝肾亏损，气血虚弱，经期前后，血海满而溢泄，气血骤虚，冲任、胞宫失养，故"不荣则痛"；若由于肝郁气滞、寒邪凝滞、湿热郁结等因素导致的瘀血阻络，客于胞宫，损伤冲任，气血运行不畅，故"不通而痛"。

1.寒凝血瘀 经期产后，感受寒邪，或过食生冷，或迁居寒冷之地，寒邪客于胞宫，血得寒则凝，以致瘀阻冲任，血行失畅。经前、经期气血下注冲任，加重胞脉气血壅滞，"不通则痛"，发为痛经。

2.气滞血瘀 平素抑郁，忧思郁怒，肝郁气滞，气滞血瘀，滞于冲任、胞宫而作痛；若血不循经，滞于胞宫，日久成瘀，则阻碍气机流畅。气滞与血瘀相互为病，最终导致"经水不利"而腹痛发作。《张氏医通·妇人门》云："经行之际……若郁怒则气逆，气逆则血滞于腰腿心腹背肋之间，遇经行时则痛而加重。"

3.湿热蕴结 平素湿热内蕴，或经期、产后调养不慎，感受湿热邪气，与血相搏，流注下焦，蕴结胞中，气血凝滞，"不通则痛"，发为痛经。

4.气血虚弱 脾胃素虚，化源匮乏，或大病久病或失血过多，气血不足，胞脉空虚，经期或行经后气血亏虚益甚，故冲任、胞宫失于濡养而发病；兼气虚推动无力，血行迟缓，冲任经脉不利，亦可发病。正如《景岳全书·妇人规》云："凡人之气血犹源泉也，盛则流畅，少则壅滞，故气血不虚则不滞。"

5.肝肾亏损 素禀虚弱，或房劳多产，或久病耗损，导致肝肾亏虚，精亏血少，水不涵木；经后血海空虚，冲任、胞宫失去濡养，"不荣则痛"发为痛经。如《傅青主女科》所述："妇人有少腹疼于行经之后者，人以为气血之虚也，谁知是肾气之涸乎。"痛经发病因素较为复杂，而且相互交错或重复出现，常非单一因素所致。如肾气亏虚，精血亏少，血为气之母，精血不足，则气血虚弱；又如素禀虚弱，肝肾阴虚，水不涵木，肝气郁滞，气血不行而发病。

【临床表现】

既往有经行腹痛史；精神过度紧张，经期产后冒雨涉水、过食寒凉，或有不洁房事等情况；子宫内膜异位症、子宫腺肌症、盆腔炎、宫颈狭窄等病史或妇科手术史。

腹痛多发生在经行前 1～2 天，行经第 1 天达高峰，疼痛多呈阵发性、痉挛性，或呈胀痛或伴下坠感。疼痛常可放射至腰骶部、肛门、阴道及大腿内侧。痛甚者可伴面色苍白、出冷汗、手足发凉、恶心呕吐，甚至昏厥等。也有少数于经血将净或经净后 1～2 天始觉腹痛或腰腹痛者。

【检查】

1. 妇科检查 功能性痛经者，检查多无明显异常，部分患者可见子宫体极度屈曲，或宫颈口狭窄。子宫内膜异位症患者多有痛性结节，或伴有卵巢囊肿；子宫腺肌症患者子宫多呈均匀性增大，或伴有压痛；盆腔炎患者可有子宫或附件压痛等征象；有妇科手术史者，多有子宫粘连、活动受限等。

2. 辅助检查 ①盆腔 B 超检查：有助于诊断子宫内膜异位症、子宫腺肌症、盆腔炎性疾病，排除妊娠、生殖器肿瘤等。②血液检查：如血常规白细胞计数是否增高，有助于诊断盆腔炎性疾病。另外，盆腔 MRI 检查、腹腔镜、子宫输卵管碘剂造影、宫腔镜等检查有助于明确痛经的病因。

【治疗】

1. 辨证论治 痛经的治疗，应根据证候在气、在血，寒热、虚实的不同，以止痛为核心，以调理胞宫、冲任气血为主，或补气，或活血，或散寒，或清热，或补虚，或泻实。具体治法分为两步：经期重在调血止痛以治标，及时缓解，控制疼痛；平素辨证求因以治本。标本缓急，主次有序，分阶段治疗。痛经在辨证治疗中，应适当选加相应的止痛药以加强止痛之功。如寒者，选加艾叶、小茴香、肉桂、吴茱萸、桂枝；气滞者，选加香附、枳壳、川楝子；血瘀者，选加三七粉、血竭、莪术、失笑散；热者，选加牡丹皮、黄芩等。

（1）寒凝血瘀证

主要证候：经前或经期，小腹冷痛拒按，得热痛减，或周期后延，经血量少，色暗有块，畏寒肢冷，面色青白，舌暗，苔白，脉沉紧。

证候分析：寒客胞宫，血为寒凝，瘀滞冲任，血行不畅，故经前或经期小腹冷痛；寒得热化，瘀滞暂通，故得热痛减；寒凝血瘀，冲任失畅，可见周期后延，经色暗而有块；寒邪内盛，阻遏阳气，故畏寒肢冷，面色青白。舌暗，苔白，脉沉紧，均为寒凝血瘀之候。

治法：温经散寒，化瘀止痛。

方药：少腹逐瘀汤（《医林改错》）加减。

加减：若小腹冷痛较甚，加艾叶、吴茱萸散寒止痛；若寒凝气闭，痛甚而厥，四肢冰凉，冷汗淋漓，加附子、细辛、巴戟天回阳散寒；若伴肢体酸重不适，苔白腻，或有冒雨、涉水、久居阴湿之地史，乃寒湿为患，应酌加苍术、茯苓、薏苡仁、羌活以健脾除湿。

（2）气滞血瘀证

主要证候：经前或经期，小腹胀痛拒按，月经量少，经行不畅，色紫暗有块，块下痛减，胸胁、乳房胀痛，舌紫暗，或有瘀点，脉弦涩。

证候分析：肝失条达，冲任气血郁滞，经血不利，"不通则痛"，故经前或经期小腹胀痛拒按；冲任气滞血瘀，故经量少，经行不畅，色暗有块；块下气血暂通，则疼痛减轻；肝郁气滞，经血不利，故胸胁、乳房胀痛。舌紫暗，或有瘀点，脉弦涩，均是气滞血瘀之候。

治法：行气活血，化瘀止痛。

方药：膈下逐瘀汤加减。

加减：若肝气夹冲气犯胃，痛而恶心呕吐，加吴茱萸、法半夏、陈皮和胃降逆；小腹坠胀不适或前后阴坠胀不适，加柴胡、升麻行气升阳；郁而化热，心烦口苦，舌红，苔黄，脉数，加栀子、郁金清热泻火。

（3）湿热蕴结证

主要证候：经前或经期，小腹疼痛或胀痛不适，有灼热感，或痛连腰骶，或平时小腹痛，经前加剧，月经量多或经期长，色暗红，质稠或有血块，平素带下量多，色黄稠臭秽，或伴低热，小便黄赤，舌红，苔黄腻，脉滑数或濡数。

证候分析：湿热蕴结冲任，阻滞气血运行，经前或经期气血下注冲任，加重气血壅滞，故见小腹疼痛或胀痛，有灼热感，痛连腰骶，或平时小腹痛，经前加剧；湿热损伤冲任，迫血妄行，故见经量多，或经期长；血为热灼，故色暗红，质稠或有血块；湿热下注，伤于带脉，带脉失约，故带下量多，黄稠臭秽；湿热熏蒸，故低热，小便黄赤。舌红，苔黄腻，脉滑数或濡数，均为湿热蕴结之象。

治法：清热除湿，化瘀止痛。

方药：清热调血汤（《古今医鉴》）加车前子、败酱草、薏苡仁。

加减：若月经过多或经期延长，酌加槐花、地榆、马齿苋以清热止血；带下量多者，酌加黄柏、樗白皮以清热除湿。

（4）气血虚弱证

主要证候：经期或经后，小腹隐痛喜按，月经量少，色淡质稀，神疲乏力，头晕心悸，面色苍白，失眠多梦，舌质淡，苔薄，脉细弱。

证候分析：气血不足，冲任亦虚，经行之后，血海更虚，胞宫、冲任失于濡养，故经期或经后小腹隐隐作痛，喜按；气血两虚，血海未满而溢，故经量少，色淡质稀；气虚中阳不振，故神疲乏力；血虚则无以养心神，荣头面，故见头晕心悸，失眠多梦，面色苍白。舌淡，苔薄，脉细弱，均是气血两虚之候。

治法：益气养血，调经止痛。

方药：圣愈汤（《医宗金鉴·妇科心法要诀》）加减。

加减：若月经夹有血块，酌加蒲黄、五灵脂活血止痛；若伴有经行便溏，腹痛严重，可去当归，加茯苓、炒白术以健脾止泻；失眠多梦，心脾虚，酌加远志、合欢皮、首乌藤养心安神；若伴畏寒肢冷，腰腹冷痛，可加肉桂、小茴香、艾叶散寒止痛。

（5）肝肾亏损证

主要证候：经期或经后，小腹绵绵作痛，喜按，伴腰骶酸痛，月经量少，色淡暗，质稀，头晕耳鸣，面色晦暗，失眠健忘，或伴潮热，舌质淡红，苔薄白，脉沉细。

证候分析：肾气虚损，精血本已不足，经期或经后，血海更虚，胞宫、冲任失养，故小腹隐隐作痛，喜按，腰骶酸痛；肾虚冲任不足，血海满溢不多，故月经量少，色淡质稀；肾精亏虚，不能上荣头窍，故头晕耳鸣，面色晦暗，失眠健忘；肾水亏于下，肝木失养，则肝阳亢于上，故可伴潮热。舌淡红、脉薄白、脉沉细，均为肝肾亏损之象。

治法：补养肝肾，调经止痛。

方药：益肾调经汤（《中医妇科治疗学》）加减。

2. 中成药治疗

（1）元胡止痛片　每次3片，每日3次，口服，适用于气滞血瘀证。

（2）少腹逐瘀胶囊　每次3粒，每日3次，口服，适用于寒凝血瘀证。

（3）八珍益母丸　每次6g，每日2次，口服，适用于气血虚弱兼有瘀滞证。

（4）散结镇痛胶囊　每次3粒，每日3次，口服，适用于血瘀证。

3. 针灸治疗

（1）实证　毫针泻法，寒邪甚者，可用艾灸。主穴：三阴交、中极。配穴：寒凝者，加归来、地机；气滞者，加太冲；腹胀者，加天枢、气海穴；胁痛者，加阳陵泉、光明；胸闷者，加内关。

（2）虚证　毫针补法，可加用灸法。主穴：三阴交、足三里、气海。配穴：气血亏虚加脾俞、胃俞；肝肾不足者，加太溪、肝俞、肾俞；头晕耳鸣者，加悬钟。

【预防与调护】

本病如及时治疗，再加调护，预后较好。如治疗不及时，可向崩漏或闭经转化，病程日久则成不孕症，或孕后发生胎漏、胎动不安、堕胎、小产等。

【验案举隅】

案1：刘某，女，23岁，未婚。

初诊：2017年11月22日。

病史：经行少腹疼痛 7 年余，疼痛加重半年。初潮自 12 岁开始，月经周期 28～30 天，经期 7～8 天。月经量正常，有血块，痛经起于 15 岁，正值初高中衔接时，学业压力紧张，情绪调节不当，经行小腹疼痛剧烈，B 超示无特殊异常，激素水平基本正常，妇检正常。半年前因遇事不遂导致经行腹痛较前加重，月经量少，色暗，曾服用八珍益母膏、益母草膏等药物，疗效轻微，未见明显改善。刻下症：末次月经 2017 年 11 月 8 日，经行小腹胀痛拒按，月经量少，经行不畅月经 7 天干净，月经色暗有块，块下痛减，经前胸胁胀痛，经行腰酸胀痛，感周身不适，疲劳乏力，面部痤疮频发，食纳差，二便可，舌稍暗，苔白，脉弦细。

辨证：气滞血瘀证。

治法：疏肝行气，活血化瘀止痛。

处方：柴胡 10g，香附 10g，茯苓 15g，泽泻 15g，栀子 10g，黄芩 10g，黄芪 30g，板蓝根 20g，山楂 20g，钩藤 15g，白鲜皮 15g，山银花 20g，连翘 20g，蒲公英 20g，蝉蜕 10g，僵蚕 10g，百部 20g，枳壳 10g，山药 20g，甘草 3g，水煎服，14 剂。

二诊：2017 年 12 月 6 日。诉本月于 2017 年 12 月 5 日已行经，服药后觉腰胀痛及周身不适感较前减轻，食欲较前增加，面部痤疮较前明显减少，而且经前多发，此次月经量较前增多，血块减少，但疼痛缓解不明显，睡眠可，二便调，舌稍暗，苔白，脉弦细，患者肝气得疏，则经血通利，气血渐通，则诸症见好，辨证同前，上方去百部 20g，加延胡索 10g，白芍 30g，继服 30 剂，煎法同前。

三诊：2018 年 1 月 5 日。服药后月经已于 2018 年 1 月 2 日行经，经行小腹胀痛明显减轻，"不通则痛"，冲任条畅，气机通达之后则疼痛缓解，经行腰酸胀痛缓解，月经血块减少，疲劳乏力较前好转，痤疮基本不显，现仅见痘印，余无其他不适，食欲增加，二便调，舌胖大淡暗苔薄白。上方去板蓝根 20g，连翘 20g，加菟丝子 20g，法半夏 10g，继服 30 剂，煎法同前，随后继服 3 个月巩固治疗。半年后回诊诉经行疼痛已基本不显或劳累偶感轻微，余症基本消失。

按语：患者正值初高中衔接时期，情绪不畅，肝郁气滞，气滞血瘀，以致痛经。肝郁气滞，日久成瘀，滞于冲任、胞宫，故经行小腹胀痛拒按，月经量少，经行不畅，月经色暗有块；块下气血暂通，故块下痛减；肝郁气滞，经血不利，故经前胸胁胀痛，经行腰酸胀痛；肝郁脾虚，运化不足，故感周身不适，疲劳乏力，食纳差；肝郁气滞，郁而化热，故面部痤疮频发。舌稍暗，苔白，脉弦细，亦是气滞血瘀之象。根据患者情况，选用柴胡疏肝散加减。方中柴胡疏肝解郁，香附理气止痛，枳壳理气行滞；黄芩、栀子、白鲜皮苦寒泻火，燥湿清热；山银花、连翘、蒲公英、板蓝根清热解毒；茯苓、泽泻健脾渗湿；蝉蜕、僵蚕、钩藤疏散风热，息风止痉；百部润肺下气止咳；黄芪、山药益气升阳；山楂消食健脾；甘草调和诸药。全方共奏疏肝行气、清热祛湿之功。二诊时患者胀痛、痤疮缓解，月经血块减少，但疼痛仍在，故加延胡索活血化瘀，白芍柔肝止痛。三诊时通过行气解郁、活血化瘀、清热祛湿等治疗后患者诸多症状改善，故加菟丝子补益肝肾，法半夏消肿散结，加减继服巩固。

案2：谢某，女，25岁，未婚。

初诊：2020年9月16日。

病史：诉经行少腹疼痛5年余。初潮自11岁开始，月经周期27～30天，经期5～6天。月经量稍多，痛经起于经期饮食不当出现经行腹痛，5年来反复发作，B超示无特殊异常，妇检正常。半年前因饮食不当导致经行腹痛，月经量多，色暗红，曾经过三伏贴、艾灸、针灸等治疗方式治疗，效果不显。刻下症：末次月经2020年9月10日，经前小腹疼痛伴有轻度灼热感，偶觉痛连腰骶，月经量多质稠，平素带下量多，色黄，寐差，夜不能寐，寐不得安，不欲饮食，小便黄赤，大便黏腻，舌红，苔黄腻，脉滑数。

辨证：湿热蕴结证。

治法：清热除湿，疏肝止痛。

处方：柴胡10g，香附10g，茯苓15g，泽泻15g，栀子10g，黄芩10g，黄芪30g，板蓝根20g，山楂20g，钩藤15g，白鲜皮15g，山银花20g，连翘20g，蒲公英20g，蝉蜕10g，僵蚕10g，百部20g，枳壳10g，山药20g，甘草3g，水煎服，14剂。

二诊：2020年9月30日。诉现已可入睡，心不慌，食欲增加，月经还未行，腰不感疼痛，小便现已基本正常，大便如前，舌红，苔黄，脉滑。上方去白鲜皮 15g，加蒲黄 10g，继服 14 剂，煎法同前。

三诊：2020 年 10 月 14 日。服药后月经于 2020 年 10 月 8 日行经，经前及经行时小腹疼痛已明显减轻，小腹灼热感未见，经行腰部不痛，带下清稀色白，月经量、质已基本正常，食欲增加，饮食香甜，睡眠质量较前明显提高，舌红，苔黄，湿热蕴结冲任，湿热得清，则气血运行通畅，则疼痛减轻，守方继服 30 剂，煎法同前。

四诊：2020 年 11 月 15 日。末次月经 2020 年 11 月 4 日，本次行经小腹疼痛轻微，腰痛已不显，带下已正常，现睡眠香甜，睡眠质量可，二便调，舌淡红，苔薄黄。上方随症加减继服 2 个月巩固疗效，使月经来潮 3 个周期以观疗效。

半年后随诊诉疼痛基本不显，余无不适。

按语： 患者由于饮食不节，损伤脾胃，失于运化，酿生湿邪，日久化热。湿热蕴结冲任，阻滞气血运行，经前或经期气血下注冲任，加重气血壅滞，故见经前小腹疼痛伴有轻度灼热感，偶觉痛连腰骶；湿热损伤冲任，迫血妄行，故月经量多；热灼津液，故经血质稠；湿热蕴结于下，损伤任带二脉，故平素带下量多、色黄；热扰心神，故寐差，夜不能寐，寐不得安；湿热阻滞脾胃，运化不足，故不欲饮食；湿热下注膀胱，故小便黄赤；湿邪黏滞，阻滞肠腑，故大便黏腻。舌红，苔黄腻，脉滑数，亦是湿热内蕴之象。根据患者情况，选用柴胡疏肝散加减。方中柴胡疏肝解郁，香附理气止痛，枳壳理气行滞；黄芩、栀子、白鲜皮苦寒泻火，燥湿清热；山银花、连翘、蒲公英、板蓝根清热解毒；茯苓、泽泻健脾渗湿；蝉蜕、僵蚕、钩藤疏散风热，息风止痉；百部润肺下气止咳；黄芪、山药益气升阳；山楂消食健脾；甘草调和诸药。全方共奏疏肝行气、清热祛湿之功。二诊时患者诸多症状改善，大小便仍残存不适，故去白鲜皮加蒲黄化瘀利尿。三诊时患者症状明显改善，月经、白带基本正常，故加减继服巩固即可。

案 3： 黄某，女，22 岁，未婚。

初诊：2019 年 7 月 4 日。

病史：自述经行小腹隐痛 5 年余。初潮自 12 岁开始，月经周期 27～28 天，经期 6～7 天。月经量少，色淡质稀，痛经起因于长期节食，从而出现少腹疼痛并逐渐加重，B超未见明显异常，其余辅助检查基本正常。既往未经过任何处理，并且未注意生活方式及工作方式，故症状逐渐加重。刻下症：末次月经2019年6月10日，经期小腹隐痛，喜温喜按，月经量少色淡质稀，经前乳房胀痛，面部痤疮频发与经期来潮相关，神疲乏力，偶感头晕心悸，面色苍白，不欲饮食，睡眠可，小便清长，大便可，舌质淡，苔白，脉细弱。

辨证：气血虚弱兼湿热内蕴证。

治法：益气养血调经，清热利湿。

处方：柴胡10g，香附10g，当归10g，茯苓15g，泽泻15g，栀子10g，黄芩10g，黄芪30g，党参30g，白术20g，板蓝根20g，山楂20g，钩藤15g，天麻10g，益母草20g，山银花20g，连翘20g，蒲公英20g，百部20g，枳壳10g，山药20g，甘草3g，水煎服，14剂。

二诊：2019年7月20日。诉服药3天后月经行经，月经量较上次增多，小腹疼痛较前缓解，乳房胀痛减轻，服药后体力增加，食欲增加，偶见头晕、心悸等症状，二便可，睡眠调，舌质淡红，苔薄白，脉细，上方去百部20g，枳壳10g，加王不留10g，陈皮10g，茯苓加至20g，黄芪加至50g，继服30剂，煎法同前。

三诊：2019年8月20日。服药后此次月经期诸症好转，面部痤疮已消，月经量增多，觉身心舒畅，面色红润光泽，气力增加，食欲可，头晕等症已不显，守方继服3个月巩固治疗，充养气血，滋养冲任，气血充足，则女子得养。

半年后随诊，患者诉先症状已基本消失，并同时进行适当的体育锻炼。

按语：患者长期节食，损伤脾胃，生化乏源，气血不足，胞脉空虚，发为痛经。气血亏虚，胞官、冲任失于濡养，经期更甚，故经期小腹隐痛，喜温喜按；气血两虚，血海未满而溢，故月经量少色淡质稀；气虚血亏，冲任经脉不利，故经前乳房胀痛；脾胃运化不足，湿邪内生，日久化热，熏蒸头面，故面部痤疮频发；气虚中阳不振，故神疲乏力；血虚无以濡养头窍、心神，故偶感头晕、心悸等；血虚则无以养心神，荣头面，故面色苍白；脾胃受损，故不欲饮食。舌质，淡苔白，脉细弱，亦是气血虚弱之象。方中柴胡、香附、枳壳理气疏肝解郁；茯苓、泽泻健脾渗湿；黄芩清热燥湿；山银花、连翘、蒲公英、板蓝根清热解毒；钩藤、天麻疏风止痉；百部润肺下气止咳；栀子清热除烦；黄芪、党参、白术、山药健脾渗湿，益气升阳；当归、益母草养血活血调经；山楂消食健脾；甘草调和诸药。全方共奏益气养血、疏肝清热之功。二诊时患者小腹疼痛、乳房胀痛较前改善，神疲乏力好转，在原方基础上加王不留行、陈皮，茯苓、黄芪加量，使得理气通络止痛而不伤正气。三诊时患者诸症改善，加减继服巩固。

案4：龙某，女，27岁，已婚。

初诊：2021年6月20日。

病史：经行小腹隐痛10年余。初潮自12岁开始，月经周期25～28天，经期5～6天。月经量少，舌暗有血块，痛经起于高中生涯之际，因心理压力过大出现，当时未行任何处理。辅助检查：乳腺B超：右侧乳腺实质性结节，右乳可见一大小3mm×3mm低回声结节；妇科B超示：子宫前壁可见多个低回声肿块；余辅助检查基本正常，平素生活方式不规律，性情急躁。刻下症：末次月经2021年6月6日，经前一周开始小腹胀痛并逐渐加重，直至经期第二天小腹胀痛缓解，腹痛拒按，月经量少伴有血块，经行不畅，经色暗红质稠，经前乳房胀痛，睡眠一般，食纳可，二便调，舌暗红，苔黄，脉弦涩。

辨证：气滞血瘀证。

治法：行气活血，调经止痛。

处方：柴胡10g，香附10g，当归15g，川芎10g，丹参20g，红花10g，益母草20g，益智仁20g，浙贝母10g，枳壳10g，党参30g，白术20g，黄芪30g，延胡索10g，生地黄10g，栀子10g，茯苓15g，泽泻15g，牡丹皮15g，玄参10g，水煎服，14剂。

二诊：2021年7月5日。诉药后本次月经量较前增多，患者经行小腹胀痛减轻，经血不利导致血行不畅，则出现不通则痛，予以调达肝经，疏通肝经后疼痛减轻，肝主情志，故其性情急躁，予以疏肝调经，调畅冲任气血，则症状渐消，故患者服药后痛经减轻，经量增多，乳房胀痛减轻，睡眠、食纳可，二便调，舌暗红，苔黄白相间。上方去浙贝母10g，加白芍 20g，继服 30 剂，煎法同前。

三诊：2021 年 8 月 5 日。患者诉本次经行，小腹胀痛轻微，神清气爽，诸症大好，月经来潮时无特殊不适，性情较前平稳，乳房胀痛已不显，舌稍暗苔白，上方随症加减，继服 3 个月，嘱其 3 个月后复查乳腺及妇科彩超。

按语：患者因心理压力过大，以至肝郁不疏，气滞则血瘀，滞于冲任、胞宫而作痛。肝失条达，冲任气血郁滞，经血不利，故小腹胀痛，拒按，经前加重，泻后痛减；冲任气滞血瘀，故月经量少伴有血块，经色暗红质稠；气滞血瘀，冲任经脉不利，经前乳房胀痛。舌暗红，苔黄，脉弦涩，亦是气滞血瘀兼热之象。根据患者情况，选用柴胡疏肝散加减。方中柴胡疏肝解郁；香附理气止痛；枳壳理气行滞；川芎、延胡索活血行气止痛；当归、生地黄养血滋阴；丹参、红花、益母草活血调经；党参、白术、黄芪益气健脾；益智仁暖肾温脾；浙贝母消肿散结；茯苓、泽泻渗湿；栀子清热除烦；牡丹皮、玄参清热凉血。全方共奏行气活血、益气养血之功。二诊时患者小腹胀痛减轻，故去浙贝母，加白芍柔肝缓急止痛。三诊时诸症明显改善，加减继服巩固即可。

案 5：曾某，女，28 岁，已婚。

初诊：2018 年 2 月 8 日。

病史：经行少腹疼痛 10 年余。初潮自 13 岁开始，月经周期 28～30 天，经期 5～7 天。月经量少，经色淡红，血块少，痛经起因于经期食冷饮并受寒引起，导致寒凝筋脉，辅助检查基本正常。刻下症：末次月经 2018 年 2 月 1 日，经期小腹冷痛拒按，喜温喜热，得热痛减，经血量少，经色淡红，血块少，形寒肢冷，面色淡暗，偶见头晕，喜食热饮，大便溏稀，小便可，舌淡暗，苔薄白，脉沉。

辨证：寒凝经脉证。

治法：温经散寒，活血止痛。

处方：柴胡 10g，香附 10g，茯苓 15g，泽泻 15g，牡丹皮 10g，黄芪 30g，浙贝母 10g，当归 15g，川芎 10g，红花 10g，蝉蜕 10g，僵蚕 10g，小茴香 10g，肉桂 10g，淫羊藿 20g，巴戟天 20g，延胡索 10g，白芍 15g，防风 10g，连翘 20g，水煎服，14 剂。

二诊：2018年2月20日。诉末次月经还未行，现畏寒症状较前缓解，药以温阳为主，扶助阳气，寒得热化，则疼痛及寒证均有所缓解，大便成型但偶尔稀溏，小便可，头晕暂时未发，舌淡，苔白，脉沉，上方去浙贝母10g，加山药20g，继服上方14剂，煎法同前。

三诊：2018年3月6日。患者诉末次月经已于2018年2月28行经，服药后当下月经期小腹冷痛减轻，月经量稍有增加，月经颜色较前稍红，血块减少，手足得温，面色有华，大便基本正常，小便可，舌淡红，苔白，脉沉。上方去白芍15g，加赤芍15g，继服方药30剂，煎法同前。

四诊：2018年4月6日。患者诉诸症大好，阳气得温，寒邪得散，气血运行通畅，手足温热，小腹冷痛明显渐消，精神爽快，气力增加，二便调，舌淡红，苔薄白，脉沉滑，守方继服2个月，温阳以散寒，巩固治疗。

按语：患者经期食冷饮并受寒，寒邪客于胞宫，血得寒则凝，以致瘀阻冲任，血行失畅。寒客胞宫，血为寒凝，瘀滞冲任，血行不畅，故经期小腹冷痛拒按，经血量少，经色淡红，血块少；寒得热化，瘀滞暂通，故喜温喜热，得热痛减；寒邪内盛，阻遏阳气，故形寒肢冷，面色淡暗，喜食热饮；寒邪凝滞，阳不健运，故偶见头晕，大便溏稀。舌淡暗，苔薄白，脉沉，亦是寒凝血瘀之象。根据患者情况，选用柴胡疏肝散加减。方中柴胡疏肝解郁；香附理气止痛；枳壳理气行滞；川芎、延胡索活血行气止痛；白芍养血柔肝，缓急止痛；牡丹皮清热凉血，活血化瘀；当归、红花养血活血；小茴香、肉桂、淫羊藿、巴戟天温阳散寒止痛；茯苓、泽泻、黄芪益气健脾渗湿；浙贝母消肿散结；蝉蜕、僵蚕疏散风热，息风止痉；防风、连翘祛风解表。全方共奏温经散寒、行气活血之功。二诊时患者寒凝阳虚证状较前改善，故去浙贝母，加山药以补脾肺肾。三诊时患者月经血块减少，故去芍药加赤芍以进一步散瘀止痛。四诊时患者诸症改善，加减继服巩固。

第三节　乳核（乳腺纤维腺瘤）

乳核是指乳腺小叶内纤维组织和腺上皮的良性肿瘤。其临床特点是好发于 20～25 岁青年妇女，乳中结核，形如丸卵，边界清楚，表面光滑，推之活动。历代文献将本病归属"乳癖""乳中结核"等范畴。本病相当于西医学的乳腺纤维腺瘤。

【病因病机】

情志内伤，肝气郁结，或忧思伤脾，运化失司，痰湿内生，气滞痰凝；或冲任失调，气滞血瘀痰凝，积聚于乳房胃络而成。

【临床表现】

乳核多发于 20～25 岁女性，其次是 15～20 岁和 25～30 岁女性。肿块常单个发生，或可见多个在单侧或双侧乳房内同时或先后出现。肿块形状呈圆形或椭圆形，大小不一，边界清楚，质地坚实，表面光滑，与周围组织无粘连，活动度大，触诊常有滑脱感。肿块一般无疼痛感，少数可有轻微胀痛，但与月经无关。一般生长缓慢，妊娠期可迅速增大，应排除恶变可能。

【检查】

超声检查可见肿块边界清楚和完整，有一层光滑的包膜，内部回声分布均匀，后方回声多数增强。钼靶 X 线摄片可见边缘整齐的圆形或椭圆形致密肿块影，边缘清楚，四周可见透亮带，偶见规整粗大的钙化点。

【治疗】

对单发纤维腺瘤的治疗以手术切除为宜，对多发或复发性纤维腺瘤可用中药治疗，以控制肿瘤生长、减少复发，甚至消除肿块的作用。

1. 辨证论治

（1）肝气郁结证

证候：肿块较小，发展缓慢，不红不热，不觉疼痛，推之可移，伴胸闷，喜叹息，苔薄白，脉弦。

治法：疏肝解郁，化痰散结。

方药：逍遥散加减。常用药物：柴胡、当归、白芍、郁金、瓜蒌、法半夏、浙贝母等。肿块坚韧者，加三棱、莪术、生牡蛎、石见穿等。

（2）血瘀痰凝证

证候：肿块较大，坚硬木实，重坠不适，伴胸胁牵痛，烦闷急躁，或月经不调、痛经等，舌质暗红，苔薄腻，脉弦滑或弦细。

治法：疏肝活血，化痰散结。

方药：逍遥散合桃红四物汤加山慈姑、海藻。常用药物：柴胡、白芍、法半夏、郁金、香附、当归、桃仁、丹参、川芎、山慈姑、海藻等。月经不调者，加仙茅、淫羊藿等。

2. 中医外治 阳和解凝膏掺黑退消外贴，每周换药 1 次。

3. 其他疗法 肿块较大者或短期内肿块增长较快者应行手术切除，术后均须做病理检查，有条件应及时做术中冰冻切片检查。

【预防与调护】

1. 调摄情志，避免郁怒。

2. 定期检查，发现肿块及时诊治。

3. 适当控制厚味炙煿食物。

【验案举隅】

案 1：夏某，女，38 岁，已婚。

初诊：2021 年 4 月 4 日。

病史：经前乳房胀痛 6 年余。患者约 6 年前经前乳房胀痛，经后症状消失，5 年前于湘雅医院检查 B 超示右乳 10 点方向腺体内可探及一大小 5mm×3mm 低回声结节，结果提示右侧乳腺实性结节：3 类，曾间断服用逍遥丸、疏肝解郁丸等疏肝解郁散结类中成药治疗效果不显。刻下症：经前乳房胀痛，月经量可，经色红，血块少，末次月经 2021 年 3 月 20 日，夜寐易醒，周身疼痛，畏寒怕冷，食纳一般，二便可，舌暗淡，苔薄黄，脉沉弦。

辨证：肝气痰热郁结证。

治法：解郁化痰，理气清热。

处方：当归 15g，川芎 10g，丹参 20g，红花 10g，益母草 20g，延胡索 15g，白芍 10g，防风 10g，大伸筋 15g，柴胡 10g，香附 10g，茯苓 15g，泽泻 15g，栀子 10g，黄柏 10g，连翘 20g，钩藤 15g，丝瓜络 15g，秦艽 15g，龙齿 30g，牡蛎 30g，姜 3 片，枣 6 个，水煎服，14 剂。

二诊：2021 年 4 月 28 日。自述月经 2021 年 4 月 23 日已行，乳房胀痛较前缓解，疼痛程度及时间均较前好转，周身疼痛较前好转，月经量一般，血块基本已消，畏寒减轻，睡眠质量较前提高，食纳一般，二便可，舌暗淡，苔薄黄，脉沉弦。上方去大伸筋 15g，加仙茅 30g，当归加至 20g，继服 14 剂，煎法同前。

三诊：2021 年 5 月 15 日。自述经前乳房胀痛不显，诸症向好，睡眠可，食纳一般，二便可，舌淡，苔薄，脉弦。守方继进，方以疏肝理气、散结消癥为治疗原则。上方去黄柏 10g，秦艽 15g，加熟地黄 20g，淫羊藿 20g，黄芪 30g，陈皮 10g，益母草 30g，继服 14 剂，煎法同前。

四诊：2021 年 6 月 02 日。患者自觉周身轻快，神清气爽，偶劳累可诱发腰酸，余症基本不显，守方随症，加减继服 3 个月，嘱其定期复查乳腺彩超，按时随诊。

五诊：患者诉复查彩超示：乳腺右乳 10 点方向腺体内探及一大小 2mm×3mm 低回声结节，结果提示右侧乳腺实性结节，建议定期复查，患者心情愉悦，继续间断服用中药治疗，定期复查。

按语： 患者或因情志内伤，肝气郁结，或因忧思伤脾，运化失司，痰湿内生，最终气滞血瘀痰凝，积聚于乳房胃络而成乳核。肝郁气滞，经血不利，故经前乳房胀痛；气滞则血瘀或化热，故经色红，有血块；气滞血瘀，经络失养，卫气运行失常，加之肝郁脾虚，运化失司，痰湿内生，故周身疼痛，畏寒怕冷；肝郁日久化热，与痰湿搏结，扰及心神，故夜寐易醒。舌暗淡，苔薄黄，脉沉弦，亦是肝郁化热兼痰湿血瘀之象。根据患者情况，一诊选用逍遥散加减。方中柴胡疏肝解郁，当归养血活血，白芍敛阴柔肝，三药合用补肝体、助肝用；川芎、香附、延胡索行气疏肝解郁；栀子清热除烦；茯苓、泽泻利水渗湿，健脾宁心；黄柏清热燥湿；益母草、红花、丹参活血化瘀调经；连翘清热消肿散结；防风、生姜、丝瓜络、大伸筋、秦艽祛风解表除湿，活血通络止痛；钩藤、龙齿、牡蛎清热平肝，镇静安神；大枣补中益气，养血安神，兼调和诸药。全方共奏行气疏肝、清热除湿、通络止痛之功。二诊时患者乳房胀痛好转，周身疼痛改善，月经血块基本消失，故去大伸筋加仙茅进一步祛寒湿，补肾阳，强筋骨，当归加量以养血活血。三诊时患者乳房胀痛基本消失，故在原方基础上加以黄芪、陈皮、益母草益气健脾化痰，活血化瘀消癥，熟地黄、淫羊藿补肾之阴阳根本。四诊时患者诸症不显，加减继服巩固。

案 2：付某，女，39 岁，已婚。

初诊：2022 年 5 月 4 日。

病史：发现乳房肿块 3 年余。患者由于长期情志不畅导致肝气不舒，3 年前发现乳腺肿块，偶感乳房胀痛，于长沙某三甲医院专科检查示双侧乳腺、乳头对称，无畸形，且乳头未见分泌物流出，右侧乳腺外上象限可触及约花生米大小的包块，质韧，无压痛，活动度可。B 超示：右侧乳腺结节，大小 10mm×9.3mm，Ⅱ 级。行乳腺穿刺活检确诊为乳腺纤维瘤。曾外用中药外敷、针灸、推拿等方式治疗，近日因遇事不遂，症状加重，故来我处就诊。既往有子宫肌瘤、卵巢囊肿，均未经系统治疗。刻下症：乳腺胀痛，经期 8～9 天，月经色黑，有血块，痛经，末次月经 2022 年 4 月 15 日，腰酸，白带色黄，食纳一般，睡眠较差，疲劳乏力，面色暗沉，二便一般，舌淡，苔白稍腻，脉弦细。

辨证：肝郁血瘀证。

治法：理气解郁，活血祛瘀。

处方：柴胡 10g，当归 15g，川芎 10g，丹参 20g，益母草 20g，益智仁 20g，炒栀子 20g，连翘 20g，柏子仁 30g，远志 20g，合欢皮 20g，香附 10g，党参 30g，白术 20g，黄芪 30g，熟地黄 20g，山茱萸 20g，山药 20g，茯苓 15g，牡丹皮 15g，首乌藤 20g，姜 3 片，枣 6 个，水煎服，14 剂。

二诊：2022年5月20日。诉月经2022年5月16日已行，自觉包块无明显增大，乳腺胀痛不显，近日情绪有所改善，面色较前稍有缓解，月经量可，颜色较前稍有红润，血块较少，觉心情舒畅，睡眠现可入睡，腰酸乏力较前好转，食纳一般，舌淡，苔白稍腻，脉弦细。上方加酸枣仁30g，薏苡仁20g，黄芪加至50g，继服14剂，煎法同前。

三诊：2022年6月10日。诉近日觉周身轻快，心情舒畅，诸症均好转，面色红润有光泽，腰酸乏力明显改善，睡眠质量提高，舌淡，苔白腻，脉弦细。守方继服14剂，煎法同前。

四诊：2022年6月25日。患者自觉乳房胀痛已基本不显，余症基本向愈，守方继进，巩固治疗，随症加减继服3个月，嘱其定期复查乳腺彩超，按时随诊。

按语： 患者长期情志不畅，肝气郁结，气滞血瘀，积聚于乳房胃络而成乳核。肝气郁结，气滞血瘀，故见乳腺肿块，偶感乳房胀痛；瘀血阻滞冲任，留滞于胞宫或蓄积于胞中，使气血运行不畅，故月经色黑，有血块，痛经；肾虚腰府失养，故腰酸；肝郁日久化热，故见白带色黄；火热扰神，故睡眠较差；肝郁脾虚，运化不足，气血生化不足，故见疲劳乏力，面色暗沉。舌淡苔白稍腻，脉弦细亦是肝郁血瘀兼脾肾不足之象。根据患者情况，一诊选用逍遥散加减。方中柴胡疏肝解郁，当归养血活血，白芍敛阴柔肝，三药合用补肝体助肝用；白术、茯苓、黄芪益气健脾；川芎、香附行气疏肝解郁；益母草活血调经；丹参、牡丹皮活血化瘀；熟地黄、山茱萸、山药补养肝脾肾；益智仁暖脾肾；连翘清热消肿散结；栀子清热除烦；柏子仁、远志、合欢皮、首乌藤养心安神。全方共奏行气疏肝解郁、养血活血化瘀之功，同时兼顾脾肾不足之机。二诊时患者自述情绪改善，胀痛好转，面色及月经较前改善，睡眠向好，但舌象仍腻，故在原方基础上加酸枣仁养心补肝，宁心安神，重用黄芪加薏苡仁益气健脾，化湿泄浊。三四诊时患者诸症改善明显，加减继服改善。

案3： 谷某，女，41岁，已婚。

初诊：2020年10月8日。

病史：诉发现乳房肿块5年余。5年前发现乳房肿块，并伴有乳房胀满疼痛，5年前于当地人民医院检查示：双乳多发低回声结节，建议定期复查。曾间断服用疏肝散结类中成药及推拿治疗效果不显。经人介绍遂来我处就诊。刻下症：双侧乳房阵发性胀满疼痛，左乳较右乳明显，情绪激动时乳房胀痛加重及胸胁胀满，平素情绪易激动，末次月经2020年9月20日，月经色黑，血块多，痛经，食纳可，睡眠一般，二便可，舌暗淡，苔薄黄，脉弦滑。

辨证：气滞血瘀证。

治法：疏肝活血，理气散结。

处方：柴胡10g，香附10g，当归15g，川芎10g，丹参20g，栀子10g，生地黄15g，仙鹤草15g，柏子仁20g，远志20g，白及20g，党参30g，白术20g，黄芪30g，熟地黄20g，山茱萸20g，山药20g，茯苓15g，泽泻15g，牡丹皮15g，合欢皮20g，首乌藤20g，枣6个，水煎服，14剂。

二诊：2020年10月22日。诉月经于2020年10月21日已行，痛经较前减轻，此次月经颜色较前色红，情绪现较平和，胸胁胀满近日未发生，食纳一般，二便可，舌稍暗，苔薄黄，脉弦。辅助检查：2020年10月8日彩超示：①双乳层次清晰，双乳多个低回声区，边界尚清，内部回声均匀，左、右侧较大者分别约8.7mm×4.5mm（1点位置）、5.7mm×4mm（12点位置），双乳多发结节。②双侧甲状腺多个低回声区，形态规则，边界清，内部回声强弱分布不均匀，右侧较大者大小约7mm×8mm位于下部，左侧较大者大小约5mm×4mm位于中下部，甲状腺多发结节，建议进一步完善相关检查。上方去白及20g，加仙茅30g，益母草15g，继服14剂，煎法同前。

三诊：2020年11月8日。诉性情急躁较前可控制，心情舒畅，身体爽快，胸胁胀满及乳腺胀痛服药后明显向好，睡眠较前香甜，食纳一般，二便可，舌淡红，苔薄，脉弦。上方去仙茅30g，仙鹤草15g，加浙贝母30g，牡蛎30g，夏枯草10g，继服28剂，煎法同前。

四诊：2020年12月6日。患者自觉身体轻快，无特殊不适，月经较前基本正常，痛经明显减轻，血块较少，随症加减，继服药物6个月。嘱其定期复查彩超，随诊复查B超示：双乳多个低回声区，边界尚清，左右侧较大者分别约7mm×4mm（1点位置）、4.7mm×2mm（12点位置），双乳多发结节。患者情绪大好，继服随症守方加减继服药物，定期复查，不适随诊。

按语： 患者平素情绪易激动，肝气郁结，气滞血瘀，积聚于乳房胃络而成乳核。肝气郁结，气滞血瘀，故见双侧乳房阵发性胀满疼痛，左乳较右乳明显，情绪激动时乳房胀痛加重及胸胁胀满；瘀血阻滞冲任，留滞于胞宫或蓄积于胞中，使气血运行不畅，故月经色黑，血块多，痛经。舌暗淡，苔薄黄，脉弦滑，均是气滞血瘀兼郁热之象。根据患者情况，一诊选用逍遥散加减。方中柴胡疏肝解郁，当归养血活血，两药合用补肝体，助肝用；川芎、香附行气疏肝解郁；生地黄清热凉血，养阴生津；党参、白术、黄芪益气健脾；丹参活血化瘀；仙鹤草、白及收敛止血，消肿生肌；熟地黄、山茱萸、山药补养肝脾肾；茯苓、泽泻、牡丹皮降湿浊，清相火；栀子清热除烦；柏子仁、远志、合欢皮、首乌藤养心安神；大枣补中益气，养血安神，兼调和诸药。全方共奏疏肝活血、理气散结之功，同时兼顾脾肾不足之机。二诊时患者痛经缓解，胀痛好转，故在原方基础上去白及加仙茅以补肾阳，强筋骨，益母草活血调经。三诊时患者情绪较前改善，睡眠改善，故在原方基础上加浙贝母、牡蛎、夏枯草软坚散结。四诊时患者诸症改善明显，加减继服改善。

第四节 癥瘕（子宫肌瘤）

癥瘕是指妇女小腹内的结块，伴有或胀，或痛，或满，并常致月经或带下异常，甚至影响生育的疾病。

《素问·骨空论》云："任脉为病，男子内结七疝，女子带下瘕聚。"此为瘕最早记载，并认识到此为奇经任脉为病。癥始见于《金匮要略·妇人妊娠病脉证并治》曰："妇人宿有癥病，经断未及三月，而得漏下不止，胎动在脐上者，为癥痼害。"癥瘕并称首见于《神农本草经》。《诸病源候论·妇人杂病诸候》不仅详尽描述了癥瘕的证候，还分析了本病的病因病机，指出本病："因产后脏虚受寒，或因经水往来，取冷过度……多夹有血气所成也"。历代古文献中所载"癥瘕",均列为"妇人病",并观察到此病常伴见不孕症、月经失调、闭经、崩漏、带下病等病证。《诸病源候论·妇人杂病诸候》之"八瘕",亦多有月经失调、闭经、崩漏、带下及不孕症等描述,如血瘕候"月水乍来乍不来,此病令人无子"。《备急千金要方》更以阴道异常分泌物的特征,来为"十二瘕"命名。

关于癥和瘕之区别,古人也有明确说法,如《诸病源候论·瘕病诸候》云:"其病不动者,直名为癥,若病虽有结块而可推移者,名为瘕。"因此,癥与瘕,虽然都是结块的一类病证,但其性质不同,癥者,坚硬成块,固定不移,痛有定处,病属血分;瘕者,积块不坚,推之可移,痛无定处,病属气分。由于癥瘕的产生,常先气聚成瘕,日久则血瘀成癥,二者不易分开,故古今多以癥瘕并称。

西医学内生殖器官良性肿瘤、盆腔炎性疾病后遗症、子宫内膜异位症、陈旧性宫外孕等可参照本病辨证治疗。

【病因病机】

本病的发生主要是人体正气不足,风寒湿热之邪内侵或七情、房事、饮食所伤,脏腑功能失调,致体内气滞、瘀血、痰湿、湿热等病理产物聚结于冲任、胞宫、胞脉,久而聚以成癥瘕。

1.气滞血瘀 七情内伤,肝气郁结,阻滞经脉,血行不畅,气滞血瘀,积而成块,日久成癥。正如《灵枢·百病始生》云:"若内伤于忧怒,则气上逆,气上逆则六输不通,温气不行,凝血蕴里而不散,汗液涩渗,着而不去,而积皆成矣。"

2.寒凝血瘀 寒邪客于冲任、胞宫、胞脉,血脉凝涩不行,瘀血乃生,积而成块,日久则成癥瘕。正如《灵枢·百病始生》云:"积之始生,得寒乃生。"《济阴纲目》云:"妇人血海虚寒,外乘风冷,搏结不散,积聚成块。"

3.痰湿瘀结 素体脾虚,或饮食所伤,脾失健运,水湿不化,凝而为痰,痰湿与瘀血相搏,痰瘀互结,积聚成块,久而成癥瘕。《陈素庵妇科补解·调经门》指出:"经水不通有属积痰者,大率脾气虚,土不能制水,水谷不化精,生痰不生血,痰久则下流胞门,闭塞不行,或积久成块。"

4. 气虚血瘀 素体脾虚，或积劳成疾，气虚行血无力，血行不畅，瘀血内停，积而成块，日久成癥瘕。如《景岳全书·妇人规》云："忧思伤脾，气虚而血滞，或积劳积弱，气弱而不行，总由血动之时，余血未净，而一有所逆，则留滞日积而渐以成癥矣。"

5. 肾虚血瘀 肾藏精，主生殖，为人体阴阳之根本。若先天肾气不足或后天伤肾，肾虚则脏腑之气失于资助，故血行无力，停滞为瘀，积而成块，日久为癥瘕。

6. 湿热瘀阻 经行产后，胞脉空虚，湿热之邪入侵，与气血相搏，或痰湿蕴结日久化热，结于冲任胞宫胞脉，日久成癥瘕。

【临床表现】

患者有情志抑郁、经行产后感受外邪、月经不调、带下异常等病史，亦有部分患者无明显病史。妇人可有异常子宫出血，如月经量多或经期延长等，或异常带下，或小腹胀满，或疼痛，或经期小腹疼痛等，亦有部分患者无明显症状。

【检查】

1. 妇科检查 盆腔内可触及异常包块，或子宫附件大小、质地、活动度异常改变。

2. 辅助检查 ①影像学检查：对于子宫肌瘤、子宫腺肌症、子宫内膜异位症、子宫恶性肿瘤、卵巢肿瘤、输卵管肿瘤、异位妊娠等，行 B 超、CT、MRI 等影像学检查有助于诊断。②腹腔镜检查：对盆腔内包块有助于诊断，通过病理检查可明确诊断。③宫腔镜检查：对宫腔内肿块有助于诊断，通过活检有助于确定肿块性质。

【治疗】

1. 辨证论治 本病治疗大法为活血化瘀，软坚散结，即《素问·阴阳应象大论》云："血实宜决之。"然而癥瘕病机复杂，常病势迁延，顽固不化，治疗又需遵"和法"之原则，"必先五胜，疏其血气，令其调达，而致和平"。《景岳全书·新方八阵》云："和之义广矣。亦犹土兼四气，其于补泻温凉之用，无所不及，务在调平元气，不失中和之为贵也。"即临床上宜根据患者寒热虚实属性之不同，结合体质及病程长短而酌用攻补法，以期达到阴阳平和之目的。

（1）气滞血瘀证

主要证候：下腹包块质硬，下腹或胀或痛，经期延长，或经量多，经色暗夹血块，经行小腹疼痛，精神抑郁，善太息，胸胁胀闷，乳房胀痛，面色晦暗，肌肤不润，舌质暗，边见瘀点或瘀斑，苔薄白，脉弦涩。

证候分析：气血瘀结，滞于冲任、胞宫、胞脉，积结日久，结为癥块；冲任气血瘀阻，故见经期延长，或经量多，经血色暗夹血块，经行小腹疼痛，精神抑郁，善太息，胸胁胀闷，乳房胀痛，面色晦暗，肌肤不润。舌质暗，舌边见瘀点或瘀斑，苔薄白，脉弦涩，均为气血瘀阻之象。

治法：行气活血，化瘀消癥。

方药：香棱丸（《严氏济生方》）加减。

加减：若经行量多或经漏淋沥不止，加炒蒲黄、五灵脂、三七；月经后期量少，加丹参、香附；经行腹痛甚者，加乌药、延胡索。

（2）寒凝血瘀证

主要证候：下腹包块质硬，小腹冷痛，喜温，月经后期，量少，经行腹痛，色暗淡，有血块，面色晦暗，形寒肢冷，手足不温，舌质淡暗，边见瘀点或瘀斑，苔白，脉弦紧。

证候分析：寒凝血瘀，结于冲任、胞宫、胞脉，日久聚以成癥。冲任气血运行不畅，故见月经后期，量少，经行腹痛，经色暗淡，有血块，寒邪内盛，郁遏阳气，故面色晦暗，形寒肢冷，手足不温。舌质淡暗，边见瘀点或瘀斑，苔白，脉弦紧，均为寒凝血瘀之象。

治法：温经散寒，祛瘀消癥。

方药：少腹逐瘀汤加减。

加减：若积块坚牢，加穿山甲；月经量多，加血余炭、花蕊石；漏下不止，加三七；月经过少或闭经，加泽兰、牛膝；经行腹部冷痛，加艾叶、吴茱萸。

（3）痰湿瘀结证

主要证候：下腹包块按之不坚，小腹或胀或满，月经后期或闭经，经质黏稠、夹血块；体形肥胖，胸脘痞闷，肢体困倦，带下量多，色白质黏稠，舌暗淡，边见瘀点或瘀斑，苔白腻，脉弦滑或沉滑。

证候分析：痰湿内结，阻于胞宫、胞脉、冲任，积久成块，痰湿内聚，故其包块不坚；痰湿蕴阻，冲任气血运行不畅，故见月经后期或闭经、经质黏稠、夹血块；痰湿下聚，任带失约，故见带下量多，色白质黏稠。舌暗淡，边见瘀点或瘀斑，苔白腻，脉弦滑或沉滑，均为痰湿瘀阻之象。

治法：化痰除湿，活血消癥。

方药：苍附导痰丸合桂枝茯苓丸加减。

加减：若积块不坚，病程已久，可加鸡内金、浙贝母、三棱、莪术；若带下量多者，可加芡实、乌贼骨；若脾虚气弱者，加党参、白术、黄芪。

（4）气虚血瘀证

主要证候：下腹部结块，下腹空坠，月经量多，或经期延长，经色淡红，有血块，经行或经后下腹痛，面色无华，气短懒言，语声低微，倦怠嗜卧，纳少便溏，舌质暗淡，舌边有瘀点或瘀斑，苔薄白，脉细涩。

证候分析：气虚运血无力，瘀血结于冲任、胞宫、胞脉，日久积块成癥。气虚冲任不固，经血失于制约，故见月经量多，或经期延长；气血阳弱不能化血为赤，且血运无力，故见经色淡红，有血块；气虚下陷，故下腹空坠。面色无华，气短懒言，语声低微，倦怠嗜卧，纳少便溏，均为气虚之象。舌暗淡，舌边见瘀点瘀斑，脉细涩，均为气虚血瘀之象。

治法：补气活血，化瘀消癥。

方药：四君子汤合桂枝茯苓丸加减。

加减：若经量多，经期酌加阿胶、炮姜；若经漏不止，经期酌加三七、炒蒲黄；若积块较坚，可酌加鸡内金、荔枝核、浙贝母、橘核、川芎等。

（5）肾虚血瘀证

主要证候：下腹部积块，下腹或胀或痛，月经后期，量或多或少，经色紫暗，有血块，面色晦暗，婚久不孕，腰膝酸软，小便清长，夜尿多，舌质淡暗，边见瘀点或瘀斑，苔白润，脉沉涩。

证候分析：先天肾气不足或房劳多产伤肾，肾虚血瘀，阻于冲任、胞宫、胞脉，日久成癥；肾虚血瘀，冲任不畅，故见月经后期，量或多或少，经色紫暗，有血块；婚久不孕，腰膝酸软，小便清长，夜尿多，均为肾虚之象。舌质淡暗，边见瘀点或瘀斑，苔白润，脉沉涩，为肾虚血瘀之象。

治法：补肾活血，消癥散结。

方药：肾气丸（《金匮要略》）合桂枝茯苓丸加减。

加减：若积块较坚，加三棱、莪术、血竭；若积块不坚，可加浙贝母、鸡内金；若经行腹痛明显，经期可加艾叶、吴茱萸、延胡索；若经量多，经期可加三七、炒蒲黄、五灵脂。

（6）湿热瘀阻证

主要证候：下腹积块，小腹或胀或痛，带下量多色黄，月经量多，经期延长，经色暗，有血块，质黏稠，经行小腹疼痛，身热口渴，心烦不宁，大便秘结，小便黄赤，舌暗红，舌边见瘀点或瘀斑，苔黄腻，脉弦滑数。

证候分析：湿热之邪与余血搏结，瘀阻冲任、胞宫、胞脉，日久成癥。湿热下注，损伤带脉，则带下量多色黄；邪热留恋伤津，则身热口渴，心烦，便结。舌暗红，舌边见瘀点或瘀斑，苔黄腻，脉弦滑数，皆为湿热瘀结之象。

治法：清利湿热，化瘀消癥。

方药：大黄牡丹汤（《金匮要略》）加减。

加减：若经血淋沥不尽，经期加三七、炒蒲黄、地榆炭；若经行腹痛，可加延胡索、莪术、五灵脂、蒲黄。

2. 中成药治疗

（1）桂枝茯苓胶囊　每次3粒，每日3次，温开水送服，适用于血瘀证兼有痰湿者。

（2）宫瘤消胶囊　每次3～4粒，每日3次，温开水送服，适用于血瘀证。

（3）大黄䗪虫丸　每次1粒，每日3次，温开水送服，适用于血瘀证。

（4）丹鳖胶囊　每次5粒，每日3次，温开水送服，适用于气滞血瘀证。

【预防与调护】

中医药治疗良性肿瘤大多有效，预后良好。中医药治疗强调整体调治，对改善症状、控制或缩小瘤体、调经助孕、孕后安胎等有较好效果。有些癥瘕随着妇女绝经，冲任气血衰减而积块渐消。当然也应注意，有少数患者有长期情志抑郁或其他不良刺激，也有恶变可能。

【验案举隅】

案1：黄某，女，47岁，已婚。

初诊：2021年4月2日。

病史：诉停经2年，发现子宫肌瘤4年余。4年前体检发现子宫肌瘤，未行处理，曾服用消瘰丸及柴胡疏肝散等药物治疗，定期复查，未见明显变化，2年前因无明显诱因突然停经，出现更年期综合征，既往月经量多，经期推后，经色暗。辅助检查：2021年3月5日于广西某三甲医院妇科B超示子宫前壁多个低回声肿块，较大者约29mm×26mm，内膜厚约11mm，双附件未见异常，超声诊断结果：①子宫多发肌瘤。②子宫内膜增厚。刻下症：下腹部积块胀痛，偶觉胸胁胀痛，体型略胖，面色无华，腰膝酸软，畏寒腰疼，不欲饮食，神疲乏力，语声低微，小便清长，夜尿频数，大便可，舌边见瘀点，苔白润，脉涩。

辨证：肝肾两虚证。

治法：补肝肾，消癥结。

处方：当归15g，川芎10g，丹参20g，红花10g，益母草20g，益智仁20g，仙茅30g，淫羊藿20g，肉桂20g，巴戟天20g，锁阳20g，党参30g，白术20g，黄芪30g，熟地黄20g，山茱萸20g，山药20g，茯苓15g，泽泻15g，牡丹皮15g，栀子20g，女贞子20g，水煎服，16剂。

二诊：2021年4月20日。诉近日觉腹胀痛，胸胁胀痛较前缓解，女子停经，肾气渐衰，肾气不足导致气血阻滞于冲任、胞宫，出现腹内肿物，日久成癥，肝肾同源，通过补肝肾来促冲任通畅调达，故服药后腰疼及腹胀、夜尿频等症缓解，肾气复则气力增加，食欲增加，舌边瘀斑，苔白，脉涩，上方去益智仁 20g，加白芍 20g，浙贝母 20g，继服 30 剂，煎法同前。

三诊：2021 年 5 月 20 日。患者诉服药后腹胀痛明显减轻，腰酸胀不显，面色红润，气力增加，夜尿已由 3 次变为 1 次，睡眠可，食纳佳，舌淡红苔白，脉细涩。上方黄芪加至 50g，继服 30 剂。

四诊：2021 年 6 月 20 日。患者诉诸症已基本消失，小便可控，夜尿基本消失，精神爽快，心情愉悦，患者复查 B 超：前壁见低回声肿块，15mm×13mm，诊断回报为子宫肌瘤，舌淡红，苔薄白，嘱患者继服中药 3 个月巩固疗效以收全功，子宫肌瘤定期随诊复查。

按语： 患者已绝经，天癸竭，肝肾亏虚，脏腑之气失于资助，血行无力，停滞为瘀，积而成块，日久为癥瘕。冲任气血瘀阻，故下腹部积块胀痛，偶觉胸胁胀痛；肝肾亏虚，精亏血少，濡养失职，故面色无华；肾虚则腰膝失养，温煦失司，故腰膝酸软，畏寒腰疼；肾阳虚则脾阳不运，故不欲饮食，神疲乏力，语声低微；肾阳虚则膀胱失于温煦，故小便清长，夜尿频数。舌边见瘀点，苔白润，脉涩，亦是肝肾两虚夹血瘀之象。根据患者情况，一诊选用六味地黄丸加减。方中熟地黄、山茱萸、山药、女贞子补养肝脾肾；泽泻、牡丹皮、茯苓泻湿浊，降相火；益母草活血调经；党参、白术、黄芪益气健脾；栀子清热除烦；当归、川芎、丹参、红花补血活血，调经止痛；益智仁、仙茅、淫羊藿、肉桂、巴戟天、锁阳暖肾温脾。全方共奏补肝肾、消癥结之功。二诊时患者自觉胀痛较前好转，加白芍柔肝，浙贝母消肿散结。三诊时患者腰部酸痛较前好转，肾气逐渐充盛，故重用黄芪继续益气健脾，养血生津。四诊时患者诸症明显改善，加减继服以巩固。

案 2： 谢某，女，40 岁，已婚。

初诊：2020 年 8 月 6 日。

病史：痛经 20 余年，发现子宫肌瘤 3 年余，平素月经量多，经色暗有血块，3 年前无明显诱因突感腹胀痛，体查发现腹部包块，曾于湖南某三甲医院诊断为"子宫肌瘤"，曾使用中药、阿莫西林等治疗，症状缓解。

辅助检查：2020 年 8 月 5 日于湖南某三甲医院妇科 B 超示：子宫后

壁可见一大小 27mm×23mm 低回声区，双附件未见异常，超声诊断：子宫后壁低回声区：性质待定，考虑肌瘤。刻下症：下腹包块质硬，偶感下腹胀痛，月经量多，经色暗有血块，经行小腹疼痛，拒按，行经后疼痛缓解，喜太息，经前乳房胀痛，肌肤不润，偶发痤疮，眠差，食纳一般，二便调，舌质红，苔黄，中根稍腻，脉弦细。

辨证：肝郁脾虚证。

治法：疏肝健脾，行气消癥。

处方：酸枣仁 30g，柴胡 10g，香附 10g，茯苓 15g，泽泻 15g，当归 15g，川芎 10g，丹参 20g，红花 10g，益母草 15g，柏子仁 20g，党参 30g，白术 20g，黄芪 30g，栀子 10g，延胡索 10g，薏苡仁 20g，连翘 20g，枳壳 10g，黄柏 10g，水煎服，16 剂。

二诊：2020 年 8 月 23 日。诉药后经期疼痛较前明显减轻，经期血块较前减少，痤疮此次月经期未加重，睡眠现可入睡，肝气郁滞，导致积结日久，疏肝行气后则症状大有好转，食纳一般，二便可，舌红，苔黄白相间，脉弦滑。上方去黄柏 10g，加白芍 10g，继服 28 剂，煎法同前。

三诊：2020 年 9 月 20 日。患者诉自觉下腹包块变软，身体通畅爽快，月经量适中，经色红血块少，痛经基本不显，经期乳房胀痛不明显，痤疮予以清热解毒药物已基本消退，寐安少梦，上方继服 30 剂。

四诊：2020 年 10 月 20 日。复查 B 超：子宫后壁见一大小 20mm×18mm 的低回声区。患者觉其余无特殊不适，自觉身体轻快，上方随症加减继服 3 个月，嘱其 3 个月后复查 B 超观察肌瘤变化，定期随诊。

按语：冲任气血瘀阻，故偶感下腹胀痛，月经量多，经色暗有血块，经行小腹疼痛，拒按，行经后疼痛缓解；肝失条达，故喜太息；气血运行不畅，经前冲气偏盛，循肝脉上逆，肝经气血郁滞，乳络不畅，故经前乳房胀痛；肝郁乘脾，脾失健运，气血生化不足，故肌肤不润；脾虚湿盛，日久化热，熏蒸头面，故见偶发痤疮；肝郁日久化热，扰及心神，加之脾虚心神失养，故眠差。舌质红，苔黄中根稍腻，脉弦细，亦是肝郁脾虚夹热之象。根据患者情况，一诊选用逍遥散加减。方中柴胡疏肝解郁，当归养血活血，两药合用补肝体，助肝用；延胡索、川芎、丹参、红花、益母草行气活血，调经止痛；香附、枳壳疏肝理气，解郁宽中；党参、白术、黄芪益气健脾；栀子清热除烦；茯苓、泽泻、薏苡仁、黄柏健脾燥湿；柏子仁、酸枣仁养心安神。全方共奏疏肝健脾、行气消癥之功。二诊时患者经期疼痛、血块，面部痤疮等症状较前改善，故原方继加芍药敛阴柔肝。三诊时患者诸症明显改善，加减继服巩固。

案3： 雷某，女，45岁，已婚。

初诊：2020年6月27日。

病史：诉月经先后无定期2年，发现子宫肌瘤2年余。2年前无明显诱因出现月经先后不定期，经量多，色红质稀，经行无腹痛，于医院检查B超：子宫肌瘤，曾服用活血化瘀等中药治疗1个月，效果不显。辅助检查：今查B超示子宫内可见多个低回声结节，形态规则，边界清晰，内回声分布均匀，较大者位于宫底部，大小为29mm×30mm，考虑多发肌瘤。血红蛋白85g/L。刻下症：下腹包块质硬，末次月经2020年6月8日，月经量多，带下量多色黄，贫血，腰酸腰疼，身体疲倦，面色爪甲无华，身热口渴，心烦不宁，大便秘结，小便频数，舌边见瘀点，苔白润，脉涩。

辨证：肾虚血瘀兼肝经热盛证。

治法：补肝肾，消癥结。

处方：柴胡10g，香附10g，当归15g，川芎10g，丹参20g，红花10g，益母草30g，益智仁20g，柏子仁30g，生地黄10g，炒栀子10g，党参30g，白术20g，黄芪30g，熟地黄20g，山茱萸20g，山药20g，茯苓15g，泽泻15g，牡丹皮15g，玄参15g，知母10g，水煎服，7剂。

二诊：2020年7月5日。诉服药后月经提前2天经行，子宫及乳腺所在部位为肝经所循行，故予以调肝经效果往往显著，肝经热盛与瘀血互结于胞宫，冲任二脉，日久形成癥瘕，此次月经量仍较多，带下量多质稀色黄白相间，腰酸痛较前明显缓解，心烦不宁较前好转，大便如前较干结，小便次数减少，舌暗红舌边见瘀点，苔白，脉弦涩。上方去红花10g，加三七粉3g，煅龙骨、煅牡蛎各30g，当归加至20g，继服14剂，煎法同前。

三诊：2020年7月20日。诉诸症较前明显缓解，腰酸腰痛基本不显，身热心烦感觉轻微，气力增加，面色红润有光泽，便质稀软，小便次数正常，舌稍暗，苔白，脉弦。上方去山茱萸20g，继服20剂，煎法同前。

四诊：2020 年 8 月 10 日。患者诉自觉身心舒畅，余诸症基本消失，经量、经色基本恢复正常，二便调，脉弦。守方随症，加减继服 3 个月，随后复查 B 超监测肌瘤变化，按时随诊。

3 个月后随诊，患者诉复查 B 超示：子宫肌瘤大小已为 23mm×25mm，患者心情愉悦，继续服用中药治疗，定期复查。

按语：患者年龄时至绝经期前后，肾气渐衰，脏腑之气失于资助，血行无力，停滞为瘀，积而成块，日久为癥瘕。瘀阻冲任，新血不能归经而妄行，故经量增多；肾虚火偏，加之肝经热盛，伤及任带二脉，故带下量多色黄；肾虚腰府失养，故腰酸腰疼；肾虚精亏，气血不足，故身体疲倦，面色爪甲无华；肾虚则膀胱温煦不足，故小便频数；肝经热盛，伤津扰神，故见身热口渴，心烦不宁，大便秘结。舌边见瘀点，苔白润，脉涩，亦是肾虚血瘀伴肝经热盛之象。根据患者情况，一诊选用逍遥散合六味地黄丸加减。方中柴胡疏肝解郁，当归养血活血，两药合用补肝体、助肝用；香附疏肝理气，解郁宽中；川芎、丹参、红花、益母草行气活血，调经止痛；熟地黄、山茱萸、山药补肝脾肾，茯苓、泽泻、牡丹皮泄湿浊，降相火；益智仁暖肾温脾；党参、白术、黄芪益气健脾；柏子仁养心安神；栀子清热除烦；生地黄、玄参、知母清热泻火，凉血滋阴。全方共奏补肾疏肝健脾、行气疏肝解郁之功。二诊时患者心烦、腰酸等肝郁肾虚证状较前改善，去红花加三七散瘀消肿，龙骨、牡蛎重镇安神，重用当归补肝血。三诊时患者诸症明显改善，加减继服巩固即可。

第五节 绝经前后诸症（妇女更年期综合征）

绝经前后诸症是指妇女在绝经期前后，出现烘热汗出，烦躁易怒，潮热面红，失眠健忘，精神倦怠，头晕目眩，耳鸣心悸，腰背酸痛，手足心热，或伴月经紊乱等与绝经有关的症状。中医古籍对本病无专篇记载，对其症状的描述可散见于"脏躁""百合病""老年血崩"等病证中，如《金匮要略·妇人杂病脉证并治》指出："妇人脏燥，喜悲伤欲哭，像如神灵所作，数欠伸。"

西医学围绝经期综合征、双侧卵巢切除或放射治疗后卵巢功能衰竭出现围绝经期综合征表现者，可参照本病辨证治疗。

【病因病机】

本病的发生与妇女绝经前后的生理特点密切相关。七七之年，肾气渐衰，天癸渐竭，冲任二脉逐渐亏虚，月经将断而至绝经，在此生理转折时期，受身体内外环境的影响，如素体阴阳有所偏衰，素性抑郁，宿有痼疾，或家庭、社会等环境变化，易导致肾阴阳平衡失调而发病。

"肾为先天之本"，又"五脏相移，穷必及肾"，故肾之阴阳失调，每易波及其他脏腑。而其他脏腑病变，久则必然累及于肾，故本病之本在肾，常累及心、肝、脾等脏，致使本病证候复杂。

1. 肾阴虚 肾阴素虚，精亏血少，绝经前后，天癸渐竭，精血衰少；或忧思不解，积念在心，营阴暗耗；或房事多产，精血耗伤，肾阴更虚；真阴亏损，冲任衰少，脏腑失养，遂致绝经前后诸症。

2. 肾阳虚 素体肾阳虚衰，绝经前后，肾气更虚；或房事不节，损伤肾气；命门火衰，冲任失调，脏腑失于温煦，遂致绝经前后诸症。

3. 肾阴阳两虚 肾藏元阴而寓元阳，若阴损及阳，或阳损及阴，真阴真阳不足，不能濡养、温煦脏腑，冲任失调，遂致绝经前后诸症。

4. 心肾不交 绝经前后，肾水不足，不能上济于心，心火独亢，热扰心神，出现心肾不交，遂致绝经前后诸症。

【临床表现】

发病年龄多为 45～55 岁，若在 40 岁以前发病者，应考虑为"卵巢早衰"。发病前有无工作、生活的特殊改变，有无精神创伤史及双侧卵巢切除手术或放射治疗史。月经紊乱或停闭，随之出现烘热汗出、潮热面红、烦躁易怒、头晕耳鸣、心悸失眠、腰背酸楚、面浮肢肿、皮肤蚁行样感、情志不宁等症状。

【检查】

1. 妇科检查 子宫大小正常或偏小，可见阴道分泌物减少。

2. 辅助检查 血清 FSH 和 E_2 值测定以了解卵巢功能。或行血清 AMH 检查了解卵巢功能。

【治疗】

1. 辨证论治 本病治疗应注重固护肾气，清热不宜过于苦寒，祛寒不宜过于温燥，更不可妄用克伐，以免犯虚虚之戒。若涉及他脏者，则兼而治之。

（1）肾阴虚证

主要证候：绝经前后，头晕耳鸣，腰酸腿软，烘热汗出，五心烦热，失眠多梦，口燥咽干，或皮肤瘙痒，月经周期紊乱，量少或多，经色鲜红，舌红，苔少，脉细数。

证候分析：绝经前后，天癸渐竭，肾阴不足，精血衰少，髓海失养，故头晕耳鸣；腰为肾府，肾主骨，肾之精亏血少，故腰酸腿软；肾阴不足，阴不维阳，虚阳上越，故烘热汗出；水亏不能上制心火，心神不宁，故失眠多梦；肾阴不足，阴虚内热，津液不足，故五心烦热，口燥咽干；精亏血少，肌肤失养，血燥生风，故皮肤瘙痒；肾虚天癸渐竭，冲任失调，血海蓄溢失常，故月经周期紊乱，经量少或多，色鲜红。舌红，苔少，脉细数，为肾阴虚之征。

治法：滋肾益阴，育阴潜阳。

方药：六味地黄丸（《小儿药证直诀》）加龟甲、生牡蛎、石决明。

加减：若出现双目干涩等肝肾阴虚证时，治以滋肾养肝，平肝潜阳，以杞菊地黄丸加减；若头痛，眩晕较甚，加天麻、钩藤、珍珠母以增平肝息风潜镇之效；若肾阴亏，伴情志不遂，以致肝郁化热，症见头晕目眩，口苦咽干，心胸烦闷，口渴饮冷，便秘溲赤，治以滋阴疏肝，方用一贯煎；若头晕目眩，耳鸣严重，加何首乌、黄精、肉苁蓉滋肾填精益髓。

（2）肾阳虚证

主要证候：绝经前后，头晕耳鸣，腰痛如折，腹冷阴坠，形寒肢冷，小便频数或失禁；带下量多，月经不调，量多或少，色淡质稀，精神萎靡，面色晦暗，舌淡，苔白滑，脉沉细而迟。

证候分析：绝经前后，肾气渐衰，肾主骨生髓，腰为肾府，肾虚则髓海、外府失养，故头晕耳鸣，腰痛如折；肾阳虚下焦失于温煦，故腹冷阴坠；膀胱气化失常，关门不固，故使小便频数或失禁；气化失常，水湿内停，下注冲任，损伤带脉，约固无力，故带下量多；肾阳虚冲任失司，故月经不调，量多或少；血失阳气温化，故色淡质稀；肾阳虚惫，命门火衰，阳气不能外达，经脉失于温煦，故形寒肢冷，精神萎靡，面色晦暗。舌淡，苔白滑，脉沉细而迟，为肾阳虚衰之象。

治法：温肾壮阳，填精养血。

方药：右归丸加减。

加减：若肾阳虚不能温运脾土，致脾肾阳虚，症见腰膝酸软，食少腹胀，四肢倦怠，或四肢浮肿，大便溏薄，舌淡胖，苔薄白，脉沉细缓，治以温肾健脾，方用健固汤加补骨脂、淫羊藿、山药。

（3）肾阴阳俱虚证

主要证候：绝经前后，乍寒乍热，烘热汗出，月经紊乱，量少或多，头晕耳鸣，健忘，腰背冷痛，舌淡，苔薄，脉沉弱。

证候分析：绝经前后，肾气渐衰，阴阳失调，营卫不和，则乍寒乍热，烘热汗出；冲任失调，则月经紊乱，量少或多；肾虚精亏，脑髓失养，则头晕耳鸣，健忘；肾阳不足，失于温煦，则腰痛。舌淡，苔薄，脉沉弱，均为肾阴阳俱虚之象。

治法：阴阳双补。

方药：二仙汤合二至丸加何首乌、龙骨、牡蛎。

加减：如便溏，去当归，加茯苓、炒白术以健脾止泻。

（4）心肾不交证

主要证候：绝经前后，心烦失眠，心悸易惊，甚至情志失常，月经周期紊乱，量少或多，经色鲜红，头晕健忘，腰酸乏力，舌红，苔少，脉细数。

证候分析：绝经前后，肾水不足，不能上制心火，心火过旺，故心烦失眠，心悸易惊，情志失常；肾虚天癸渐竭，冲任失调，血海蓄溢失常，故月经周期紊乱，经量少或多，色鲜红；天癸渐竭，肾阴不足，精血衰少，髓海失养，故头晕健忘；腰为肾府，肾主骨，肾之精亏血少，故腰酸乏力。舌红，苔少，脉细数，为心肾不交之象。

治法：滋阴补血，养心安神。

方药：天王补心丹（《摄生秘剖》）加减。

2. 中成药治疗

（1）六味地黄丸　每次 6g，每日 2 次，口服，适用于肾阴虚证。

（2）知柏地黄丸　每次 6g，每日 2 次，口服，适用于肾阴虚证。

（3）杞菊地黄丸　每次 6g，每日 2 次，口服，适用于肾阴虚证。

（4）坤泰胶囊　每次 2g，每日 3 次，口服，适用于心肾不交证。

3. 针灸治疗

（1）体针　肾阴虚者取肾俞、心俞、太溪、三阴交、太冲，毫针刺，用补法。肾阳虚者取关元、肾俞、脾俞、章门、足三里，毫针刺，用补法可灸。

（2）耳针　取内分泌、卵巢、神门、交感、皮质下、心、肝、脾等穴，可用耳穴埋针、埋豆，每次选用 4～5 穴，每周 2～3 次。

【预防与调护】

本病持续时间长短不一，短则数月，长者数年，严重者甚至可持续 5～10 年，如未及时施治或因误治易发生情志异常、心悸、心痛、贫血、骨质疏松症等。

【验案举隅】

案1：彭某，女，56 岁，已婚。

初诊：2019 年 1 月 7 日。

病史：2019 年以"头晕耳鸣 1 个月余"为诉就诊，1 个月前因劳累出现头晕耳鸣，头晕目眩，耳鸣如蝉。刻下症：月经先后无定期，量少，头晕耳鸣，腰酸疼痛，手足心热，汗多，眠差，多梦，易疲劳，舌红，苔少乏津，脉细稍数。

辨证：肝肾阴虚证。

治法：滋肾养肝，平肝息风。

处方：熟地黄 20g，山药 20g，泽泻 20g，牡丹皮 20g，山茱萸 10g，银柴胡 15g，枸杞子 15g，党参 30g，白术 10g，天麻 10g，钩藤 20g，浮小麦 15g，麻黄根 15g，茯苓 30g，巴戟天 20g，淫羊藿 30g，菊花 10g，生地黄 20g，黄芪 30g，水煎服，7剂。

二诊：2019 年 1 月 15 日。服上药 7 剂后，头晕耳鸣稍有缓解，汗出较前减少，体力增加，诸症均有缓解，舌稍红，苔少乏津，脉细，上方加龟甲 10g，鳖甲 10g，玄参 15g，继服 10 剂，煎法同前。

三诊：2019 年 2 月 1 日。患者诉诸症较前明显缓解，心情爽快，汗出量明显减轻，手足心热较前可，腰膝酸软等诸症缓解，随症加减，继服上方，连续治疗 3 个月后患者愈。

半年后随诊，自述已绝经，精神体力可，无特殊不适。

按语： 绝经前后诸症的发生和变化与肾之阴阳密切相关，又易波及其他脏腑，肝肾因"肝肾同源"，常常相兼为病。肝肾功能失常，冲任失调，血海蓄溢无常，故月经先后无定期，量少；天癸渐竭，肝肾阴虚，一方面髓海失养，一方面肝阳上扰，故头晕耳鸣；腰为肾府，肾主骨，肾之精亏血少，故腰酸腿软；肾阴不足，阴虚内热，津液不足，故手足心热；水亏不能上制心火，心神不宁，故眠差，多梦；肾阴不足，阴不维阳，虚阳上越，故汗多，易疲劳；舌红，苔少乏津，脉细稍数，亦是肝肾阴虚之象。根据患者情况，一诊予六味地黄丸加减。方中熟地黄填精益髓，滋补阴精；山茱萸补养肝肾，并能固摄；山药补养脾肾，且助运化；泽泻、牡丹皮、茯苓既可泻湿浊防滋阴太过，也可滋补阴精以降相火；巴戟天、淫羊藿助熟地黄滋肾填精益髓；银柴胡清虚热；枸杞子滋补肝肾；党参、白术、生地黄、黄芪养血生津，益气健脾；浮小麦、麻黄根固表止汗；天麻、钩藤、菊花平肝息风潜阳。全方共奏滋肾养肝、平肝息风之效，兼顾表虚汗出等杂症。二诊时患者头晕耳鸣、出汗多、易疲劳等症状较前改善，故在原方基础上加龟甲、鳖甲、玄参滋阴降火潜阳；三诊时患者诸症好转，继续加减服用以巩固疗效。

案 2： 解某，女，49 岁，已婚。

初诊：2020 年 12 月 5 日。

病史：2019 年以"月经紊乱半年余"为诉就诊，半年前因激素水平紊乱出现月经周期紊乱，月经量较前减少。刻下症：头晕健忘，眼干眼涩，乍寒乍热，腰背酸痛，疲劳乏力，双侧脸颊多发蝴蝶斑，食纳一般，大便干稀不调，舌淡胖大边齿痕，苔白，脉沉滑。辅助检查：天津当地某三甲医院 B 超示多发性子宫肌瘤。既往有癫痫病史。

辨证：脾肾阳虚证。

治法：温肾壮阳，健脾养血。

处方：熟地黄 20g，山药 20g，肉桂 10g，枸杞子 15g，续断 20g，杜仲 20g，当归 10g，党参 30g，白术 10g，茯苓 30g，鹿角霜 30g，锁阳 30g，淫羊藿 20g，巴戟天 20g，益母草 10g，蒲黄 20g，黄芪 30g，甘草 3g，水煎服，7 剂。

二诊：2020 年 12 月 12 日。服上药 7 剂后，气力增加，眼干眼涩缓解，食欲增加，偶感头晕，仍自觉乍寒乍热，腰背酸痛缓解，舌淡胖大边齿痕，苔白，脉沉滑，继服原方 10 剂，加桑寄生 20g，车前子 20g，煎法同前。

三诊：2020 年 12 月 22 日。患者诉 3 日前月经已行，此次经量较前一次增多，精神爽快，面色红润有光泽，腰背酸痛已不明显，头晕已消，随症加减，继服上方，连续治疗 3 个月后患者愈。

半年后随诊，诉月经周期规律，颜色、经量适中，无特殊不适。

按语： 绝经前后诸症的发生和变化与肾之阴阳密切相关，又易波及其他脏腑，肾阳虚衰，脾阳失其温煦，诊为脾肾阳虚证。肾虚则髓海、外府失养，故头晕健忘，腰背酸痛，疲劳乏力；肾虚失其濡养，故眼干眼涩；阳虚则寒，火不归元则热，故见乍寒乍热；脾肾阳虚，水湿泛溢肌肤，气血不调，故见双侧脸颊多发蝴蝶斑；脾阳温煦不足，运化无力，故食纳一般，大便干稀不调。舌淡胖大边齿痕，苔白，脉沉滑，亦是脾肾阳虚之象。根据患者情况，一诊予右归丸加减。方中肉桂、鹿角霜温补肾阳；熟地黄、山药、枸杞子滋阴益肾；锁阳、淫羊藿、巴戟天温阳填精益髓；杜仲、续断补肝肾，强腰膝；当归补精养血；党参、白术、茯苓、黄芪益气健脾化湿；益母草、蒲黄活血化瘀；甘草调和诸药。全方共奏温肾壮阳、健脾养血之效，兼顾化湿、祛瘀等。二诊时患者气力增加，眼干眼涩缓解，食欲增加，但是仍自觉乍寒乍热，舌脉未见明显改变，故加桑寄生补肝肾，强筋骨，加车前子渗湿泄浊。三诊时症状明显好转，加减继服巩固。

案 3：张某，女，50 岁，已婚。

初诊：2021 年 7 月 10 日。

病史：诉闭经 7 年余，1 年来常感失眠烦热，加重 1 个月。刻下症：性欲下降，烦躁不安，阵发性发热，面色暗黄，面部两侧多发斑点，畏寒肢凉，腰酸疼，虚汗多，白带少，眠差，腹胀，纳差，偶有便秘，小便可，舌淡苔边齿痕，脉沉。辅助检查：彩超示：子宫肌瘤 2cm，左乳 3 点方向腺体层可见一大小 2mm×2mm 低回声小结节。

辨证：肝肾阴虚证。

治法：滋阴益肾，补血养肝。

处方：银柴胡 10g，生地黄 15g，玄参 15g，知母 10g，牡丹皮 15g，栀子 10g，连翘 20g，浮小麦 20g，当归 10g，白芍 10g，首乌藤 20g，香附 10g，党参 30g，白术 20g，黄芪 30g，熟地黄 20g，山茱萸 20g，山药 20g，茯苓 15g，泽泻 15g，柏子仁 30g，合欢皮 20g，水煎服，7 剂。

二诊：2021 年 7 月 17 日。服上药 7 剂后，失眠烦热、肢凉较前减轻，面色有光泽，但仍感腹胀、纳差、大便干结，虚汗多未见明显减轻，舌淡、边有齿痕，脉沉。上方加麦芽 20g，山楂 30g，继服 10 剂，煎法同前。

三诊：2021 年 7 月 28 日。患者诉失眠烦热明显好转，四肢温热，面色红润有光泽，虚汗较前减少，腹胀缓解，大便黄软，小便可，舌淡，苔白边齿痕，脉沉，守方继服 20 剂，煎法同前。

四诊：2021 年 8 月 19 日。精神可，面色华，现已可入睡，睡眠质量可，诸症大好，舌淡，苔白，舌边齿痕，脉沉，守方继服 3 个月，巩固疗效，已收全功。

按语：腰为肾府，肾之精亏血少，故腰酸疼；肾阴不足，阴不维阳，虚阳上越，故烦躁不安，阵发性发热，虚汗多；水亏不能上制心火，心神不宁，故眠差；肝肾不足，元气亏虚，气机不畅，故性欲下降；肝肾不足，血不养肤，故面色暗黄，面部两侧多发斑点；阴损及阳，阳虚无以温煦，故见畏寒肢凉，白带少，腹胀，纳差；阴虚内热，燥热内结，故偶有便秘。根据患者情况，一诊予六味地黄丸加减。方中熟地黄填精益髓，滋补阴精；山茱萸补养肝肾，并能固摄；山药补养脾肾，且助运化；泽泻、茯苓既可泻湿浊防滋阴太过，也可滋补阴精以降相火；牡丹皮、栀子泻火除烦；银柴胡、生地黄、玄参、知母滋阴养血，清热泻火；连翘疏散表邪；浮小麦固表止汗；党参、白术、黄芪益气健脾；当归、白芍、香附补血活血；柏子仁、合欢皮、首乌藤安神助眠。全方共奏滋阴益肾、补血养肝之效。二诊时患者失眠烦热、肢凉较前减轻，但脾胃运化仍显不足，故加麦芽、山楂以助运化。三诊时症状改善，原方继服。四诊时失眠已得改善，继服巩固。

案4： 唐某，女，44岁，已婚。

初诊： 2016年12月20日。

病史： 2016年以"近半年来月经量减少，3个月前经闭未行。"为诉就诊。刻下症：月事不调，面色无华，头晕，口燥咽干，潮热汗出，动则汗出如雨，性情烦躁，腰膝酸软，偶感腹痛，失眠多梦，舌稍红，苔薄黄，脉沉弦稍数。

辨证： 肝肾阴虚证。

治法： 滋阴益肾，补血养肝。

处方： 熟地黄20g，银柴胡10g，生地黄15g，玄参15g，知母10g，牡丹皮15g，栀子10g，山药20g，山茱萸10g，当归10g，党参30g，黄芪30g，白术10g，茯苓30g，龙骨30g，牡蛎30g，浮小麦15g，麻黄根10g，益母草20g，水煎服，8剂。

二诊： 2016年12月28日。服上药8剂后，汗出较前明显减轻，面色改变，潮热、小腹疼痛感、腰膝酸软较前减轻，睡眠现已可入睡，心情爽快，舌红，苔薄黄，上方加酸枣仁30g，续断20g，继服28剂，煎法同前。

三诊： 2017年1月28日。患者诉月经已行，行经前无特殊不适，腰酸缓解，头晕乏力已基本消失，汗出亦止，夜寐安，二便如常，随症加减，继服上方，连续治疗2个月后患者自觉形神俱可。

1年后随诊，诉期间月经如常，其余无特殊不适。

按语：肝肾功能失常，冲任失调，血海蓄溢无常，故月事不调，经量减少；精亏血少，失其滋养，故面色无华；天癸渐竭，肝肾阴虚，一方面髓海失养，一方面肝阳上扰，故头晕；腰为肾府，肾主骨，肾之精亏血少，故腰酸腿软；肾阴不足，阴虚内热，津液不足，故口燥咽干，潮热汗出，动则汗出如雨；水亏不能上制心火，心神不宁，故性情烦躁，失眠多梦；肝肾亏虚，胞宫、冲任失养，故偶感腹痛。舌稍红，苔薄黄，脉沉弦稍数，亦是肝肾阴虚之象。故方中熟地黄填精益髓，滋补阴精；生地黄、玄参、知母、牡丹皮、栀子清热泻火，凉血除蒸；山茱萸补养肝肾，并能固摄；山药补养脾肾，且助运化；党参、黄芪、白术、茯苓益气养血，健脾化湿；当归、益母草养血活血；龙骨、牡蛎镇静安神，平肝潜阳，合浮小麦、麻黄根固表止汗。全方共奏滋阴益肾、补血养肝之功。二诊时患者汗出减少，面色好转，阴虚内热等症状改善，故继续在原方基础上加续断补肝肾，强筋骨，酸枣仁安神助眠。三诊时月经来潮，诸症改善，加减继服巩固。

案5：李某，女，53岁，已婚。

初诊：2017年4月18日。

病史：2017年以"烦热多汗半年余加重半个月"为主诉就诊，近半年来时感烦热、多汗伴胸闷，停经2年余，既往体健。刻下症：五心烦热，头晕耳鸣，情绪不定，心烦易惊，失眠多梦，肢体倦怠，小便可，大便干稀不调，舌淡胖边齿痕，苔白滑，脉沉细。

辨证：肝肾阴虚证。

治法：滋阴益肾，养肝健脾。

处方：麻黄根15g，银柴胡10g，香附10g，当归10g，川芎10g，丹参20g，红花10g^{另包}，益母草20g，熟地黄20g，山茱萸20g，山药20g，茯苓15g，泽泻15g，益智仁20g，柏子仁30g，酸枣仁30g，合欢皮20g，浮小麦15g，龙骨30g，牡蛎30g，水煎服，8剂。

二诊：2017年4月26日。自述服上药至第5剂时，汗证明显减轻，胸闷烦热也渐消，睡眠质量较前可，但仍感耳鸣，偶感头晕，情绪较前稳定，二便如前，舌淡胖边齿痕，苔白滑，脉沉弱。上方加枸杞子15g，蝉蜕10g，继服14剂，煎法同前。

三诊：2017年5月10日。患者诉汗证渐止，心情爽快，身有气力，胸闷烦热明显减轻，耳鸣头晕较前减轻，夜寐安，二便调，舌淡胖大，苔白，脉沉。辨证同前，随症加减继服3个月，巩固治疗，以收全功。

按语：绝经前后诸症的发生和变化与肾之阴阳密切相关，又易波及其他脏腑。肝肾阴虚，虚热内扰，故五心烦热，心烦易惊，汗多；阴虚精亏，无以充养，故头晕耳鸣；脾虚运化不足，气血生化乏源，故见肢体倦怠，大便干稀不调。舌淡胖边齿痕，苔白滑，脉沉细，是阴虚血少、脾虚湿盛之象。故方中熟地黄填精益髓，滋补阴精；山茱萸补养肝肾，并能固摄；山药补养脾肾，且助运化；泽泻、茯苓既可泻湿浊防滋阴太过，也可滋补阴精以降相火；麻黄根、浮小麦固表止汗；香附、川芎理气活血止痛；当归、丹参、红花、益母草养血活血，清心除烦；银柴胡清虚热；益智仁暖肾温脾止泻；柏子仁、酸枣仁、合欢皮养心解郁安神；龙骨、牡蛎镇静安神，平肝潜阳。全方共奏滋阴益肾、养肝健脾之功。二诊时汗证减轻，烦热减少，仍耳鸣头晕，故加枸杞子滋补肝肾，蝉蜕息风镇静。三诊时诸症改善，加减继服巩固。

第六节　不孕（女性不孕症）

女子未避孕，性生活正常，与配偶同居1年而未孕者，称为不孕症。从未妊娠者为原发性不孕，《备急千金要方》称为"全不产"；曾经有过妊娠者继而未避孕1年以上未孕者为继发性不孕，《备急千金要方》称为"断绪"。

不孕之名首载于《周易》，其曰："妇三岁不孕。"《素问·骨空论》指出："督脉者……此生病……其女子不孕。"《神农本草经》中有紫石英治疗"女子风寒在子宫，绝孕十年无子"及当归治疗"绝子"的记载。《诸病源候论》列"月水不利无子""月水不通无子""子脏冷无子""带下无子""结积无子"等"夹疾无子"病源。《备急千金要方·求子》称："凡人无子，当为夫妻俱有五劳七伤、虚羸百病所致，故有绝嗣之殃。"其明确指出夫妇双方均可导致不孕，治法有创新。《格致余论·受胎论》谓："男不可为父，得阳气之亏者也；女不可为母，得阴气之塞者也。"《丹溪心法·子嗣》论述肥盛妇人痰湿闭塞子宫和怯瘦妇人子宫干涩不能妊娠的证治，影响颇大。《广嗣纪要·择配篇》提及"五不女"（螺、纹、鼓、角、脉），认识到女子先天生理缺陷和生殖器官畸形可致不孕。《景岳全书·妇人规》言："种子之方，本无定轨，因人而药，各有所宜。"其强调治疗不孕症应辨证论治。《傅青主女科·种子》列有种子十条，注重从肝肾论治不孕症，创制的养精种玉汤、温胞饮、开郁种玉汤等至今为临床常用。

西医学不孕症女方因素多由排卵障碍、输卵管因素、子宫、阴道、外阴等所致，其他如免疫因素、男方因素、不明原因等也可参照本病辨证治疗。

【病因病机】

本病主要病机为肾气不足，冲任气血失调。

1. 肾虚 先天不足，或房劳多产，或久病大病，或年逾五七，肾气亏虚，精不化血，则冲任虚衰，难以受孕；素体阳虚或寒湿伤肾，肾阳不足，胞宫失煦，则冲任虚寒，不能成孕；肾阴素虚，或久病耗损真阴，天癸乏源，胞宫失养，冲任血海空虚，或阴虚内热，热扰冲任，乃至不孕。如《女科经纶·嗣育门》引朱丹溪语："妇人久无子者，冲任脉中伏热也……其原必起于真阴不足，真阴不足，则阳胜而内热，内热则荣血枯。"

2. 肝气郁结 情志不畅，或盼子心切，肝郁气滞，疏泄失常，气血失调，冲任失和，胎孕不受。《景岳全书·妇人规》曰："产育由于血气，血气由于情怀，情怀不畅则冲任不充，冲任不充则胎孕不受。"

3. 痰湿内阻 思虑劳倦，或肝木犯脾，伤及脾阳，健运失司，水湿内停，湿聚成痰，冲任壅滞，而致不孕；或素体肥胖，嗜食肥甘，躯脂满溢，痰湿内盛，胞脉受阻，致令不孕。《傅青主女科·种子》言："妇人有身体肥胖，痰涎甚多，不能受孕者。人以为气虚之故，谁知是湿盛之故乎……而肥胖之湿，实非外邪，乃脾土之内病也。"

4. 瘀滞胞宫 经行产后，摄生不慎，邪入胞宫致瘀；或寒凝血瘀，或热灼血瘀，或气虚运血无力致瘀，瘀滞冲任、胞宫，以致不孕。《诸病源候论·妇人杂病诸候》"结积无子候"引养生方说："月水未绝，以合阴阳，精气入内，令月水不节，内生积聚，令绝子。"

【临床表现】

不孕症是一种生育障碍状态，可由多种原因导致。通过夫妇双方全面检查，寻找病因，是诊断不孕症的关键。医师询问患者年龄、婚史、同居时间、配偶健康状况、性生活情况、月经史及产育史，还需了解既往史及家族史，尤需注意有无结核、甲状腺疾病、糖尿病及盆腹腔手术史。患者未避孕，性生活正常，同居1年或曾孕育后未避孕1年而未孕。

【检查】

1. 体格检查 观察身高、体重、第二性征发育、体毛分布及有无溢乳等。

2. 妇科检查 注意内外生殖器，有无发育畸形、炎症及包块等。

3. 辅助检查 ①卵巢功能检查：了解排卵及黄体功能状态，包括基础体温测定、B超监测排卵、子宫颈黏液结晶检查、子宫内膜活检、血清生殖内分泌激素测定等。②输卵管通畅试验：常用子宫输卵管碘液造影术、子宫输卵管超声造影术及核磁共振子宫输卵管影像术。③免疫因素检查：包括生殖相关抗体，如抗精子抗体、抗子宫内膜抗体等。④宫腔镜检查：了解宫腔情况，诊断宫腔粘连、黏膜下肌瘤、内膜息肉、子宫畸形等。⑤腹腔镜检查：用于盆腔情况的诊断，直接观察子宫、输卵管、卵巢有无病变或粘连，直视下可行输卵管亚甲蓝通液，了解输卵管通畅度，且检查与治疗可同时进行。

【治疗】

1. 辨证论治 治以温养肾气，调理气血，调畅情志，以利于受孕。

（1）肾虚证

1）肾气虚证

主要证候：婚久不孕，月经不调或停闭，量多或少，色淡暗质稀，腰酸膝软，头晕耳鸣，精神疲倦，小便清长，舌淡，苔薄白，脉沉细，两尺尤甚。

证候分析：肾气不足，冲任虚衰，不能摄精成孕，而致不孕；冲任不调，血海失司，故月经不调或停闭，量或多或少；肾主骨生髓，腰为肾之府，肾虚则腰酸膝软，精神疲倦；肾开窍于耳，脑为髓海，髓海不足，则头晕耳鸣；气化失常，则小便清长，经色淡暗质稀。舌淡，苔薄白，脉沉细，均为肾气虚之象。

治法：补益肾气，调补冲任。

方药：毓麟珠（《景岳全书》）加减。

加减：经来量多，加阿胶、炒艾叶固冲止血；经来量少不畅，加丹参、鸡血藤活血调经；心烦少寐，加柏子仁、首乌藤养心安神；腰酸腿软甚者，加续断、桑寄生补肾强腰。

2）肾阳虚证

主要证候：婚久不孕，初潮延迟，月经后期，量少，色淡质稀，甚至停闭，带下量多，清稀如水，腰膝酸冷，性欲淡漠，面色晦暗，大便溏薄，小便清长，舌淡，苔白，脉沉迟。

证候分析：肾阳不足，冲任虚寒，胞宫失煦，故婚久不孕；阳虚内寒，天癸迟至，冲任血海空虚，故初潮延迟，月经后期，甚至闭经；阳虚水泛，湿注任带，故带下量多，清稀如水；肾阳虚外府失煦，则腰膝酸冷，火衰则性欲淡漠；火不暖土，脾阳不足，则大便溏薄；膀胱失约，则小便清长；肾阳虚衰，血失温养，脉络拘急，血行不畅，则面色晦暗，经少色淡质稀。舌淡，苔白，脉沉迟，均为肾阳虚之象。

治法：温肾助阳，调补冲任。

方药：温胞饮（《傅青主女科》）加减。

加减：小便清长，夜尿多，加益智仁、桑螵蛸补肾缩小便；性欲淡漠，加紫石英、肉苁蓉温肾填精。血肉有情之品如紫河车、龟甲、鹿茸等，具补肾阴阳、通补奇经之效，可适时加味。

3）肾阴虚证

主要证候：婚久不孕，月经先期，量少，色红质稠，甚或闭经，或带下量少，阴中干涩；腰酸膝软，头晕耳鸣，形体消瘦，五心烦热，失眠多梦，舌淡或舌红，少苔，脉细或细数。

证候分析：肾阴亏虚，冲任血海匮乏，胞宫失养，故致不孕；精血不足，则月经量少，甚或闭经；阴虚内热，热迫血行，故月经先期；血少津亏，阴液不充，任带失养，阴窍失濡，故带下量少，阴中干涩；腰为肾之府，肾虚则腰膝酸软；阴虚血少，清窍失荣，血不养心，故头晕耳鸣，失眠多梦；阴虚火旺，故形体消瘦，五心烦热，经色红质稠。舌淡或舌红，少苔，脉细或细数，均为肾阴虚之象。

治法：滋肾养血，调补冲任。

方药：养精种玉汤（《傅青主女科》）加减。

加减：胁肋隐痛，两目干涩，加女贞子、墨旱莲柔肝养阴；面色萎黄，头晕眼花，加龟甲、紫河车填精养血；五心烦热，午后潮热，加地骨皮、牡丹皮、知母滋阴清热。

（2）肝气郁结证

主要证候：婚久不孕，月经周期先后不定，量或多或少，色暗，有血块，经行腹痛，或经前胸胁，乳房胀痛，情志抑郁，或烦躁易怒，舌淡红，苔薄白，脉弦。

证候分析：肝气郁结，疏泄失常，冲任失和，故婚久不孕；气机不畅，血海蓄溢失常，故月经周期先后不定，量或多或少；气郁血滞，则经色暗，有血块；足厥阴肝经循少腹布胁肋，肝失条达，经脉不利，故经前胸胁、乳房胀痛；肝郁气滞，血行不畅，"不通则痛"，故经行腹痛；情怀不畅，郁久化火，故情志抑郁，或烦躁易怒。舌淡红，苔薄白，脉弦，均为肝郁之象。

治法：疏肝解郁，理血调经。

方药：开郁种玉汤《（傅青主女科》）加减。

加减：若痛经较重，加延胡索、生蒲黄、山楂化瘀止痛；心烦口苦，加栀子、夏枯草清泄肝热；胸闷纳少，加陈皮、砂仁健脾和胃；经前乳房胀痛明显，加橘核、青皮、玫瑰花理气行滞。

（3）痰湿内阻证

主要证候：婚久不孕，月经后期，甚或闭经，带下量多，色白质黏，形体肥胖，胸闷呕恶，心悸头晕，舌淡胖，苔白腻，脉滑。

证候分析：素体脾虚，聚湿成痰，或肥胖之体，躯脂满溢，痰湿内盛，壅滞冲任，故婚久不孕；痰阻冲任、胞宫，气机不畅，故月经后期，甚或闭经；湿浊下注，则带下量多，质黏稠；痰浊内阻，饮停心下，清阳不升，则胸闷呕恶，头晕心悸。舌淡胖，苔白腻，脉滑，均为痰湿内停之象。

治法：燥湿化痰，理气调经。

方药：苍附导痰丸加减。

加减：带下量多，加芡实、金樱子固涩止带；胸闷气短，加瓜蒌、石菖蒲宽胸利气；心悸，加远志祛痰宁心；月经后期，闭经，加丹参、泽兰养血活血通经。

（4）瘀滞胞宫证

主要证候：婚久不孕，月经后期，量或多或少，色紫黑，有血块，可伴痛经，平素小腹或少腹疼痛，或肛门坠胀不适，舌质紫暗，边有瘀点，脉弦涩。

证候分析：瘀血内停，冲任阻滞，胞脉不通，故致不孕；冲任气血不畅，血海不能按时满溢，故月经周期延后，量少，色紫黑；瘀阻冲任，血不归经，则月经量多，有血块；血瘀气滞，"不通则痛"，故经行腹痛，或小腹、少腹疼痛，肛门坠胀不适。舌质紫暗，边有瘀点，脉弦涩，均为血瘀之象。

治法：活血化瘀，止痛调经。

方药：少腹逐瘀汤加减。

加减：小腹冷痛，加吴茱萸、乌药温经散寒；经血淋沥不尽，加茜草、三七粉化瘀止血；下腹结块，加鳖甲、炮山甲散结消癥。

2. 中成药治疗

（1）滋肾育胎丸　每次5g，每日3次，口服，适用于脾肾两虚证。

（2）右归丸　每次1丸，每日3次，口服，适用于肾阳虚证。

（3）坤泰胶囊　每次6g，每日2次，口服，适用于心肾不交证。

（4）逍遥丸　每次9g，每日2次，口服，适用于肝气郁结证。

（5）定坤丹　每次3.5～7g，每日2次，口服，适用于气血不足证。

（6）少腹逐瘀丸　每次1丸，每日2次，口服，适用于瘀滞胞宫证。

3. 针灸治疗　对排卵障碍所致不孕症，应用针灸促进卵泡发育及排卵。体针取关元、中极、三阴交、子宫、气海、足三里等穴，随症加减；

灸法以艾灸为主，取神阙、关元等为主穴。

另外，中药外敷热熨、肛门导入、穴位离子导入及导管介入等疗法，对输卵管性不孕有较好的疗效，临证多以内治与外治法联合应用。

【预防与调护】

不孕症的预后与患者年龄、病史、病因及病程关系较为密切。年龄较轻、病因单一、病程短者，疗效较好；年龄偏大、病因复杂、病程长者，疗效欠佳。

【验案举隅】

案1：李某，女，28岁，已婚。

初诊：2018年11月16日。

病史：结婚3年余未避孕未孕，既往月经不调，初潮10岁，月经先后无定期，经期7天干净，末次月经2018年11月2日，量少，色淡，有血块，无痛经。辅助检查：B超示子宫前位，形态正常，子宫附件未见明显异常。白带常规：白细胞（++），上皮细胞（++），乳酸杆菌（++）。刻下症：月经量少，月经色淡，偶感头晕，疲倦乏力，面部痤疮频发，满面油光，眠差，头晕耳鸣，小便可，大便黏腻，舌胖大，苔白滑，脉沉滑。

辨证：脾虚湿盛证。

治法：健脾祛湿。

处方：当归15g，川芎10g，丹参20g，红花10g另包，益母草15g，炒栀子10g，蒲公英15g，山楂20g，薏苡仁20g，泽泻15g，党参30g，山药30g，白术20g，黄芪30g，黄柏10g，连翘20g，枳壳10g，柴胡10g，香附10g，神曲30g，甘草3g，水煎服，16剂。

二诊：2018年12月1日。月经于2018年11月28日已行，此次月经量较前增多，血块减少，头晕乏力减轻，面部痤疮红肿较前消，仍有耳鸣，眠差，二便如前，舌胖大，苔白滑，脉滑。上方加酸枣仁30g，菊花10g，继服20剂，煎法同前。

三诊：2018年12月23日。患者诉月经前无特殊不适，服药后觉头晕耳鸣、神疲乏力等明显好转，精神状态佳，气力增加，夜寐安，二便调，舌淡胖大，苔白，脉沉滑，辨证同前，以上方为基础，选用枸杞子、何首乌、白芍、茯苓等随症加减，以补脾益肾、祛湿邪、促排卵为治疗原则，经过半年的调理，患者诉诸症好，神清气爽，胎元巩固。

1年后电话随诊，诉已于年底安然产下一子，母子健康。

按语：患者嗜食肥甘，躯脂满溢，痰湿内盛，胞脉受阻，以致不孕。痰阻冲任、胞宫，气机不畅，故月经先后无定期，经量少，色淡，伴血块；脾失健运，气血生化乏源，故偶感头晕，耳鸣，疲倦乏力；脾虚湿蕴，熏蒸于面，故痤疮频发，满面油光；脾虚血亏，心神失养，故眠差；脾失健运，温煦失职，故大便粘腻。舌胖大，苔白滑，脉沉滑，亦是脾虚湿盛之象。方中党参、白术、黄芪益气健脾；薏苡仁、泽泻利水渗湿；山楂、神曲消食健脾，化浊降脂；当归、丹参、红花、益母草养血活血散瘀；柴胡、香附、川芎、枳壳行气疏肝解郁；山药双补脾肾；栀子、蒲公英、黄柏、连翘解表里湿热之邪；甘草调和诸药。全方共奏健脾祛湿之功。二诊时患者经量增加，血块减少，头晕乏力、面部痤疮较前改善，但仍失眠不佳，有耳鸣，故在原方基础上加酸枣仁安神助眠，菊花平抑肝阳。三诊时诸多症状明显改善，故进一步根据疾病肾气不足的根本病机进行调理，加枸杞子、何首乌补肝肾，益精血，加茯苓健脾渗湿，养心安神，加减继服以巩固。

案2：李某，女，31岁，已婚。

初诊：2020年8月4日。

病史：2020年以"婚后2年未避孕未孕"为诉就诊，婚后两年未避孕未孕，近半年来时感烦热、多汗伴胸闷。末次月经2020年7月20日，既往体健。刻下症：月经量少，色淡，畏寒怕冷，腰膝酸软，月经前乳房胀痛，形体消瘦，易疲乏，食纳差，眠差，二便可，舌淡，苔薄白，脉沉细无力。

辨证：肝肾阴虚证。

治法：滋阴益肾，养肝健脾。

处方：柴胡10g，香附10g，茯苓15g，泽泻15g，熟地黄20g，山茱萸20g，山药20g，牡丹皮15g，益母草20g，紫河车20g，党参30g，白术20g，黄芪30g，炒栀子10g，薏苡仁20g，蒲公英15g，酸枣仁30g，柏子仁 20g, 合欢皮 20g, 首乌藤 20g, 水煎服, 14 剂。

二诊: 2020 年 8 月 20 日。诉于 2020 年 8 月 18 日月经已行, 服药后月经前乳房胀痛感明显减轻, 烦热胸闷感觉较前好转, 汗渐止, 疲劳乏力缓解, 睡眠较前可, 可入睡, 情绪稳定, 二便调, 舌淡, 苔薄白, 脉沉细无力。上方加蝉蜕 10g, 继服 20 剂, 煎法同前。

三诊: 2020 年 9 月 10 日。患者诸症大好, 继续予以补肾促排卵治疗, 以上方为基础, 随症加减继服半年余, 胎元得固, 可适时孕育胎儿。

1 年后随诊, 诉已孕 4 个月, 胎儿及母体各项指标均正常, 无其他不适, 嘱其卧床休息, 适当运动, 避劳累。

按语: 不孕症主要病机为肾虚, 常常相兼肝郁、脾虚。肝肾阴虚, 冲任血海匮乏, 胞宫失养, 故致不孕; 阴虚内热, 故时感烦热、多汗伴胸闷, 形体消瘦; 精亏血少, 故月经量少, 色淡; 阴虚及阳, 失其温煦, 故畏寒怕冷; 腰为肾之府, 故腰膝酸软; 肝肾阴虚, 疏泄功能失调, 故月经前乳房胀痛; 脾虚失其健运, 气血生化乏源, 故易疲乏, 食纳差; 虚热扰心或心神失养, 故眠差。舌淡, 苔薄白, 脉沉细无力, 亦是虚象。根据患者情况, 一诊选用六味地黄丸加减。方中熟地黄、山茱萸、山药补养肝脾肾; 泽泻、牡丹皮、茯苓泻湿浊、降相火; 柴胡、香附行气疏肝解郁; 益母草活血调经; 紫河车温肾补精, 益气养血; 党参、白术、黄芪、薏苡仁益气健脾化湿; 栀子清热除烦; 蒲公英清热利湿, 并行气滞; 酸枣仁、柏子仁、合欢皮、首乌藤养心安神。全方共奏滋阴益肾、养肝健脾之功。二诊时患者诉烦热、疲劳等症状较前改善, 在原方基础上再加蝉蜕入肝经, 息风镇静安神。三诊时患者诸症大好, 加减继服以巩固。

案 3: 杨某, 女, 35 岁, 已婚。

初诊: 2020 年 12 月 2 日。

病史: 2020 年以"婚后 5 年未避孕未孕"为诉就诊, 婚后 5 年未避孕未孕, 月经周期 26～28 天, 经期 6～8 天, 末次月经 2020 年 11 月 20 日, 月经量正常, 有血块, 劳累及情绪不畅则出现痛经。B 超: 卵泡发育不良, 激素水平基本正常。近年来心烦胸闷, 情绪不畅, 长期未孕导致压力过大, 性情急躁, 偶感乳腺胀痛, 既往体健, 辗转多方治疗, 未见明显疗效。刻下症: 月经量可, 色稍暗, 有血块, 偶感痛经, 情绪紧张, 烦躁易怒，疲劳健忘，腰胀酸软，偶感头晕，不欲饮食，二便可，舌淡，苔薄黄，脉弦细。

辨证：肝郁肾虚证。

治法：疏肝补肾健脾。

处方：仙茅30g，柴胡10g，香附10g，茯苓15g，泽泻15g，当归15g，川芎10g，益母草20g，熟地黄20g，杜仲15g，党参30g，白术20g，黄芪30g，山茱萸20g，山药20g，牡丹皮10g，益智仁15g，肉桂15g，炒栀子10g，续断15g，水煎服，14剂。

二诊：2020年12月15日。自述本月月经未行，服药后腰胀酸软较前缓解，药以疏肝补肾为主，肝气得疏，则头晕，肝主情志则性情较前缓和，气机不畅则腰部胀满，气机舒畅则饮食得复，二便可，辨证同前，守方继服14剂，煎法同前。

三诊：2020年12月30日。诉末次月经于18日已行，服药后诸症缓解，腰胀酸软明显减轻，气力增加，精神爽快，情志舒畅，头晕较前已不显，食欲增加，二便可，舌淡苔黄，脉弦细，上方去杜仲15g，加山楂20g，菟丝子10g，继服30剂，煎法同前。

四诊：2021年1月30日。诉经行腹痛基本消失，腰胀酸软较前可，现性情温和已不急躁，月经量及周期正常，无血块，饮食香甜，继续予以疏肝补肾健脾，以促进排卵行经，提高卵子质量，上方随症加减继服3个月，嘱其中间监测B超及性激素，如果异常则随诊，余症大好，可适时备孕。

半年后随诊，患者诉其已孕3个月，心情愉悦，无其他不适，嘱注意保胎，勿劳累。

按语：不孕症主要病机为肾虚，患者又长期未孕，压力过大，性情急躁，合并肝郁症状。肾气不足，肝气郁结，冲任气血失和，故婚久不孕；肝郁气滞，血行不畅，故经有血块，偶感乳腺胀痛，劳累及情绪不畅出现痛经；肝失条达，气机不利，郁久化热，故情绪紧张，烦躁易怒；肝肾阴虚，精亏血少，头窍、骨髓等失其充养，故疲劳健忘，腰胀酸软，偶感头晕；肝郁乘脾，脾失健运，故不欲饮食。舌淡，苔薄黄，脉弦细，亦是肝郁之象。根据患者情况，一诊选用六味地黄丸加减。方中熟地黄、山茱萸、山药、杜仲补养肝脾肾；泽泻、牡丹皮、茯苓泻湿浊、降相火；柴胡、香附行气疏肝解郁；益母草活血调经；党参、白术、黄芪益气健脾；续断、杜仲补肝肾，强筋骨；仙茅、益智仁、肉桂暖脾肾；栀子清热除烦。全方共奏疏肝补肾健脾之功。二诊时患者诸症缓解，继服。三诊时患者诸症明显改善，食欲好转，故加山楂消食健脾，去杜仲加菟丝子补肝肾。四诊时患者诸症基本消失，继服巩固。

第五章 杂病医案精选

第一节 消渴（2型糖尿病）

消渴是由先天禀赋不足、饮食不节、情志失调、劳倦内伤等导致阴虚内热，以多饮、多尿、乏力、消瘦或尿有甜味为主要症状的病证。西医学的糖尿病属于本病范畴，可参照本病辨证论治；其他具有多尿、烦渴的临床特点，与消渴病有某些相似之处的疾病或症状，如尿崩症等，亦可参考本病辨证论治。

《素问·奇病论》首先提出消渴之名。根据病机及症状的不同，《黄帝内经》还有消瘅、肺消、膈消、消中等名称的记载，认为五脏虚弱、过食肥甘、情志失调是引起消渴的原因，而内热是其主要病机。《素问·腹中论》强调"热中消中，不可服膏粱芳草石药"等，指出本病应禁食燥热伤津之品。《金匮要略·消渴小便利淋病脉证并治》认为胃热、肾虚是消渴的主要病机，并最早提出白虎加人参汤、肾气丸、文蛤散等治疗方药。《诸病源候论·消渴候》明确指出了本病易发痈疽和水肿。《备急千金要方·消渴》强调生活调摄对消渴的治疗意义，首次提出节制饮食、劳欲者，"虽不服药而自可无他"。《外台秘要·消中消渴肾消》最先记载了消渴小便甜，并以此作为判断本病是否治愈的标准，同时论述了"焦枯消瘦"是本病的临床特点。此外，《儒门事亲·三消论》云："夫消渴者，多变聋盲、疮癣、痤痱之类。"刘完素、张子和等发展了宋代提出的"三消"理论，提倡"三消"燥热学说，主张治以清热泻火，养阴生津。《丹溪心法》则指出，治消渴应以"养肺、降火、生血"为主。明清时期进一步深化了脾肾在消渴中的地位，强调命门火衰不能蒸腾水气而致口渴溲多，故治疗多注重健脾益气以复阴生津，补益命门以蒸液润燥。在临床分类方面，《证治要诀》明确提出上、中、下之分类。《证治准绳·消瘅》对三消的临床分类做了规范："渴而多饮为上消（经谓膈消），消谷善饥为中消（经谓消中），渴而便数有膏为下消（经谓肾消）。"明清时期至现代，中医学对消渴的治疗原则及方药，有了更多更为广泛深入的研究。

【病因病机】

消渴病机主要在于阴津亏损，燥热偏盛，阴虚为本，燥热为标。肺、胃、肾为主要病变脏腑，尤以肾为关键。三脏之间，既互相影响又有所偏重。

1. 禀赋不足 肾为先天之本，寓元阴元阳，主藏精。肾阴亏虚是消渴病机中最为关键的因素，先天禀赋不足，阴虚体质者最易罹患本病。肾阴亏虚，水竭火烈，上燔心肺则烦渴多饮，中灼脾胃则胃热消谷。肾失濡养，开阖固摄失权，则水谷精微直趋下泄，随小便排出体外，故尿多甜味。

2. 饮食失节 常因长期过食肥甘、醇酒厚味、辛辣香燥之品，导致脾胃损伤。胃主腐熟水谷，脾主运化，为胃行其津液。燥热伤脾胃，胃火炽盛，脾阴不足，则口渴多饮，多食善饥；脾气虚，不能转输水谷精微，则水谷精微下流注入小便，则小便味甘；水谷精微不能濡养肌肉，则形体日渐消瘦。《素问·奇病论》云："此肥美之所发也，此人必数食甘美而多肥也，肥者令人内热，甘者令人中满，故其气上溢，转为消渴。"其指脾胃损伤可致运化失职，积热内蕴，化燥伤津，消谷耗液，进而发为消渴。

3. 情志失调 长期过度的情志刺激，如郁怒伤肝，肝气郁结不得疏泄，或劳心竭虑，营谋强思等郁久化火，消灼肺胃阴津而发为消渴。正如《临证指南医案·三消》云："心境愁郁，内火自燃，乃消证大病。"肺为水之上源，主敷布津液，若木火刑金，燥热伤肺，则津液不能敷布而口渴多饮；津液直趋下行，随小便排出体外，故小便频数量多。

4. 劳欲过度 《外台秘要》曰："房事过度，致令肾气虚耗，下焦生热，热则肾燥，肾燥则渴。"其是指房劳过度，损伤肾精，可致虚火内生，火因水竭益烈，水因火烈而益干，终致肾虚、肺燥、胃热俱现，发为消渴。

《医学纲目·消瘅门》云："盖肺藏气，肺无病则气能管摄津液之精微，而津液之精微者收养筋骨血脉，余者为溲。肺病则津液无气管摄，而精微者亦随溲下，故饮一溲二。"肺为水之上源，敷布津液，燥热伤肺，则津液不能敷布而直趋下行，随小便排出体外，故小便频数量多；肺不布津则口渴多饮。胃主腐熟水谷，脾主运化，为胃行其津液。燥热伤脾胃，胃火炽盛，脾阴不足，则口渴多饮，多食善饥；脾气虚不能转输水谷精微，则水谷精微下流注入小便，则小便味甘；水谷精微不能濡养肌肉，则形体日渐消瘦。肾为先天之本，寓元阴元阳，主藏精。肾阴亏虚则虚火内生，上燔心肺则烦渴多饮，中灼脾胃则胃热消谷。肾失濡养，开阖固摄失权，则水谷精微直趋下泄，随小便而排出体外，故尿多味甜。病变脏腑常相互影响，如肺燥津伤，津液敷布失调，可导致脾胃失去濡养，肾精不得滋助；脾胃燥热偏盛，上可灼伤肺津，下可耗伤肾阴；肾阴不足则阴虚火旺，亦可上灼肺胃，终致肺燥胃热肾虚，故"三多"之症常可相互并见。

消渴病日久，易发生以下病变：一是阴损及阳，导致阴阳俱虚。阴虚为本，燥热为标是消渴基本病机特点，由于阴阳互根，若病程日久，阴损及阳，可致阴阳俱虚，其中，以肾阳虚及脾阳虚较为多见。严重者可因阴液极度耗损，虚阳浮越，而见烦躁、头痛、呕恶、呼吸深快等，甚则出现昏迷、肢厥、脉细欲绝等阴竭阳亡危象。二是病久入络，血脉瘀滞。消渴是一种多个脏腑的疾病，气血运行失常，阴虚内热，耗伤津液，又可导致血行不畅、血脉瘀滞。

【临床表现】

1.口渴多饮、多食易饥、尿频量多、形体消瘦或尿有甜味等具有特征性的临床症状，是诊断消渴病的主要依据。

2.有的患者"三多"症状不显著，但若于中年之后发病，且嗜食膏粱厚味、醇酒炙煿，以及病久并发眩晕、肺痨、胸痹、中风、雀目、疮痈等病症者，应考虑消渴的可能性。

3.由于本病的发生与禀赋不足有较为密切的关系，故消渴的家族史可供诊断参考。

【检查】

糖代谢异常严重程度或控制程度的检查，包括尿糖测定、血糖测定、OGTT、糖化血红蛋白、糖化血浆蛋白测定；胰岛 β 细胞功能检查包括胰岛素释放试验、C 肽释放试验、其他检测 β 细胞功能的方法；并发症的检查包括急性严重代谢紊乱时的酮体、电解质、酸碱平衡检查、心肝肾脑眼科口腔及神经系统的各项辅助检查等。

【治疗】

消渴的基本病机是阴虚为本，燥热为标，故清热润燥、养阴生津为本病的基本治疗原则。

1. 上消

肺热津伤证

临床表现：口渴多饮，口舌干燥，尿频量多，烦热多汗，舌边尖红，苔薄黄，脉洪数。

治法：清热润肺，生津止渴。

代表方：消渴方加减。

加减：烦渴不止，小便频数，加麦冬、葛根；兼多食易饥，大便干结，舌苔黄燥，可用白虎加人参汤；热伤肺阴，脉细苔少，方用玉泉丸或二冬汤。

2. 中消

（1）胃热炽盛证

临床表现：多食易饥，口渴，尿多，形体消瘦，大便干燥，苔黄，脉滑实有力。

治法：清胃泻火，养阴增液。

代表方：玉女煎加减。

加减：口苦，大便秘结不行，可重用石膏，加黄连、栀子；口渴难耐，舌苔少津，加乌梅；火旺伤阴，舌红而干，脉细数，方用竹叶石膏汤。

（2）气阴亏虚证

临床表现：口渴引饮，能食与便溏并见，或饮食减少，精神不振，四肢乏力，体瘦，舌质淡红，苔白而干，脉弱。

治法：益气健脾，生津止渴。

代表方：七味白术散加减。

加减：兼肺中燥热，加地骨皮、知母、黄芩；口渴明显，加天花粉、生地黄、乌梅；气短，汗多，合生脉散；食少腹胀，加砂仁、鸡内金。

3. 下消

（1）肾阴亏虚证

临床表现：尿频量多，混浊如脂膏，或尿甜，腰膝酸软，乏力，头晕耳鸣，口干唇燥，皮肤干燥，瘙痒，舌红苔少，脉细数。

治法：滋阴固肾。

代表方：六味地黄丸加减。

加减：五心烦热，盗汗，失眠，加知母、黄柏；尿量多而浑浊，加益智仁、桑螵蛸；气阴两虚而伴困倦，气短乏力，舌质淡红，加党参、黄芪、黄精；水竭火烈，阴伤阳浮，用生脉散加天冬、鳖甲、龟甲；神昏，肢厥，脉微细等阴竭阳亡危象，合参附龙牡汤。

（2）阴阳两虚证

临床表现：小便频数，混浊如膏，甚至饮一溲一，面容憔悴，耳轮干枯，腰膝酸软，四肢欠温，畏寒肢冷，阳痿或月经不调，舌苔淡白而干，脉沉细无力。

治法：滋阴温阳，补肾固涩。

代表方：金匮肾气丸加减。

加减：尿量多而混浊，加益智仁、桑螵蛸、覆盆子、金樱子；身体困倦，气短乏力，可加党参、黄芪、黄精；兼阳痿，加巴戟天、淫羊藿、肉苁蓉；畏寒甚，加鹿茸粉。

【预防与调护】

调节脾胃、保护胃气对消渴的预防十分重要，平日应注意饮食，节制饮酒，少食肥甘，并适当多食健脾利湿的食物。日常生活中注意情志的舒畅，保持精神乐观。对于中年肥胖之人，加强运动，改善痰湿体质，对消渴的预防也具有积极的意义。

既已发病，更宜注重生活调摄，节制饮食具有基础治疗的重要作用。在保证人体合理需要的情况下，应限制粮食、浊脂的摄入，忌食糖类，养成定时定量进餐的习惯。戒烟、酒、浓茶及咖啡等。生活起居规律，适当运动。确诊后，患者易出现紧张、焦虑、悲观、恐惧等情绪，医生及家属应劝慰开导，解除其思想顾虑，使患者保持情志平和。对于并发痹证、痿证患者，应注意衣着宽松、舒适、吸湿、柔软，保护患肢，防止冻伤、烫伤及生活中的其他意外伤害；并发痈疽者，应保持患处清洁，促进局部血液循环。

【验案举隅】

案1：谭某，女，88岁，已婚。

初诊：2018年1月20日。

病史：患糖尿病20年余，口干口渴加重1个月，耒阳市人民医院化验空腹血糖16.8mmol/L，调整二甲双胍等口服药物后，一周后血糖恢复正常，但自觉症状改善不明显，故来我院就诊。刻下症：面容憔悴，口干口渴，头晕，偶感胸闷乏力，四肢无力，四肢末梢麻木，手足不温，腰酸疼痛，汗多，小便频，舌暗淡，苔白厚腻，脉弦。BP140/70mmHg。既往有冠心病史。

辨证：气滞血瘀证。

治法：益气养阴，活血通络。

处方：生黄芪30g，当归15g，醋白芍15g，柴胡15g，丹参15g，麦冬20g，玄参20g，知母20g，枸杞子10g，白术20g，茯苓20g，车前子20g，薏苡仁20g，生地黄20g，熟地黄20g，水煎服，8剂。

二诊：患者诉口干口渴较前缓解，头晕乏力、胸闷较前可，近日出现失眠、双下肢肿胀感等症状，舌质淡，苔白腻，脉弦，血压及血糖控制良好，辨证同前，上方去茯苓20g，知母20g，加山药20g，厚朴10g，茯神25g，泽泻25g，酸枣仁30g，薏苡仁加至25g，继服14剂，每日1付，煎法同前。

三诊：患者诉口干口渴明显好转，头晕胸闷偶发，睡眠改善，下肢肿胀感渐消，舌暗淡，苔白腻。上方加党参 30g，山茱萸 25g，川芎 20g，继服 8 剂，煎法同前。

四诊：口干及口渴等症较前明显减轻，药后诸症大好，随症加减继服 30 剂，巩固疗效。

按语：糖尿病为慢性病，此案患者罹患糖尿病 20 余年，因病久入络而导致自身津液输布和气血运行均受到影响，体现在患者身上则是出现口干口渴、四肢末梢麻木、手足不温、腰酸疼痛等症状，同时糖尿病患者长时间处于"消渴"状态，久病体虚之下出现面容憔悴，头晕，偶感胸闷乏力、四肢无力、汗多等症状。在此案患者的治疗上，充分体现了谷井文教授活血祛瘀的学术思想，在本案的治疗上立足于糖尿病阴血亏虚的大前提，益气养阴，活血通络。一诊处方以黄芪补血汤、增液汤、当归芍药散合方化裁，加柴胡以疏肝行气，加知母、枸杞子以养血育阴，加薏苡仁、车前子可健脾祛湿同时防止全方过于滋腻；二诊稍做加减，去茯苓、知母并加山药、厚朴、茯神、泽泻、酸枣仁、薏苡仁，增强中焦运化，并可安神助眠；三诊加党参、山茱萸、川芎，增强全方补益气血之功；四诊诸症大好，故效不更方，守方再服以巩固疗效。

案 2：曹某，女，53 岁，已婚。

初诊：2016 年 8 月 9 日。

病史：口渴口干、头晕 1 周余。近半年来体重下降 3kg，曾在当地人民医院化验，空腹血糖 9mmol/L，血红蛋白 6g/L，诊断为糖尿病、贫血。刻下症：头晕，口干口渴，食纳可，五心烦热，睡眠差，大便溏稀，小便频数，四肢乏力。舌淡红苔白，脉细稍数。

辨证：气阴两虚证。

治法：益气健脾，生津止渴。

处方：党参 20g，白术 20g，山药 30g，薏苡仁 20g，陈皮 10g，木香 10g，地骨皮 20g，麦冬 30g，玄参 20g，葛根 20g，广藿香 10g，石膏 20g，知母 10g，阿胶 10g^{烊化}，水煎服，8 剂。

二诊：患者诉服药后口渴，五心烦热减轻，睡眠及四肢乏力稍有缓解，现可入睡，舌淡红，苔白，脉细稍数，继服上方 10 剂，加酸枣仁

30g，栀子 15g，远志 20g，石斛 20g。

三诊：患者诉口干口渴、五心烦热较前好转，睡眠改善，大便现已成形，小便次数较前减少 2 次，上方去木香 10g，加吴茱萸 10g，黄芪 30g，党参加至 30g，继服 14 剂，煎法同前，复诊自述口干及口渴基本缓解，病情稳定，守方继进，上方加减 30 剂，以收全功。

按语：此案患者出现消渴症状半年，近一周加重。虽发病时间不久，但根据、体检结果并结合舌脉，发现患者已经属气阴两虚，所以一诊以党参、白术、山药、薏苡仁健脾益气，以麦冬、阿胶、玄参、知母、葛根、石膏、地骨皮养血滋阴清热，以陈皮、木香、广藿香行气醒脾燥湿，充分体现了谷井文教授培养后天、补气滋阴的学术思想；二诊稍做加味，加酸枣仁、栀子、远志、石斛以养阴清热、安神助眠；三诊去木香而加吴茱萸、黄芪，党参加量，增强全方益气缩尿之功；四诊诸症大好，故效不更方，守方再服以巩固疗效。

案 3：肖某，男，43 岁，未婚。

初诊：2017 年 9 月 18 日。

病史：患者诉平素喜食肥甘厚味，体胖，近 1 年来体重减轻，多饮多食明显，服用双胍类降糖药，症状缓解不佳。刻下症：多食易饥，身体疲倦，头重如裹，偶有口干，头晕乏力，烦热多汗，性情急躁，大便黏腻不爽，舌红，苔黄厚腻，脉滑有力。

辨证：脾阻湿热证。

治法：清利湿热，养阴增液。

处方：生石膏 30g，知母 15g，熟地黄 20g，麦冬 20g，牛膝 20g，黄连 10g，黄芩 15g，白芍 30g，柴胡 15g，黄芪 30g，茯苓 30g，薏苡仁 20g，泽泻 20g，水煎服，8 剂。

二诊：诉口干，头晕乏力较前已明显好转，头困重较前改善，舌质红，苔黄腻，脉滑稍数。上方加白豆蔻 20g，炒山药 30g，继服 14 剂，煎法同前。

三诊：患者诉病情续有好转，精神转佳，口干、头晕乏力等症状基本缓解，病情趋于稳定，复查空腹血糖为 6mmol/L，随症加减继服 30 剂，以收全功。

按语： 此案患者属痰湿体质，此类体质特点是肥胖，但近1年体重突然减轻且多饮多食，显然消渴较之前明显加重。虽发病时间不久，查其证属脾阻湿热，所以一诊以玉女煎加味治之，玉女煎可治疗肾虚胃火之证，加黄芪、茯苓、薏苡仁、泽泻健脾益气祛湿，以黄连、黄芩养血滋阴清热，以柴胡配白芍一疏一敛，相得益彰，使得肝气不郁，阴血又能固守，相互为用，疏肝而不伤阴血，敛肝而不郁滞气机。充分体现了谷井文教授祛痰除湿的学术思想；二诊稍做加味，加白豆蔻燥湿、炒山药健脾以改善患者痰湿体质，二诊诸症大好，故三诊守方再服以巩固疗效。

案4： 蒋某，女，51岁，已婚。

初诊：2017年4月19日。

病史：诉近3年来夜尿频数，口干，眼干明显。长期服用降糖药，空腹血糖为8mmol/L，西医诊断为糖尿病。既往有消化性溃疡、腰椎间盘突出等病史。刻下症：口干多饮，夜尿频，腰痛，食纳差，胃脘不适，精神不振，四肢乏力，月经不调，大便溏稀，舌淡胖大边齿痕，苔白腻，脉濡弱。

辨证：阴阳两虚证。

治法：滋阴温阳，补肾固涩。

处方：熟地黄20g，山萸肉20g，山药20g，茯苓25g，牡丹皮20g，泽泻25g，薏苡仁20g，益母草20g，麦冬20g，五味子10g，西洋参10g，石斛30g，金樱子30g，芡实10g，甘草3g，水煎服，8剂。

二诊：患者诉药后，口干多饮缓解，夜尿已降至每晚2次，但仍感食欲不振，腰痛未缓解，大便细软，舌淡胖大边齿痕，苔白腻，脉弱。继服上方14剂，去益母草20g，加枸杞子10g，锁阳30g，百合20g，菊花10g，煎法同前。

三诊：患者诉药后精神爽快，口干眼干较前感觉轻微，夜尿1次，睡眠较前可，四肢乏力较前可，食欲一般，大便已成形，舌胖大，苔白稍腻，继服中药14剂，去菊花10g，加山楂20g，桑寄生20g，山药加至30g，煎法同前。

四诊：患者药后诉诸症已愈，精神爽快，食欲增加，夜尿偶1次，口干眼干症状已基本消失，守方继进，继服30剂巩固治疗，以收全功。

按语：此案患者久病体虚，出现阴阳两虚证，一诊以麦味地黄汤加味治之，本方为六味地黄加麦冬、五味子组成，六味地黄汤为补肾阴之名方，三补三泻相须为用，可达滋阴而不滋腻的功效，加麦冬、五味子更增补阴之功，可用于治疗阴虚之证，加薏苡仁、甘草健脾益气祛湿，以石斛滋阴益阳，西洋参气阴同补，益母草活血利水使补而不滞，以芡实、金樱子二味药实为水陆二仙丹可固精，使得阴血能固守。此方用药气阴同补偏于补阴，在充分考虑消渴多致阴虚有热并结合患者情况，首诊优先考虑滋阴，充分体现了谷井文教授平衡阴阳的学术思想；二诊待患者阴液充足，稍做化裁，去益母草，加枸杞子、百合、菊花进一步滋阴清虚热，加锁阳以改善患者阳虚之证；三诊患者诸症大好，故去菊花以防寒凉伤阳，山药加量并加山楂以增脾胃运化，加桑寄生以补肾固精；四诊患者诸症若失，守方再服以巩固疗效。

案 5：陈某，男，57 岁，已婚。

初诊：2017 年 4 月 8 日。

病史：诉患糖尿病 7 年余，近半年来自觉口干口渴加重明显，长期口服降糖药双胍类，空腹血糖 7mmol/L，口服降糖药缓解不明显，遂来我处就诊。刻下症：口干口渴，腰膝酸软，阳痿，畏寒，腹中冷疼，遇冷泄泻，小便频数，舌淡胖大边有齿痕，苔薄白。

辨证：脾肾阳虚证。

治法：补脾益肾，温壮阳气。

处方：附子 10g，桂枝 10g，炮姜 10g，当归 15g，党参 20g，白术 15g，黄芪 20g，巴戟天 10g，茯苓 10g，山药 15g，陈皮 10g，淫羊藿 10g，茯苓 20g，麦冬 30g，水煎服，8 剂。

二诊：患者诉近日泄泻未犯，血糖控制可，口干口渴较上明显缓解，但仍感腰膝酸软，阳痿未明显改善，小便频数，大便可，舌胖大，苔薄白，上方加石斛 30g，枸杞子 10g，黄芪加至 30g，党参加至 30g，巴戟天加至 30g，淫羊藿加至 30g，继服上方 14 剂，煎法同前。

三诊：患者诉药后现晨勃可，口干口渴轻微，腰膝酸软好转，小便频次减少，近日由于饮食不当，偶发泄泻，舌淡胖大，苔薄白，上方去山药 15g，加山药炭 30g，薏苡仁 20g，桑寄生 30g，煎服 8 剂，煎法同前。

四诊：患者诉药后诸症已愈，随诊加减，上方继服 30 剂，巩固疗效，以收全功。

按语： 此案患者阳虚证明显，但又由于消渴持续损伤阴血，故同时存在口干及口渴症状，所以一诊以温阳益气同时佐以滋阴补血药物，本方附子、炮姜、桂枝温阳通络止痛，巴戟天、淫羊藿温补脾肾，党参、白术、黄芪、茯苓、山药补气健脾，佐陈皮行气祛湿以助中焦运化恢复，麦冬、当归可补阴血以防温阳太过而伤阴，诸药合用补脾益肾，温壮阳气。此方用药温补阳气为主，考虑到患者自述为口干口渴，以滋阴养血之药佐之，充分体现了谷井文教授平衡阴阳的学术思想；二诊待患者果然诸症缓解，针对患者阳痿症状对黄芪、党参、巴戟天、淫羊藿加量以温肾壮阳助勃起，加石斛、枸杞子滋阴以防温补太过；三诊患者诸症大好，加山药炭、茯苓、薏苡仁、桑寄生以止泻并补益脾肾；四诊患者诸症若失，守方再服以收全功。

第二节　眩晕（原发性高血压）

眩晕是以目眩与头晕为主要表现的病症。目眩是指眼花或眼前发黑，头晕是指感觉自身或外界景物旋转。两者常同时并见，故统称为眩晕。轻者闭目即止，重者如坐车船，旋转不定，不能站立，或伴有恶心、呕吐、汗出，甚则仆倒等症状。西医学中的良性位置性眩晕、后循环缺血、梅尼埃病、高血压等以眩晕为主症者，均可参考本节辨证论治。

有关眩晕的论述始见于《黄帝内经》，称之为"眩冒""眩"。该书对眩晕的病因病机有较多描述，认为眩晕属肝所主，与髓海不足、血虚、邪中、气郁等多种因素有关。如《灵枢·海论》曰："髓海不足，则脑转，耳鸣，胫酸，眩冒。"《素问·至真要大论》曰："诸风掉眩，皆属于肝。"《灵枢·大惑论》曰："故邪中于项，因逢其身之虚……入于脑则脑转，脑转则引目系急，目系急则目眩以转矣。"东汉时期，对眩晕的病因、治则治法有了新的认识。张仲景认为，痰饮是眩晕的重要致病因素之一，并设有专方论治，《金匮要略·痰饮咳嗽病脉证并治》云："心下有支饮，其人苦冒眩，泽泻汤主之。"唐宋时期，对眩晕病因的认识更为全面和丰富。宋代严用和首次提出六淫、七情致眩之说，其在《济生方·眩晕门》中指出："所谓眩晕者……六淫外感，七情内伤，皆能导致。"此语强调了眩晕致病因素的多样性。金元时期，则进一步完善对眩晕的病因病机及治法方药理论。刘完素在《素问玄机原病式·五运主病》中言："风火皆属阳，多为兼化，阳主乎动，两动相搏，则为之旋转。"他主张眩晕应从风火立论。朱丹溪在《丹溪心法·头眩》中力倡"无痰则不作眩"之说，并提出当"治痰为先"。至明代，对于眩晕发病又有了新的认识。张介宾在《景岳全书·眩运》中指出："眩运一证，虚者居其八九，而兼火兼痰者，不过十中一二耳。"他强调"无虚不能作眩"，治疗上"当以治虚"为主。虞抟《医学正传·眩运》言："大抵人肥白而作眩者，治宜清痰降火为先，而兼补气之药；人黑瘦而作眩者，治宜滋阴降火为要，而带抑肝之剂。"其指出治疗眩晕当根据不同体质进行辨治。此外，该书还记载了"眩运者，中风之渐也"，已明确认识眩晕与中风之间存在内在联系，认为眩晕是中风之先兆。

【病因病机】

眩晕的发生主要与情志不遂、年老体弱、饮食不节、久病劳倦、跌仆坠损及感受外邪等因素有关，内生风、痰、瘀、虚，导致风眩内动、清窍不宁或清阳不升，脑窍失养而突发眩晕，主要病因病机归纳如下。

1. 情志不遂　肝为刚脏，体阴而用阳，其性主升主动。若长期忧患恼怒，肝气郁结，气郁化火，风阳扰动，发为眩晕。如《临证指南医案·眩晕》华岫云按："经云：诸风掉眩，皆属于肝。头为六阳之首，耳目口鼻皆系清空之窍。所患眩晕者，非外来之邪，乃肝胆之风阳上冒耳，甚则有昏厥跌仆之虞。"

2. 年老体虚　肾为先天之本，主藏精生髓，脑为髓之海。若年高肾精亏虚，不能生髓，无以充养于脑；或房事不节，阴精亏耗过甚；或体虚多病，损伤肾精肾气，均可导致肾精亏耗，髓海不足，而发眩晕。正如《灵枢·海论》所言："脑为髓之海……髓海有余，则轻劲多力，自过其度；髓海不足，则脑转，耳鸣，胫酸，眩冒，目无所见，懈怠安卧。"

3. 饮食不节 若平素嗜酒无度，暴饮暴食，或过食肥甘厚味，损伤脾胃，以致健运失司，水谷不化，聚湿生痰，痰湿中阻，则清阳不升，浊阴不降，致清窍失养而引起眩晕。正如《丹溪心法·头眩》曰："头眩，痰夹气虚并火，治痰为主，夹补气药及降火药。无痰则不作眩，痰因火动，又有湿痰者，有火痰者。"

4. 久病劳倦 脾胃为后天之本，气血生化之源。若久病不愈，耗伤气血；或失血之后，气随血耗；或忧思劳倦，饮食衰少，损伤脾胃，暗耗气血。气虚则清阳不升，血虚则清窍失养，皆可发生眩晕。正如《灵枢·口问》曰："故上气不足，脑为之不满，耳为之苦鸣，头为之苦倾，目为之眩。"

5. 跌仆坠损 素有跌仆坠损而致头脑外伤，或久病入络，瘀血停留，阻滞经脉，而使气血不能上荣于头目，清窍失养而发眩晕，且多伴见局部疼痛、麻木固定不移，或痛如针刺等症。

此外，外感六淫之中，因"高颠之上，唯风可到"，风邪与寒、热、湿、燥等诸邪，皆可导致经脉运行失度，挛急异常，使清窍失养而发眩晕。

总之，眩晕多反复发作，病程较长。其病因病机较为复杂，多彼此影响，互相转化，临证往往难以截然分开。如肾精亏虚本属阴虚，若因阴损及阳，或精不化气，可转为肾阳不足或阴阳俱虚之证；又如痰湿中阻，初起多为痰湿偏盛，日久因痰郁化火，扇动肝阳，形成痰火为患，甚至火盛伤阴，形成阴亏于下、痰火上蒙的证候转化；或失血过多，每致气随血脱，可出现气血俱亏之眩晕。此外，风阳每夹有痰火，肾虚可以导致肝旺，久病入络致瘀，使临床常形成虚实夹杂之证候。临床研究，眩晕频作的中老年患者，多有罹患中风的可能，常称之为"中风先兆"，需谨慎防范病情迁延、变化。

【临床表现】

1. 头晕目眩，视物旋转，轻者闭目即止，重者如坐车船，甚则仆倒。

2. 可伴有恶心、呕吐、汗出、耳鸣、耳聋、心悸，以及面色苍白、眼球震颤等表现。

3. 多见于 40 岁以上人群，起病较急，常反复发作，或慢性起病逐渐加重。

4. 多有情志不遂、年高体虚、饮食不节或跌仆损伤等病史。

【检查】

颈椎 X 线片、经颅多普勒、颅脑 CT、MRI 扫描、血常规及血液系统检查等有助于对本病病因的诊断。

【治疗】

眩晕的治疗原则是补虚泻实，调整阴阳。虚者治以补益气血，滋养肝肾、填精益髓；实者治以潜阳息风，清肝泻火，化痰祛瘀。

1. 肝阳上亢证

临床表现：眩晕，耳鸣，头目胀痛，急躁易怒，口苦，失眠多梦，遇烦劳郁怒而加重，甚则仆倒，颜面潮红，肢麻震颤，舌红，苔黄，脉弦或数。

治法：平肝潜阳，清火息风。

代表方：天麻钩藤饮加减。

加减：口苦目赤，烦躁易怒，加龙胆草、川楝子、夏枯草；目涩耳鸣，腰酸膝软，加枸杞子、生地黄、玄参；目赤便秘，加大黄、芒硝或佐用当归龙荟丸；眩晕剧烈，兼见手足麻木或震颤，加磁石、珍珠母、羚羊角粉等。

2. 痰湿中阻证

临床表现：眩晕，头重如蒙，或伴视物旋转，胸闷恶心，呕吐痰涎，食少多寐，舌苔白腻，脉濡滑。

治法：化痰祛湿，健脾和胃。

代表方：半夏白术天麻汤加减。

加减：呕吐频作，加胆南星、天竺黄、竹茹、旋覆花；脘闷纳呆，加砂仁、白豆蔻、佩兰；耳鸣重听，加郁金、石菖蒲、磁石；头痛头胀，心烦口苦，渴不欲饮，宜用黄连温胆汤。

3. 瘀血阻窍证

临床表现：眩晕，头痛，且痛有定处，兼见健忘，失眠，心悸，精神不振，耳鸣耳聋，面唇紫暗，舌暗有瘀斑，多伴见舌下脉络迂曲增粗，脉涩或细涩。

治法：祛瘀生新，活血通窍。

代表方：通窍活血汤加减。

加减：兼见神疲乏力，少气自汗，加入黄芪、党参；兼心烦面赤，舌红苔黄，加栀子、连翘、薄荷、菊花；兼畏寒肢冷，感寒加重，加附子、桂枝；头颈部不能转动，加威灵仙、葛根、豨莶草等。

4. 气血亏虚证

临床表现：眩晕动则加剧，劳累即发，面色白，神疲自汗，倦怠懒言，唇甲不华，发色不泽，心悸少寐，纳少腹胀，舌淡，苔薄白，脉细弱。

治法：补益气血，调养心脾。

代表方：归脾汤加减。

加减：气短乏力，神疲便溏，可合用补中益气汤；自汗时出，易于感冒，当重用黄芪，加防风、浮小麦；脾虚湿盛，腹胀纳呆，加薏苡仁、白扁豆、泽泻等；兼见形寒肢冷，腹中隐痛，可加肉桂、干姜；若血虚较甚，面色白，唇舌色淡，可加熟地黄、阿胶；兼见心悸怔忡，少寐健忘，可酌加柏子仁、酸枣仁、首乌藤、龙骨、牡蛎。

5. 肾精不足证

临床表现：眩晕日久不愈，精神萎靡，腰酸膝软，少寐多梦，健忘，两目干涩，视力减退；或遗精滑泄，耳鸣齿摇，或颧红咽干，五心烦热，舌红少苔，脉细数，或面色白，形寒肢冷，舌淡嫩，苔白，脉沉细无力，尺脉尤甚。

治法：滋养肝肾，填精益髓。

代表方：左归丸加减。

加减：五心烦热，潮热颧红，可加鳖甲、知母、黄柏、牡丹皮等；肾失封藏固摄，遗精滑泄，可加芡实、莲须、桑螵蛸、紫石英等；兼失眠，多梦，健忘，加阿胶、鸡子黄、酸枣仁、柏子仁等；阴损及阳，见四肢不温，形寒怕冷，精神萎靡，加巴戟天、淫羊藿、肉桂，或予右归丸；兼见下肢浮肿，尿少，加桂枝、茯苓、泽泻等；兼见便溏，腹胀少食，可酌加白术、茯苓、薏苡仁等。

【预防与调护】

预防眩晕发生，平素要坚持适当的体育锻炼，保持心情舒畅，防止七情内伤；注意劳逸结合，避免体力、脑力和心理的过度劳累；饮食清淡有节，防止暴饮暴食，少食肥甘厚味及过咸伤肾之品，尽量戒烟戒酒，作息节律尽量合理。已罹患眩晕的患者，应当积极施治并预防中风的发生，注意避免从事高空作业。

眩晕临床渐呈多发、频发趋势，多与形体偏胖、活动偏少、持续过劳以及工作姿势单一有关。诚如《素问·宣明五气》所谓："久视伤血，久卧伤气，久坐伤肉，久立伤骨，久行伤筋，是谓五劳所伤。"临证部分眩晕因劳倦所伤，宜加强预防；对于已发眩晕者，更要避免突然、剧烈的体位改变和头颈部运动，以防症状反复或加重。部分轻症患者可适当配合手法治疗，并注意颈肩部肌肉锻炼，以缓解临床症状。

【验案举隅】

案1： 唐某，女，71岁，已婚。

初诊：2020年11月28日。

病史：近半年来反复眩晕发作伴有耳鸣眼花。BP160/100mmHg，既往有高血压史、糖尿病史、冠心病史。刻下症：头晕头痛，视物模糊，口干口苦，眼干眼涩，心悸，胸闷气短，腰酸痛，身体疲倦，近日因饮食不当出现皮肤瘙痒过敏等，食纳可，小便黄，大便干结，两日一行，舌稍暗，苔黄，脉弦。

辨证：肝肾亏虚证。

治法：益肾平肝，活血通络。

处方：天麻10g，钩藤20g，石决明15g，枸杞子15g，杜仲20g，菟丝子15g，炒蒺藜15g，白芍10g，山茱萸15g，熟地黄20，当归10g，黄芪 30g，党参 30g，白术 10g，茯苓 20g，丹参 15g，川芎 10g，水煎服，7剂。

二诊：2020 年 12 月 7 日。服上药 7 剂后，肝阳获潜，血压稍降，BP150/100mmHg，头晕头痛较前减缓，精神改善，胸闷较前好转，大便一日一行，舌暗红，苔黄，脉弦，上方去白术 10g，茯苓 20g，白芍加至 20g，当归加至 20g，加夏枯草 10g，磁石 15g，继服 14 剂，煎法同前。

三诊：2020 年 12 月 25 日。患者前症均有所改善，血压降低，BP140/80mmHg，偶感腹胀，偶发心悸胸闷，仅感轻微头晕头痛，舌稍暗，苔黄，脉弦，上方白芍加至 30g，加法半夏 15g，瓜蒌 15g，炙甘草 10g，继服 14 剂，煎法同前。

四诊：2021 年 1 月 10 日。患者诸症渐消，头晕头痛已不著，眼干眼涩、口干口苦等症已渐消，大便为黄软便，小便可，偶发心悸胸闷，舌稍暗，苔黄，脉弦，上方加菊花 10g，继服 20 剂，随诊加减，连续治疗 3 个月后患者愈。

五诊：半年后五诊，患者诉精神改善，头晕头痛暂未复发，血压及血糖控制可。

按语：此案患者因肾阴不足、气虚血瘀而导致一系列症状，所以一诊处方以天麻、钩藤、石决明、蒺藜平肝息风，以枸杞子、杜仲、菟丝子、山茱萸、熟地黄补益肝肾，以白芍、当归、丹参、川芎补血活血，黄芪、党参、白术、茯苓益气健脾同时补气活血，诸药合用益肾平肝，活血通络。此方用药针对肝肾不足的主症，巧妙利用活血法来治疗内风，同时照顾到患者高龄脾虚，充分体现了谷井文教授补气滋阴、培养后天的学术思想；二诊待患者主症稍微缓解，针对患者情况去白术、茯苓加夏枯草、白芍、磁石、当归，加强滋阴潜阳；三诊患者诸症大好，上方加白芍、法半夏、瓜蒌、炙甘草以缓解心悸；四诊患者诸症若失，加菊花以清肝热，再进 20 剂以巩固疗效，后随访果然未再复发。

案 2：丁某，男，49 岁，已婚。

初诊：2019 年 11 月 23 日。

病史：患者体胖，患高血压 3 年余，BP150/90mmHg，近日因头晕、盗汗、烦躁等症状加重来我院就诊，刻下症：头目胀痛，眩晕耳鸣，腰痛不著，急躁易怒，少有胸闷气短，失眠多梦，口干不苦，食纳可，二便调，舌红，苔黄，脉弦滑稍数。

辨证：肝阳上亢证。

治法：平肝潜阳，填精益髓。

处方：天麻10g，钩藤20g，石决明20g，川牛膝20g，桑寄生20g，杜仲20g，栀子15g，黄芩10g，益母草15g，茯神20g，首乌藤20g，龟甲10g，鳖甲10g，知母10g，牡丹皮20g，山茱萸15g，枸杞子15g，水煎服，8剂。

二诊：2019年11月30日。服上药8剂后，头目胀痛，眩晕耳鸣缓解，血压控制较前可，舌红，苔黄稍腻，上方去益母草15g，茯神20g，首乌藤20g，加黄芪30g，薏苡仁20g，茯苓20g，白芍20g，继服10剂，煎法同前。

三诊：2019年12月10日。患者诉情况稳定，BP140/80mmHg，近来眩晕耳鸣，头目胀痛已微，胸闷气短已消，性情可，二便调，舌稍红，苔薄黄。继服上方14剂，病情稳定，随症加减继服14剂巩固治疗。

一年后随诊，药后前症均未复发，血压控制可。

按语： 此案患者肝肾精亏导致阴不制阳，肝阳浮越而导致一系列症状，所以一诊处方以天麻、钩藤饮平肝息风，以龟甲、鳖甲加强填精益髓、平肝潜阳之功效，知母、山茱萸、枸杞子补肝肾之阴，以牡丹皮活血以防滋腻，诸药合用平肝潜阳，填精益髓。此方用药针对阴精不足、肝阳浮越的主症，巧妙利用平肝潜阳、填精益髓法来治疗，充分体现了谷井文教授补气滋阴、注重先天的学术思想；二诊待患者主症稍微缓解，针对患者情况去益母草、茯神、首乌藤，加黄芪、薏苡仁、茯苓、白芍以加强益气祛湿之功；三诊患者诸症大好，效不更方，四诊患者诸症大好，随症加减再进14剂以巩固疗效，一年后随访果然未再复发。

案3： 黄某，男，62岁，已婚。

初诊：2018年3月21日。

病史：诉患高血压史8年余，血压控制良好，BP140/70mmHg，近日来感颈部不适，头晕眼花，手足麻木，既往有颈椎病史。辅助检查：颅内多普勒彩超示：颈动脉斑块形成。MRI：①颈椎退行性改变。②C_3/C_4、

C_4/C_5、C_5/C_6、C_6/C_7。刻下症：眩晕，前额疼痛，健忘，失眠多梦，精神不振，耳鸣耳聋，面唇紫暗，食纳差，二便调，舌暗有瘀斑，苔黄，舌下静脉迂曲，脉弦。

辨证：瘀血阻络证。

治法：益肾平肝，活血通络。

处方：川芎20g，桃仁10g，红花10g，当归10g，熟地黄20g，赤芍20g，丹参20g，天麻10g，蒺藜10g，葛根20g，山茱萸15g，牛膝20g，生地黄20g，龟甲10g，鳖甲10g，水煎服，8剂。

二诊：2018年3月28日。服上药，8剂后，药后眩晕间发，耳鸣未作，手足麻木轻微，仍感前额疼痛，食纳差，二便一般，舌暗，苔黄，舌下静脉青紫，脉弦，上方加威灵仙20g，菊花10g，继服16剂，煎法同前。

三诊：2018年4月15日。自述眩晕耳鸣已消，偶有头痛，手足麻木明显缓解，睡眠较前，食纳可，二便调，脉弦。上方加珍珠母20g，地龙10g，继服16剂，煎法同前。

四诊：2018年4月30日。自述眩晕耳鸣、头痛等症愈而未发，手足麻木已除，舌淡稍暗，苔薄白，脉弦。守方继服14剂巩固疗效。

随诊诉药后眩晕耳鸣等症未发。

按语：此案患者因瘀血阻络而导致一系列症状，所以一诊处方以桃红四物汤养血活血通络，以熟地黄、山茱萸、龟甲、鳖甲补益肝肾，以丹参、牛膝增强活血通络之功，天麻、蒺藜、葛根祛风通络，诸药合用益肾平肝，活血通络。此方用药针对瘀血阻络的主症，巧妙利用活血祛风法来治疗，同时照顾到高龄患者下元不足，充分体现了谷井文教授补气滋阴、注重先天的学术思想；二诊待患者主症明显缓解，针对患者情况加威灵仙、菊花，加强通络平肝之力；三诊患者诸症大好，上方加珍珠母、地龙以平肝通络，防止病情反复；四诊患者诸症若失，再进14剂以巩固疗效，后随访果然未再复发。

案4：谢某，男，71岁，已婚。

初诊：2016年11月18日。

病史：患者头晕伴间歇疼痛3年余加重一周，BP160/80mmHg，既往有高血压史。近日因遇事不遂导致血压控制欠佳，遂来我处就诊。刻下症：神疲乏力，精神不振，心情烦躁，眩晕，头痛，痛处固定，腹胀满，动则汗出，睡眠差，食纳差，二便可，舌暗，苔薄黄，舌边有瘀斑瘀点，脉弦。

辨证：气滞血瘀证。

治法：疏肝解郁，活血通窍。

处方：当归 15g，醋白芍 15g，柴胡 15g，丹参 15g，赤芍 10g，川芎 20g，桃仁 10g，红花 10g，香附 15g，天麻 15g，钩藤 10g，川楝子 10g，延胡索 10g，巴戟天 10g，酸枣仁 30g，生姜 3 片，大枣 6 枚，水煎服，8 剂。

二诊：患者由于情志不舒导致症状加重，予其疏肝解郁后症状得以缓解，年迈体衰脉络淤阻则出现症状反复发作，患者诉药后症状均有改善，舌暗边有淤斑点，苔薄白，脉弦。BP150/70mmHg，上方去酸枣仁 30g，加茯神 20g，蜈蚣 1 条，茯苓 20g，煎法同前，继服 8 剂。

三诊：患者诉药后诸症减，现精神爽快，偶发轻微头晕头痛，舌暗边有淤斑点苔薄白，守方继进，上方加减共 30 剂，以收全功。

按语： 此案患者因瘀血阻络而导致一系列症状，所以一诊处方以：当归、醋白芍、丹参、赤芍、川芎、桃仁、红花养血活血通络，以柴胡、香附、川楝子、延胡索补益肝肾，以巴戟天、酸枣仁补肾安神，生姜、大枣顾护脾胃，诸药合用疏肝解郁，活血通窍。此方用药针对气滞血瘀的主症，巧妙利用行气活血法来治疗，同时照顾到此患者脾胃运化不足，充分体现了谷井文教授活血祛瘀、培养后天的学术思想；二诊待患者诸症均有缓解，针对患者情况去酸枣仁，加茯神、蜈蚣、茯苓以加强健脾与通络之力；三诊患者诸症大好，守方再进 30 剂以收全功。

第三节　中风（脑梗死恢复期）

中风，又称卒中，是以半身不遂、肌肤不仁、口舌㖞斜、言语不利，甚则突然昏仆、不省人事为主要表现的病症。因其发病骤然，变化迅速，有"风性善行而数变"的特点，故名中风。中风发病率高、病死率高、致残率高，严重危害着中老年人的健康。西医学中的急性脑卒中属本病范畴，可参照本节辨证论治。

春秋战国时期，有关本病始称"仆击""偏枯""薄厥""大厥"，认为本病发生与虚邪外袭、膏粱饮食、情绪失控等有关。如《灵枢·刺节真邪》云："虚邪偏客于身半……发为偏枯。"《素问·通评虚实论》云："仆击、偏枯……肥贵人则膏粱之疾也。"《素问·生气通天论》云："大怒则形气绝，而血菀于上，使人薄厥。"其病机乃"血之与气，并走于上"所致，预后多不良。如《素问·调经论》云："血之与气，并走于上，则为大厥。厥则暴死。气复反则生，不反则死。"东汉时期，张仲景在《金匮要略·中风历节病脉证并治》中撰有"中风"病名及其专篇，对中风的病因病机、临床特征、诊断和治疗有了较为深入的论述。就病因学发展而言，唐宋以前，多以"内虚邪中"立论。如《金匮要略·中风历节病脉证并治》认为"夫风之为病，当半身不遂""络脉空虚，贼邪不泻"，并有"邪在于络""邪在于经"和"邪入于腑""邪入于脏"之分类。唐宋以后，尤其金元时期，以"内风"立论。如李东垣《医学发明·中风有三》认为："正气自虚。"朱丹溪在《丹溪心法·论中风》中主张："湿痰生热。"王履《医经溯洄集·中风辨》提出："因于风者，真中风也。因于火、因于气、因于湿者，类中风。"延至明清时期，张介宾在《景岳全书·非风》中明确提出"中风非风"学说，认为中风乃"内伤积损"所致。李中梓在《医宗必读·真中风》中将中风重证分为闭证和脱证。清代医家叶天士、沈金鳌、尤在泾、王清任分别提出了"水不涵木""因痰而中""肝风内动""气虚血瘀"等中风的病因病机及其治法。近代医家张伯龙、张山雷、张锡纯进一步认识到本病的发生主要是肝阳化风、气血上逆、直冲犯脑。当代对中风的诊断、治疗、康复、预防等方面逐步形成了较为规范的方法，疗效也有了较大提高。

【病因病机】

中风的发生主要因内伤积损、情志过极、饮食不节、体态肥盛等，引起虚气留滞，或肝阳暴涨，或痰热内生，或气虚痰湿，引起内风旋动，气血逆乱，横窜经脉，直冲犯脑，导致血瘀脑脉或血溢脉外，发为中风。中风的主要病机概而论之，有风、火（热）、痰、瘀、虚五端，在一定条件下相互影响，相互转化，引起内风旋动，气血逆乱，横窜经脉，直冲犯脑，导致血瘀脑脉或血溢脉外而发中风。

1. 内伤积损 随着年龄老化，正气自虚，或久病迁延，或恣情纵欲，或劳逸失度，损伤五脏之气阴，气虚则无力运血，脑脉瘀滞；阴虚则不能制阳，内风动越，突发本病。如明代李东垣在《医学发明·中风有三》中云："凡人年逾四旬，多有此疾。"明代张介宾在《景岳全书·非风》中指出："非风一证，即时人所谓中风证也。此证多见猝倒，猝倒多由昏愦。本皆内伤积损颓败而然，原非外感风寒所致。"

2. 情志过极 七情所伤，肝气郁结，气郁化火，或暴怒伤肝，肝阳暴涨，内风动越，或心火暴甚，风火相扇，血随气逆，引起气血逆乱，上冲犯脑，血溢脉外或血瘀脑脉而发为中风，尤以暴怒引发本病者最为多见，即《素问·生气通天论》所谓："大怒则形气绝，而血菀于上，使人薄厥。"

3. 饮食不节 过食肥甘厚味醇酒，伤及脾胃，酿生痰热，痰瘀互阻，积热生风，导致脑脉瘀滞而发中风。如《素问·通评虚实论》所云："仆击、偏枯……膏粱之疾也。"近代张山雷在《中风斠诠·论昏瞀猝仆之中风无一非内因之风》中所谓："肥甘太过，酿痰蕴湿，积热生风，致为暴仆偏枯，猝然而发，如有物击使之仆者，故仆击而特著其病源，名以膏粱之疾。"

4. 体态肥盛 肥盛之人多气衰痰湿，易致气血郁滞，因风阳上扰而致血瘀脑脉，发为中风。如王履在《医经溯洄集·中风论辨》中所云："凡人年逾四旬气衰之际，或因忧喜愤怒伤其气者，多由此疾，壮年之时无有也，若肥盛则兼有之。"沈金鳌在《杂病源流犀烛·中风源流》中云："肥人多中风……人肥则腠理致密而多郁滞，气血难以通利，故多卒中也。"

本病一年四季均可发生，但与季节变化有关。入冬猝然变冷，寒邪入侵，可影响血脉运行。《素问·调经论》谓："寒独留，则血凝泣，凝则脉不通。"现代研究发现，寒冷等环境因素也是导致中风高发的诱因，即古人所谓中风之"外因"，但从临床来看，本病以"内因"为主。

此外，中风后可因气郁痰阻而出现情绪低落、寡言少语等郁证之象，也可因元神受损而并发智能缺损或神呆不慧、言辞颠倒等中风神呆表现，还可因风阳内动而出现发作性抽搐、双目上视等痫证表现。凡此种种，都是中风的并病或变证，可参考郁证、痴呆、痫证等章节。

【临床表现】

1. 急性起病，发展迅速，具备"风性善行而数变"的特点。

2. 具备突发半身不遂、肌肤不仁、口舌㖞斜、言语謇涩、神志昏蒙主症中 2 项，或主症 1 项加次症 2 项，如头晕、目眩、头痛、步态不稳、呛水呛食、目偏不瞬。

3. 症状和体征持续 24 小时以上。

4. 多发于年龄在 40 岁以上者。

【检查】

头颅 MRI 或 CT 扫描发现责任病灶，根据病灶性质可分为缺血性中风和出血性中风；根据病情程度，可分为中经络（符合中风诊断标准但无神志异常）和中脏腑（符合中风诊断标准但有神志异常）。根据病程时间，可分为急性期（发病后 2 周以内，中脏腑可至 1 个月）、恢复期（2 周到 6 个月内）和后遗症期（6 个月以上）。

【治疗】

中风急性期，当急则治其标，以祛邪为主，常用平肝息风、化痰通腑、活血通络等治法。中脏腑者，当以醒神开窍为治则，闭证宜清热开窍或化痰开窍，脱证则回阳固脱，如内闭外脱并存，则醒神开窍与扶正固本兼用。

1. 中经络

（1）风阳上扰证

临床表现：半身不遂，肌肤不仁，口舌㖞斜，言语謇涩，或舌强不语，急躁易怒，头痛，眩晕，面红目赤，口苦咽干，尿赤，便干，舌红，少苔或苔黄，脉弦数。

治法：清肝泻火，息风潜阳。

代表方：天麻钩藤饮加减。

加减：头痛较重，减杜仲、桑寄生，加川芎、木贼草、菊花、桑叶；急躁易怒较重，加牡丹皮、生白芍、珍珠母；兼便秘不通，减杜仲、桑寄生，加生大黄、玄参等。

（2）风痰阻络证

临床表现：肌肤不仁，甚则半身不遂，口舌㖞斜，言语不利，或謇涩或不语，头晕目眩，舌质暗淡，苔白腻，脉弦滑。

治法：息风化痰，活血通络。

代表方：半夏白术天麻汤加减。

加减：眩晕较甚且痰多，加胆南星、天竺黄、珍珠粉；肢体麻木，甚则肢体刺痛，痛处不移，加丹参、桃仁、红花、赤芍；便干便秘，加大黄、黄芩、栀子。风痰瘀结，日久化热，不宜久服本方，以免过于温燥，助热生火。

（3）痰热腑实证

临床表现：半身不遂，肌肤不仁，口舌㖞斜，言语不利，或言语謇涩，头晕目眩，吐痰或痰多，腹胀、便干或便秘，舌质暗红或暗淡，苔黄或黄腻，脉弦滑或兼数。

治法：清热化痰，通腑泻浊。

代表方：星蒌承气汤加减。

加减：痰涎较多，可合用竹沥汤，即竹沥、生葛汁、生姜汁相合；若头晕较重，加天麻、钩藤、菊花、珍珠母；舌质红而烦躁不安，彻夜不眠，加生地黄、麦冬、柏子仁、首乌藤；少数患者服用星蒌承气汤后，仍腑气不通、痰热腑实甚者，可改投大柴胡汤治疗。

（4）气虚血瘀证

临床表现：半身不遂，肌肤不仁，口舌㖞斜，言语不利，或謇涩或不语；面色无华，气短乏力，口角流涎，自汗，心悸，便溏，手足或偏身肿胀，舌质暗淡或瘀斑，苔薄白或腻，脉沉细、细缓或细弦。

治法：益气扶正，活血化瘀。

代表方：补阳还五汤加减。

加减：心悸，气短，乏力明显，加党参、太子参、红参；肢体肿胀或麻木，刺痛等血瘀重，加莪术、水蛭、鬼箭羽、鸡血藤；肢体拘挛，加穿山甲、水蛭、桑枝；肢体麻木，加木瓜、伸筋草、防己；上肢偏废，加桂枝、桑枝；下肢偏废，加续断、桑寄生、杜仲、牛膝。

（5）阴虚风动证

临床表现：半身不遂，一侧手足沉重麻木，口舌㖞斜，舌强语謇，平素头晕头痛，耳鸣目眩，双目干涩，腰酸腿软；急躁易怒，少眠多梦，舌质红绛或暗红，少苔或无苔，脉细弦或细弦数。

治法：滋养肝肾，潜阳息风。

代表方：镇肝息风汤加减。

加减：痰盛，可去龟甲，加胆南星、竹沥；心中烦热，加黄芩、生石膏；心烦失眠，加黄连、莲子心、栀子、首乌藤；头痛重，可加生石决明、珍珠母、夏枯草、川芎，另外还可酌情加入通窍活络的药物，如地龙、全蝎、红花。

2. 中脏腑

（1）阳闭证

临床表现：突然昏仆，不省人事，牙关紧闭，口噤不开，两手握固，大小便闭，肢体强痉，兼有面赤身热，气粗口臭，躁扰不宁，舌苔黄腻，脉弦滑而数。

治法：清热化痰，开窍醒神。

代表方：羚羊角汤合用安宫牛黄丸加减。

加减：痰盛神昏，可合用至宝丹或清宫汤；热闭神昏兼有抽搐，可加全蝎、蜈蚣，或合用紫雪丹。临床还可选用清开灵注射液或醒脑静注射液静脉滴注。

（2）阴闭证

临床表现：突然昏倒，不省人事，牙关紧闭，口噤不开，两手握固，大小便闭，肢体强痉，面白唇暗，四肢不温，静卧不烦，舌苔白腻，脉沉滑。

治法：温阳化痰，开窍醒神。

代表方：涤痰汤合用苏合香丸加减。

加减：四肢厥冷，加桂枝；兼风象，加天麻、钩藤。

（3）脱证

临床表现：突然昏仆，不省人事，目合口张，鼻鼾息微，手撒遗尿，汗多不止，四肢冰冷，舌痿，脉微欲绝。

治法：回阳固脱。

代表方：参附汤加减。

加减：汗出不止，加炙黄芪、生龙骨、煅牡蛎、山茱萸、醋五味子；阳气恢复后，如又见面赤足冷、虚烦不安、脉极弱或突然脉大无根，是由于真阴亏损，阳无所附而出现虚阳上浮欲脱之证，可用地黄饮子，或参附注射液或生脉注射液静脉滴注。

【预防与调护】

首先，针对中风的危险因素采取预防性干预措施，如避免内伤积损、减少情志过极、改变不良饮食习惯、控制体重、坚持适当运动等，以减少中风的发生风险。对于已经罹患中风的人群，应当积极采取治疗性干预措施，以防中风再次发生和中风后痴呆、抑郁、癫痫等继发病证的发生，降低病残率和病死率。

其次，中风急重症患者多"五不能"，如说话、翻身、咳痰、进食、大小便均不能自主，宜采取针对性调护措施。

最后，严密观察，精心护理，积极抢救，以促进病情向愈，减少后遗症。采取良肢位卧床休息，同时密切观察神志、瞳神、气息、脉象等情况，若体温超过39℃，可物理降温，并警惕抽搐、呃逆、呕血及虚脱等变证发生。保持呼吸道通畅，防止肺部、口腔、皮肤、会阴等部位感染。尽早进行康复训练，可采取针灸、推拿及相关功能训练，如语言、运动、平衡等训练，并指导患者自我锻炼，促进受损功能的恢复。

【验案举隅】

案1 郭某，女，48岁，已婚。

初诊：2019年5月23日。

病史：2个月前发现脑梗死，近1周来仍感头晕乏力，四肢活动不利，面部活动受限。2个月前因受风邪引起头晕症状，半身偏瘫，肢体麻木乏力，步态不稳，口角流涎，经治疗后症状缓解，具体用药及治疗方式不详。既往有高血压、冠心病、脑梗死、慢性胃炎病史。辅助检查：头颅CT：①双侧基底节区、双侧辐射冠区多发脑梗死。②脑萎缩并脑白质病变；腰椎CT：腰椎退行改变，L_3/L_4、L_4/L_5椎间盘轻度向后突出；BP160/100mmHg；随机血糖6.6mmol/L。刻下症：头晕乏力，肢体麻木，言謇语塞，口角流涎，心中烦闷，口干不苦，食纳差，眠差，二便可，舌稍暗苔，白腻，脉弦滑。

辨证：风痰阻络证。

治法：息风化痰，活血通络。

处方：当归15g，川芎10g，丹参20g，红花10g^{另包}，延胡索10g，桂枝10g，钩藤15g，连翘20g，浙贝母10g，杜仲20g，党参30g，白术20g，黄芪30g，茯苓15g，泽泻15g，山药20g，炒栀子10g，瓜蒌15g，地龙10g，续断20g，水煎服，7剂。

二诊：2019年5月30日。服上药7剂后，痰涎得化，头晕胸闷得以缓解，风邪得散，经络得通，肢体麻木较前好转，嘴角流涎减少，言謇语塞较前有所改善，二便调，舌暗红，苔白滑，脉弦滑，上方加山楂20g，麦芽20g，继服14剂，煎法同前。

三诊：2019年6月14日。患者头晕胸闷、乏力等症状明显改善，言謇语塞较上次明显改善，肢体麻木可，口角流涎明显减少，BP130/70mmHg，食纳较前增加，二便可，舌稍暗，苔白，脉弦滑，辨证同前，上方山药加至30g，加僵蚕10g，蝉蜕10g，继服14剂，煎法同前。

四诊：2019年6月30日。患者诉口角流涎偶见，头晕胸闷渐消，肢体麻木感觉轻微，现话语可进行日常，反应稍感迟钝，精神爽快，面部表情肌肉较前缓解，二便可，舌稍暗，苔白，脉弦滑，守方继服30剂，煎法同前。

五诊：2019年8月1日。患者诉药后相安，诸症向好，讲话较前清晰，四肢较前有力气，面色有华，嘴角流涎已止，上方加胆南星10g，继服30剂，煎法同前。

六诊：2019年8月30日。患者诉诸症大好，嘱其注意功能锻炼，继续口服中药，随症加减继服 2 个月，患者愈。

半年后随诊，患者诉诸症可，已进行正常生活工作，无其他不适，仍坚持功能锻炼。

按语： 此案患者风痰阻络导致中风，所以一诊处方以当归、川芎、丹参、红花、延胡索活血息风，以党参、白术、黄芪、茯苓、泽泻、山药、杜仲、续断扶正祛痰，桂枝、钩藤息风通络，以连翘、浙贝母、炒栀子、瓜蒌清热祛痰，诸药合用息风化痰，活血通络。此方用药针对风痰阻络的主症，巧妙利用息风化痰、活血通络法来治疗，充分体现了谷井文教授活血祛瘀、祛痰除湿的学术思想；二诊待患者主症稍微缓解，针对患者情况加山楂、麦芽以加强中焦运化之力；三诊患者诸症较前好转，加山药以扶正，加僵蚕、蝉蜕以增强祛除风痰之力；四诊患者诸症明显好转，随症加减再进 30 剂以巩固疗效；五诊患者诸症若失，加胆南星以增强祛除经络之痰，再进 30 剂；六诊患者诸症大好，继续服药 2 个月以巩固疗效；半年后随访，患者已进行正常生活工作，无其他不适，仍坚持功能锻炼。

案 2： 谭某，男，51 岁，已婚。

初诊：2022 年 3 月 24 日。

病史：诉反复头晕头胀痛 10 年余，加重 1 周。诉 10 年前无明显诱因出现头晕头痛等，无晕厥史，无恶心呕吐，无高热抽搐，曾于湖南省某三甲医院检查诊断为"脑动脉硬化、脑动脉供血不足"，曾服用活血通络药物治疗，具体用药及用量不详，症状可暂时缓解，但易反复发作，1 周前头晕头痛再次发作，自行服用活血通络类药物未见明显缓解。既往有高血压史，未规律服用降压药。辅助检查：空腹血糖 7.3mmol/L，CT 示：①双侧基底节区腔梗。②脑萎缩。③脊椎向左弯曲。B 超示：脂肪肝，双肾囊肿。刻下症：头晕头痛，四肢末端麻木，自汗，气短乏力，腰膝酸软，食纳差，睡眠可，二便可，舌淡暗，苔薄白，舌边可见散在瘀斑点，脉弦数。

辨证：气滞血瘀证。

治法：理气扶正，活血化瘀。

处方：当归 15g，川芎 10g，丹参 20g，红花 10g^{另包}，茯苓 15g，泽泻 15g，穿山甲 10g，肉桂 20g，山楂 20g，锁阳 20g，党参 30g，白术 20g，

黄芪 30g，僵蚕 10g，蝉蜕 10g，延胡索 10g，薏苡仁 20g，连翘 20g，杜仲 20g，续断 20g，神曲 20g，补骨脂 20g，水煎服，14 剂。

二诊：2022 年 4 月 7 日。服上药 14 剂后，头晕头痛较前改善，四肢较前灵活，汗症较前减少，疲劳乏力缓解，腰膝酸软较前缓解，精神爽快，体力增加，食纳较前增加，二便可，舌淡暗，苔薄白，脉弦，上方加白术至 30g，茯苓至 25g，薏苡仁至 30g，继服 14 剂，煎法同前。

三诊：2022 年 4 月 22 日。患者诉头晕头胀痛明显减轻，汗渐止，身有力气，腰膝酸软已不显，舌质暗，苔薄白，脉弦，上方去肉桂 20g，加白芍 30g，法半夏 15g，继服 14 剂，煎法同前。

四诊：2022 年 5 月 7 日。患者诸症渐消，头晕头痛已不著，汗止，四肢活动灵敏，身有力气，睡眠较前可，二便调，舌质稍暗，苔薄白，守方继进，继服中药 3 个月巩固治疗，以收全功。

按语：此案患者气滞血瘀导致中风，所以一诊处方以当归、川芎、丹参、红花、延胡索、山楂活血化瘀，以党参、白术、黄芪、茯苓、泽泻、薏苡仁扶正祛痰，以肉桂、锁阳、补骨脂、杜仲、续断培补先天，穿山甲、僵蚕、蝉蜕、连翘息风通络祛痰，以山楂、神曲助中焦运化，诸药合用理气扶正、活血化瘀。此方用药针对气滞血瘀的主症，巧妙利用理气扶正，活血化瘀法来治疗，充分体现了谷井文教授注重先天、培养后天、祛痰除湿的学术思想；二诊待患者主症稍微缓解，针对患者情况将白术、茯苓、薏苡仁加量以加强补气健脾之力；三诊患者诸症明显好转，去肉桂、加白芍、法半夏以增强祛除风痰之力；四诊患者诸症明显好转，随症加减再服 3 个月以巩固疗效。

案 3：罗某，女，23 岁，已婚。

初诊：2021 年 12 月 27 日。

病史：自述半个月前无明显诱因突发口角流涎、头晕等，无发烧抽搐、无恶心呕吐，既往体健。曾于深圳某医院予以改善循环、活血通络等对症治疗。辅助检查：头颅 CT：考虑双额叶脑梗。空腹血糖 8.3mmol/L。刻下症：身体疲倦，四肢末端麻木，性情急躁，头晕头痛，口角流涎，视物模糊，口干咽干，痰多，腹胀，大便干，小便短赤，舌暗红，苔白滑，脉弦。

辨证：肝肾亏虚证。

治法：益肾平肝，活血通络。

处方：天麻10g，钩藤15g，蒺藜15g，白芷10g，当归15g，川芎10g，丹参20g，荆芥15g，防风15g，秦艽15g，红花10g，大伸筋15g，丝瓜络15g，细辛6g，桂枝15g，瓜蒌15g，薤白10g，枳壳10g，菊花10g，水煎服，8剂。

二诊：2022年1月5日。服上药8剂后，口角流涎明显减轻，眼睛较前清亮，四肢麻木较前缓解，性情较前平和，头晕头痛较前缓解，口已不干，痰较前减少，腹胀减轻，大便稍干，小便可，舌暗红，苔白滑，脉弦，上方加白术10g，茯苓20g，继服14剂，煎法同前，并配合针灸进行锻炼。

三诊：2022年1月20日。患者诉口角流涎基本见消，视物清晰，气力增加，四肢末梢麻木较前明显缓解，头晕头痛感觉轻微，大便现可，小便较前清亮，舌红，苔白，脉弦，上方当归加至20g，继服20剂，煎法同前。

四诊：2022年2月10日。患者诉诸症大好，口角流涎止，偶感轻微头晕头痛，四肢较上诊灵活，二便可，舌红，苔白，脉弦，辨证同前，守方继服30剂，连续治疗3个月后患者愈。

按语：此案患者肝肾亏虚导致中风，所以一诊处方以天麻、钩藤、蒺藜、白芷、荆芥、防风、秦艽平肝息风，以当归、川芎、丹参、红花活血化瘀，以大伸筋、丝瓜络、细辛、桂枝息风通络，以瓜蒌、薤白、菊花清热祛痰，枳壳行气以助活血通络，诸药合用益肾平肝，活血通络。此方用药针对肝肾亏虚的主症，巧妙利用益肾平肝，活血通络法来治疗，充分体现了谷井文教授注重先天、通经活络的学术思想；二诊待患者主症稍微缓解，针对患者情况加白术、茯苓以加强补气健脾之力；三诊患者诸症明显好转，当归加量以增强活血息风之力；四诊患者诸症明显好转，随症加减再服3个月以巩固疗效。

案4：潘某，女，69岁，已婚。

初诊：2017年8月29日。

病史：自述脑梗后近半年，头晕，四肢无力加重1周，自述半年前因在家头晕致跌倒扭伤关节，于当地卫生院住院，当地卫生院治疗1周后治疗后头晕、肿胀缓解，具体治疗方案不详，但近一周头晕、四肢无力的感觉加重。既往有脑梗史。辅助检查：CT 示：①双侧基底节区、双侧辐射冠区多发性缺血性变梗死灶。②脑萎缩并脑白质病变，建议密切结合临床分析并 MRI 检查。刻下症：头晕视物旋转，咳嗽咳痰，痰多色白，肢软乏力，步履不稳，腰酸腰痛，偶感耳鸣，轻微胸闷气短，腹胀满，食纳可，二便可，舌稍暗，苔黄，脉弦滑。

辨证：风痰阻络证。

治法：息风化痰，活血化瘀。

处方：当归 20g，川芎 10g，丹参 20g，红花 10g，桂枝 10g，生地黄 10g，玄参 10g，知母 10g，柴胡 10g，香附 10g，党参 30g，白术 20g，黄芪 30g，防风 10g，山药 20g，杜仲 20g，续断 20g，栀子 10g，黄芩 10g，桔梗 10g，水煎服，8 剂。

二诊：2017 年 9 月 7 日。自述服上药 8 剂后，头晕四肢无力较前缓解，咳嗽较前减少，痰多色白，身有力气，腰酸疼痛缓解，二便可，舌稍暗，苔黄，脉弦滑。上方去玄参 10g，加茯苓 20g，夏枯草 10g，木香 10g，继服 14 剂，煎法同前。

三诊：2017 年 9 月 20 日。患者诉药后咳嗽减少，痰少，头晕、四肢无力明显缓解，腰酸疼痛较前明显缓解，舌稍暗苔黄，脉弦滑，上方加瓜蒌 15g，继服 14 剂，煎法同前。

四诊：2017 年 10 月 4 日。患者诉头晕、四肢无力较前好转，咳嗽次数减少，痰少，腰膝酸软较前可，胸闷气短已消失，舌淡暗，苔薄黄，脉弦。随症加减，上方继服 2 个月巩固疗效。

按语：此案患者风痰阻络导致中风，所以一诊处方以当归、川芎、丹参、红花、桂枝活血化瘀，以党参、白术、黄芪、山药健脾祛痰，以生地黄、玄参、知母、栀子、黄芩滋阴清热，以杜仲、续断培补先天，柴胡、香附疏肝理气，以防风祛风，桔梗引药上行，诸药合用息风化痰，活血化瘀。此方用药针对风痰阻络的主症，巧妙利用息风化痰，活血化瘀法来治疗，充分体现了谷井文教授注重先天、培养后天、活血祛瘀的学术思想；二诊待患者主症稍微缓解，针对患者情况去玄参、加茯苓、夏枯草、木香以加强补气健脾、清肝理气之力；三诊患者诸症明显好转，加瓜蒌以增强祛痰之力；四诊患者诸症明显好转，随症加减再服 2 个月以巩固疗效。

第四节　肺胀（慢性阻塞性肺疾病急性发作期）

肺胀是多种慢性肺系疾病反复发作，迁延不愈，导致肺气胀满，不能敛降的一种病症，临床以喘息气促，咳嗽咳痰，胸部膨满，胸闷如塞，或唇甲发绀，心悸浮肿，甚至出现喘脱、昏迷为主要表现，相当于西医学的慢性阻塞性肺疾病、慢性肺源性心脏病等，当支气管扩张、肺结核等疾病出现肺胀的临床表现时，可参考本节进行辨证论治。

肺胀的病名首见于《黄帝内经》，如《灵枢·胀论》曰："肺胀者，虚满而喘咳。"《灵枢·经脉》曰："肺手太阴之脉……是动则病，肺胀满膨膨，而喘咳上气。"这些内容均指出本病虚满的基本性质和典型症状。张仲景在《金匮要略》中记载肺胀可出现浮肿、烦躁、目如脱等症状，认为本病与痰饮有关，应用越婢加半夏汤、小青龙加石膏汤等方药进行辨证论治。隋代巢元方在《诸病源候论》中记载肺胀的发病机理是由于"肺虚为微寒所伤，则咳嗽，嗽则气还于肺间，则肺胀，肺胀则气逆，而肺本虚，气为不足，复为邪所乘，壅痞不能宣畅，故咳逆短气也"。

后世医籍多将本病附载于肺痿、肺痈之后，有时亦散见于痰饮、喘促、咳嗽等门，对本病的认识不断有所充实和发展。如金元时期，朱丹溪撰写的《丹溪心法·咳嗽》云："肺胀而咳，或左或右不得眠，此痰夹瘀血碍气而病。"在病理上充实了痰瘀阻碍肺气的理论。清代张璐《张氏医通·肺痿》云："盖肺胀实证居多。"清代李用粹《证治汇补·咳嗽》认为肺胀："气散而胀者，宜补肺，气逆而胀者，宜降气，当参虚实而施治。"其提示肺胀应当分虚实辨证论治，更加完善了肺胀的辨证理论。

【病因病机】

本病的发生，多因久病肺虚，痰瘀潴留，每因复感外邪诱使本病发作加剧。

1.肺病迁延 肺胀多见于内伤久咳、久喘、久哮、肺痨等肺系慢性疾患，迁延失治，逐步发展所致，是慢性肺系疾患的一种归宿。因此，慢性肺系疾患也就成为肺胀的基本病因。

2.六淫乘袭 六淫既可导致久咳、久喘、久哮、支饮等病证的发生，又可诱发加重这些病证，反复乘袭，使之迁延难愈，最终导致病机的转化，逐渐演化成肺胀。

3.年老体虚 肺胀虽可见于中青年，但终归少数，而以高龄者居多。年老体虚，肺肾俱亏，体虚不能卫外是六淫反复乘袭的基础，感邪后正不胜邪而病益重，反复罹病则正更虚，终致肺胀形成。

本病的病位在肺，涉及脾、肾、心等多个脏腑，肺系痼疾，迁延失治。邪气壅肺，肺气宣肃不利，或咳，或喘，或哮，或津液失于输化而成痰，久则肺虚，气阴耗伤，导致肺的主气功能失常，遂使六淫乘袭或他脏之邪干肺，而成肺胀。日久累及脾肾，肺脾同病，脾为肺母，肺病日久，子耗母气，则脾运失健，导致肺脾两虚，脾虚不能散精上归于肺，肺病不能输布水精，则聚为痰浊。病程中由于肺虚卫外不固，尤易感受外邪而诱发或加重病情。若痰浊壅盛，或痰热内扰，闭阻气道，蒙蔽神窍，则可发生烦躁、嗜睡、昏迷等变证。若痰热内郁，热动肝风，可见肉震颤，甚则抽搐，或因动血而致出血。

【临床表现】

1.有长期慢性喘咳病史及反复发作史；发病年龄多为老年，中青年少见。典型的临床表现为喘息气促，咳嗽咳痰，胸部膨满，胸闷如塞，心悸等，以喘、咳、痰、胀为特征。

2.病程缠绵，时轻时重，日久可见面色晦暗，唇甲发绀，脘腹胀满，肢体浮肿，甚或喘脱等危重证候，病重可并发神昏、动风或出血等症。

3.常因外感而诱发，以寒邪为主，过劳、暴怒、炎热也可诱发本病。

【检查】

肺功能检查是判断持续性气流受限的主要客观指标；胸部 X 线、CT

检查；血气检查对确定发生低氧血症、高碳酸血症、酸碱平衡失调，以及判断呼吸衰竭的类型有重要价值；慢阻肺合并细菌感染，外周血白细胞增加，核左移。痰培养可能查出病原菌。

【治疗】

肺胀为本虚标实，虚实错杂的病证，扶正祛邪为其治疗原则。

1. 外寒内饮证

临床表现：咳逆喘满不得卧，气短气急，咳痰白稀，呈泡沫状，胸部膨满，恶寒，周身酸楚，或有口干不欲饮，面色青暗，舌体胖大，舌质暗淡，苔白滑，脉浮紧。

治法：温肺散寒，降逆涤痰。

代表方：小青龙汤加减。

加减：咳而上气，喉中如有水鸣声，表寒不著，可用射干麻黄汤；饮郁化热，烦躁而喘，脉浮，用小青龙加石膏汤。

2. 痰浊壅肺证

临床表现：咳嗽痰多，色白黏腻或呈泡沫，短气喘息，稍劳即著，怕风汗多，脘痞纳少，倦怠乏力，舌暗，苔薄腻或浊腻，脉滑。

治法：化痰降气，健脾益气。

代表方：苏子降气汤合三子养亲汤加减。

加减：痰多胸满，气喘难平，加葶苈子；兼见面唇晦暗，舌质紫暗，舌下青筋显露，舌苔浊腻，可用涤痰汤加丹参、地龙、红花、水蛭；痰壅气喘减轻，倦怠乏力，纳差，便溏，加党参、黄芪、砂仁、木香等；兼怕风易汗，合用玉屏风散。

3. 痰热郁肺证

临床表现：咳逆喘息气粗，痰黄或白，黏稠难咳，胸满烦躁，目胀睛突，或发热汗出，或微恶寒，溲黄便干，口渴欲饮，舌质暗红，苔黄或黄腻，脉滑数。

治法：清肺泄热，降逆平喘。

代表方：越婢加半夏汤或桑白皮汤加减。

加减：痰热内盛，痰黏不易咳出，加鱼腥草、黄芩、瓜蒌皮、浙贝母、海蛤粉；痰热壅结，便秘腹满，加大黄、玄明粉；痰鸣喘息、不能平卧者，加射干、葶苈子；痰热伤津，口干舌燥，加天花粉、知母、麦冬。

4. 痰蒙神窍证

临床表现：咳逆喘促日重，咳痰不爽，表情淡漠，嗜睡，甚或意识蒙眬，谵妄，烦躁不安，入夜尤甚，昏迷，撮空理线，或肢体动，抽搐，舌质暗红或淡紫，或紫绛，苔白腻或黄腻，脉细滑数。

治法：涤痰开窍。

代表方：涤痰汤合安宫牛黄丸或至宝丹加减。

加减：舌苔白腻而有寒象，以制南星易胆南星，开窍可用苏合香丸；痰热内盛，身热，烦躁，谵语，神昏，舌红苔黄，加黄芩、桑白皮、葶苈子、天竺黄、竹沥；热结大肠，腑气不通，加大黄、玄明粉，或用凉膈散或增液承气汤；痰热引动肝风而有抽搐，加钩藤、全蝎、羚羊角粉；唇甲发绀，瘀血明显，加红花、桃仁、水蛭；热伤血络，皮肤黏膜出血、咯血、便血色鲜，配清热凉血止血药，如水牛角、生地黄、牡丹皮、紫珠草、生大黄等；血色晦暗，肢冷，舌淡胖，脉沉微，配温经摄血药，如炮姜、侧柏炭、童便或黄土汤、柏叶汤。

5. 痰瘀阻肺证

临床表现：咳嗽痰多，色白或呈泡沫，喉间痰鸣，喘息不能平卧，胸部膨满，憋闷如塞，面色灰白而暗，唇甲发绀，舌质暗或紫，舌下瘀筋增粗，苔腻或浊腻，脉弦滑。

治法：涤痰祛瘀，泻肺平喘。

代表方：葶苈大枣泻肺汤合桂枝茯苓丸加减。

加减：痰多，加三子养亲汤；腑气不利，大便不畅，加大黄、厚朴。

6. 阳虚水泛证

临床表现：面浮，下肢肿，甚或一身悉肿，脘痞腹胀，或腹满有水，尿少，心悸，喘咳不能平卧，咳痰清稀，怕冷，面唇青紫，舌胖质暗，苔白滑，脉沉虚数或结代。

治法：温阳化饮利水。

代表方：真武汤合五苓散加减。

加减：水肿势剧，上渍心肺，心悸喘满，倚息不得卧，咳吐白色泡沫痰涎，加沉香、牵牛子、椒目、葶苈子。

7. 肺肾气虚证

临床表现：呼吸浅短难续，咳声低怯，胸满短气，甚则张口抬肩，倚息不能平卧，咳嗽，痰如白沫，咳吐不利，心慌，形寒汗出，面色晦暗，舌淡或暗紫，苔白润，脉沉细无力。

治法：补肺纳肾，降气平喘。

代表方：补虚汤合参蛤散加减。

加减：肺虚有寒，怕冷，舌质淡，加桂枝、细辛；兼阴伤，低热，舌红苔少，加麦冬、玉竹、知母；如见面色苍白，冷汗淋漓，四肢厥冷，血压下降，脉微欲绝等喘脱危象，急加参附汤送服蛤蚧粉或黑锡丹；喘促重，加白果；浮肿，加生姜、大腹皮。

8. 肺脾两虚证

临床表现：咳嗽，痰白泡沫状，少食乏力，自汗怕风，面色少华，腹胀，便溏，舌体胖大、齿痕，舌质淡，舌苔白，脉细或脉缓或弱。

治法：补肺健脾，降气化痰。

代表方：六君子汤合玉屏风散加减。

加减：气喘，加炙麻黄、苏子；痰多色黄稠，加用桑白皮、芦根、黄芩、鱼腥草。

【预防与调护】

预防本病的关键，是重视对原发病的治疗。一旦罹患咳嗽、哮病、喘病、肺痨等肺系疾病，应积极治疗，以免迁延不愈，发展为本病。加强体育锻炼，平时常服扶正固本方药，有助提高抗病能力。既病之后，宜适寒温，预防感冒，避免接触烟尘，以免诱发加重本病。如因外感诱发，立即治疗，以免加重。

肺胀患者，应根据体质情况调饮食。虚证患者，加强饮食营养，肺气虚当忌寒凉之品，多进食有温补肺气作用的食物，如羊肉、狗肉、猪肺等。阴虚肺燥者，可适当选用百合、莲子、山药、荸荠、鲜藕、雪梨、银耳、甲鱼以滋阴生津润肺。实证患者，饮食宜清淡，多食新鲜蔬菜和水果。肺热痰黄者，应禁食辛辣、浊腻等助火生痰之品，宜选食萝卜、梨、枇杷等以清热化痰。痰浊阻肺者，切忌生冷、肥腻厚味及甜食，以防助湿生痰而致咳喘加剧。同时，患者应正确面对此疾病，保持乐观开朗的情绪，避免忧思恼怒对人体的不利影响。

【验案举隅】

案1：周某，女，68岁，已婚。

初诊：2019年8月6日。

病史：反复咳嗽咳痰气促3年，再发加重2天。诉3年前无明显诱因出现反复咳嗽，少许白色泡沫痰，喉中无痰鸣，活动时咳嗽气促加剧，休息后可缓解，于当地西医院诊断为慢性阻塞性肺疾病，予以止咳化痰、解痉平喘等对症治疗，症状相对稳定，3天前因情志、感受湿邪等引起病情反复，辅助检查：CT示：左下肺背段结节，性质待查，建议CT增强检查；慢性支气管炎-肺气肿；双侧局限性胸膜粘连，左侧少量胸腔积液。BP140/76mmHg。既往有高血压史、糖尿病史、冠心病史。刻下症：咳嗽痰多，晨起痰黄白相间，痰多黏腻，脘痞纳少，倦怠乏力，短气喘息，怕风汗多，二便可，睡眠差，舌胖大，苔黄腻，脉弦滑。

辨证：痰浊壅肺证。

治法：化痰降气，补肺益气。

处方：麻黄10g，杏仁10g，百部20g，桔梗10g，法半夏10g，地龙10g，浙贝母10g，薏苡仁20g，射干10g，紫菀15g，款冬花15g，酸枣仁15g，紫苏子15g，葶苈子15g，黄芪30g，党参30g，茯苓15g，白术20g，马勃15g，水煎服，7剂。

二诊：2019年8月13日。服上药7剂后，痰浊得化，咳嗽较前缓解，痰渐少，食纳一般，偶感胃脘痞满，血压稳定，无头晕头痛等症，疲倦乏力较前缓解，气力增加，补益肺气，则气机恢复，汗孔得固，怕风汗多等症好转，睡眠质量较前明显好转，舌胖大，苔白腻，脉弦滑，上方加山药20g，党参加至50g，继服14剂，煎法同前。

三诊：2019年8月28日。患者诉诸症明显缓解，偶感咳嗽，腹不胀，气力增加，上方继服14剂，煎法同前。

四诊：2019年9月12日。患者诉精神爽快，诸症大好，食纳佳，睡眠可，舌淡胖大，苔白稍厚，二便可，脉弦滑，上方加瓜蒌仁 10g，继服 20 剂，其后随症加减，连续治疗 3 个月后患者状况稳定。

按语：此案患者痰浊壅肺导致肺胀，所以一诊处方以麻黄、杏仁、紫苏子、葶苈子宣降肺气，以百部、紫菀、款冬花、桔梗、法半夏、浙贝母祛痰，以黄芪、党参、茯苓、白术、薏苡仁补益脾肺之气，射干、马勃清热消痰利咽，酸枣仁安神，诸药合用化痰降气，补肺益气。此方用药针对痰浊壅肺的主症，巧妙利用化痰降气，补肺益气法来治疗，充分体现了谷井文教授祛痰除湿、培养后天的学术思想；二诊待患者主症稍微缓解，针对患者情况加山药，党参加量以加强补气健脾之力；三诊患者诸症明显好转，守方再服 14 剂；四诊患者诸症明显好转，随症稍做加减再服 3 个月以巩固疗效。

案 2：陈某，男，82 岁，已婚。

初诊：2021 年 3 月 28 日。

病史：反复咳嗽咳痰 10 年余，加重气促 3 天。患者十余年来每遇季节变化或受凉后出现咳嗽咳痰，喘息气促，呈阵发性咳嗽，咳痰多呈白色黏液痰，于当地医院住院治疗，CT 示慢性支气管炎 – 肺气肿，肺功能检查示极重度混合性肺功能通气障碍，考虑诊断为"慢性阻塞性肺疾病"，期间服用噻托溴铵气雾剂、沙美特罗氟替卡松气雾剂维持吸入治疗，症状反复，3 日前因受凉再次出现胸闷气促等症。辅助检查：CT：①考虑慢性支气管疾患并肺气肿，双肺感染。②右肺下叶肺大泡；心电图示窦性心律，右心房肥大，ptfV1 增大，提示左房负荷过大；血常规示白细胞数 $6.37×10^9$/L，中性粒细胞 $5.50×10^9$/L，中性粒细胞百分比 86.3%，淋巴细胞 $0.60×10^9$/L。刻下症：咳逆喘满不得卧，气短气急，咳痰白稀，呈泡沫状，伴下肢疼痛，纳差，神疲，胸闷气促，恶寒，周身酸楚，睡眠一般，小便可，大便稀，舌质暗淡，舌体胖大，苔白滑，脉浮紧。

辨证：外寒内饮证。

治法：温肺散寒，降逆涤痰。

处方：麻黄 10g，杏仁 10g，桂枝 10g，桔梗 10g，百部 20g，连翘 20g，生地黄 10g，玄参 10g，知母 10g，瓜蒌皮 15g，党参 30g，白术 20g，黄芪 30g，牡丹皮 15g，茯苓 15g，泽泻 15g，枳壳 10g，紫苏 15g，

葶苈子 15g，浙贝母 10g，水煎服，7 剂。

二诊：2021 年 4 月 7 日。服上药 7 剂后，外寒得散，正气得复，阵发性咳嗽，次数较前减少，程度减轻，咳痰减少，神疲乏力较前可，周身疼痛轻微，稍有气促，精神饮食可，睡眠一般，大便成型，小便可，舌胖大质暗红，苔白滑，脉紧，原方继服 16 剂，煎法同前。

三诊：2021 年 4 月 25 日。患者前症均有明显改善，偶感轻微咳嗽，胸闷气促等症好转，痰已不见，气力增加，心情愉悦，仍感下肢疼痛，睡眠质量提高，二便可，舌胖大质暗，苔白，脉弦紧，上方去杏仁 10g，生地黄 10g，玄参 10g，加延胡索 10g，柴胡 15g，白芍 30g，炙甘草 10g，继服 14 剂，煎法同前。

四诊：2021 年 5 月 10 日。患者诉咳嗽偶遇刺激发作，痰少，关节疼痛不显，神志清醒，动作灵敏，食欲增加，胃气得复，诸症已不显，大便黄软，小便可，脉弦，守方继服 3 个月巩固治疗，扶正以祛邪，嘱其避风寒，注意饮食，不适随诊。

按语：此案患者外寒内饮导致肺胀，所以一诊处方以麻黄、杏仁、桂枝、紫苏、葶苈子、浙贝母温肺降逆祛痰，以百部、桔梗、枳壳、瓜蒌皮以行气止咳化痰，以黄芪、党参、白术补益脾肺之气，连翘、生地黄、玄参、知母治疗感染、帮助痰液咳出，牡丹皮、茯苓、泽泻利水以祛痰饮，诸药合用温肺散寒、降逆涤痰。此方用药针对外寒内饮的主症，巧妙利用温肺散寒、降逆涤痰法来治疗，充分体现了谷井文教授祛痰除湿、培养后天的学术思想，同时注意标本同治，处方对于慢性阻塞性肺痰病患者常见的严重影响生活质量的兼次症也有侧重；二诊待患者主症稍微缓解，针对患者情况守方再服 16 剂；三诊患者诸症明显好转，去杏仁、生地黄、玄参、加延胡索、柴胡、白芍、炙甘草以缓解下肢疼痛，再服 14 剂；四诊患者诸症明显好转，随症稍做加减再服 3 个月以巩固疗效。

案 3：伍某，男，64 岁，已婚。

初诊：2020 年 6 月 20 日。

病史：反复咳嗽咳痰气促 8 年，再发伴低热 3 天。患者诉 8 年前因外感治疗不当出现反复咳嗽咳痰，痰白清稀，期间经中西医结合以抗感染、止咳化痰等对症治疗后效果不显，此后每遇情绪不畅、天气等因素变化易诱发，3天前因季节变化出现低热，流行性感冒检测结果（–），体温37.8℃，既往有高血压史，血压最高达180/120mmHg，服用降压药，血压控制稳定；2000年发现肺结核史，现已治愈；2014年"脑出血"史，未留后遗症。辅助检查：CT示：考虑慢性支气管炎；右肺下叶胸膜下磨玻璃状结节，性质待查。血糖7.76mmol/L，BP150/90mmHg。刻下症：干咳发热，咳声短促，痰少质黏色白，偶见痰中带血丝，口干不欲饮，五心烦热，颧红盗汗，体型日渐消瘦，神疲乏力，睡眠较差，不欲饮食，小便短赤，大便干结，舌红，少苔，脉细。

辨证：气阴两虚证。

治法：益气养阴，清肺化痰。

处方：生地黄10g，玄参10g，知母10g，牡丹皮10g，百部20g，连翘20g，茯苓15g，泽泻15g，延胡索10g，炒栀子10g，党参30g，白术20g，黄芪30g，瓜蒌10g，薤白10g，桂枝10g，当归15g，川芎10g，丹参20g，桔梗10g，水煎服，7剂。

二诊：2020年6月28日。服上药后，阴液得复，正气较前增加，故气力增加，烦热较前减轻，体温36.8℃已恢复正常，血压稳定，咳嗽较前减少，但仍觉五心烦热，夜间盗汗，大便一日一行，便质稍干，小便量较前增多，舌红苔白乏津，脉弦细稍数，上方加沙参20g，玄参加至20g，知母加至20g，黄芪加至50g，继服14剂，煎法同前。

三诊：2020年7月14日。患者诉五心烦热、盗汗、口干等症状均明显改善，体重增加1kg，食纳较前增加，排便已不费劲，小便可，舌红，苔白，脉细，原方继服14剂，煎法同前。

四诊：2020年8月1日。患者诸症已基本消失渐消，口干，咳嗽，五心烦热已不著，大便为黄软便，小便可，脉弦，上方加菊花10g，继服14剂，随症加减，连续治疗2个月后患者病情稳定，神清气爽，诸症大好。

按语： 此案患者气阴两虚导致肺胀，所以一诊处方以生地黄、玄参、知母养阴清热，以黄芪、党参、白术补益脾肺之气，以炒栀子、连翘、瓜蒌清热化痰，牡丹皮、当归、川芎、丹参、延胡索养血活血，以桔梗、泽泻、茯苓化痰利水，以瓜蒌、薤白、桂枝祛痰下气止咳，诸药合用，益气养阴，清肺化痰。此方用药针对气阴两虚的主症，巧妙利用益气养阴，清肺化痰法来治疗，充分体现了谷井文教授注重先天、培养后天、补气滋阴的学术思想；二诊待患者主症稍微缓解，针对患者情况上方加玄参、沙参、知母、黄芪适量，此处加味是得效后增强益气养阴之功，加快患者恢复之举，继服 14 剂；三诊患者诸症明显好转，守方再服 14 剂；四诊患者诸症明显好转，上方加菊花以稍微增强清热之功，继服 14 剂，后又随症稍做加减再服 2 个月以巩固疗效，患者病情稳定，神清气爽，诸症大好。

案 4：龙某，男，57 岁，已婚。

初诊：2017 年 7 月 6 日。

病史：反复咳嗽咳痰 7 年，再发加重胸闷身痛 4 天。患者诉 7 年前因感受风寒出现咳嗽，咳嗽痰少色黄，后因情志不遂病情反复，喉中无痰鸣，4 天前因劳累后外感寒邪，出现病情加重，咳嗽痰少色黄，伴胸闷身痛，自行服用甘草片、阿莫西林等药物，症状缓解不明显，BP130/70mmHg，无恶心呕吐，既往有高血压史、糖尿病史、冠心病史。辅助检查：CT 示：①慢性支气管炎 – 肺气肿。②双肺支气管扩张合并感染。③肝内多发囊肿。④右肾囊肿。心脏彩超示：二三尖瓣及肺动脉瓣轻度返流。刻下症：咳嗽声音重浊，喉中可闻及痰声，痰多黄稠或黏厚，咳吐不爽，咳时身痛，胸闷胀满，动则气短，身热面赤，手足心热，口干口苦，口干喜冷饮，纳差，寐差，大便干，小便可，舌暗红，苔薄黄腻，脉弦滑。

辨证：痰热蕴肺证。

治法：清热化痰，肃肺止咳。

处方：板蓝根 30g，蝉蜕 10g，连翘 20g，地龙 10g，浙贝母 10g，紫苏 15g，瓜蒌 15g，山楂 20g，党参 30g，白术 20g，黄芪 30g，桔梗 10g，蒲公英 15g，生地黄 10g，玄参 10g，薏苡仁 20g，枳壳 10g，水煎服，7 剂。

二诊：2017 年 7 月 14 日。服上药 7 剂后，症状明显好转，咳嗽减轻，痰较前减少，痰由黄转清白痰，易咳出，咳时仍感身痛，胸闷，手足心热较前缓解，食纳一般，大便已恢复正常，二便调，舌暗红，苔白腻，脉弦滑，上方去白术 20g，加夏枯草 10g，当归 10g，继服 14 剂，煎法同前。

三诊：2017 年 7 月 30 日。患者诉现药后仅轻咳，痰少且痰易咳出，胸闷气短明显减轻，口干苦已不显著，食纳佳，二便可，睡眠先已能入睡，但睡后多梦，舌稍暗，苔白，脉弦滑，上方去生地黄 10g，玄参 10g，加煅龙骨、煅牡蛎各 20g，继服 14 剂，煎法同前。

四诊：2017 年 8 月 15 日。患者诸症大好，现咳嗽咳痰、胸闷身痛、手足心热，口干渴等症状已不显，病情控制平稳，方药对症，继服上方 2 个月巩固治疗，不适随诊，避风寒，调情志。

按语：此案患者痰热蕴肺导致肺胀，所以一诊处方以板蓝根、蝉蜕、连翘、蒲公英清热解毒，以地龙、浙贝母、瓜蒌祛痰止咳平喘，以紫苏、桔梗、枳壳宣降肺气，止咳化痰，以生地黄、玄参清热养阴，以山楂、党参、白术、黄芪、薏苡仁健脾益气帮助中焦运化，诸药合用清热化痰，肃肺止咳。此方用药针对痰热蕴肺的主症，巧妙利用清热化痰、肃肺止咳法来治疗，充分体现了谷井文教授培养后天、补气滋阴的学术思想；二诊待患者主症稍微缓解，针对患者情况上方去白术，加夏枯草、当归，此处加味是得效后增强养血清热之功，加快患者正气恢复之举，继服 14 剂；三诊患者诸症明显好转，上方去生地黄、玄参，加煅龙骨、煅牡蛎，此处加减主要是进一步改善睡眠质量，增加重镇安神之品，再服 14 剂；四诊患者诸症明显好转，守方再服 2 个月以巩固疗效。

第五节　胃痛（消化性溃疡）

胃痛，又称胃脘痛，是以上腹胃脘部近心窝处疼痛为主症的病证。临床主要表现为上腹疼痛不适。西医学中急性胃炎、慢性胃炎、胃溃疡、十二指肠溃疡等病以上腹部疼痛为主要症状者，属于中医学胃痛范畴，均可参考本节进行辨证论治。

"胃脘痛"之名最早记载于《黄帝内经》，如《灵枢·邪气脏腑病形》指出："胃病者，腹䐜胀，胃脘当心而痛。"其提出胃痛的发生与肝、脾有关。如《素问·六元正纪大论》说："木郁之发……民病胃脘当心而痛。"

《灵枢·经脉》说："脾足太阴之脉……入腹，属脾，络胃……是动则病，舌本强，食则呕，胃脘痛，腹胀，善噫，得后与气则快然如衰。"唐宋以前文献多称胃脘痛为心痛，与属于心经本身病变的心痛相混。如张仲景在《伤寒论·辨太阳病脉证并治》中说："伤寒六七日，结胸热实，脉沉而紧，心下痛，按之石硬，大陷胸汤主之。"这里的心下痛实是胃脘痛。又如王焘在《外台秘要·心痛方》中说："足阳明为胃之经，气虚逆乘心而痛，其状腹胀归于心而痛甚，谓之胃心痛也。"这里说的心痛也是指胃脘痛。宋代之后医家对胃痛与心痛混谈提出质疑，如陈言在《三因极一病证方论·九痛叙论》中曰："夫心痛者，在《方论》有九痛，《内经》则曰："举痛，一曰卒痛，种种不同，以其痛在中脘，故总而言曰心痛，其实非心痛也。"直至金元时期，李东垣在《兰室秘藏》中首立"胃脘痛"一门，将胃脘痛的证候、病因病机和治法明确区分于心痛，使胃痛成为独立的病证。此后，明清时期进一步澄清了心痛与胃痛相互混淆之论，提出了胃痛的治疗大法，丰富了胃痛的内容。如王肯堂在《证治准绳·心痛胃脘痛》中曰："或问丹溪言痛即胃脘痛然乎？曰：心与胃各一脏，其病形不同，因胃脘痛处在心下，故有当心而痛之名，岂胃脘痛即心痛者哉？"虞抟在《医学正传·胃脘痛》中曰："古方九种心痛……详其所由，皆在胃脘，而实不在于心也。"又曰："气在上者涌之，清气在下者提之，寒者温之，热者寒之，虚者培之，实者泻之，结者散之，留者行之。"他同时指出，要从辨证去理解和运用"通则不痛"之法："夫通者不痛，理也。但通之之法，各有不同。调气以和血，调血以和气，通也；下逆者使之上行，中结者使之旁达，亦通也；虚者助之使通，寒者温之使通，无非通之之法也。"此为后世辨治胃痛奠定了基础。叶天士在胃痛治疗方面重视通阳化浊，滋养胃阴，注重调理气机，强调脾胃分治，同时对于久痛入络者，重视活血化瘀通络。近代张锡纯、章次公等认识到本病与邪侵膜损有关。当代对胃痛有更全面的认识，中医宏观辨证结合消化内镜下微观辨病，在诊断、治疗方面更加成熟与完善，疗效大幅提高。

【病因病机】

胃痛的发生，主要由外邪犯胃、饮食伤胃、情志不畅和脾胃素虚等，导致胃气郁滞，胃失和降，而发生胃痛。

1. 感受外邪　外感寒、热、湿诸邪，内客于胃，皆可致胃脘气机阻滞，不通则痛。其中，尤以寒邪为多，如《素问·举痛论》说："寒气客于肠胃之间，膜原之下，血不能散，小络急引，故痛。"寒邪伤胃可引起胃气阻滞，胃失和降而发生胃痛，正所谓"不通则痛"。

2. 内伤饮食　饮食不节，或过饥过饱，损伤脾胃，胃气壅滞，致胃失和降，不通则痛。五味过极，辛辣无度，肥甘厚腻，饮酒如浆，则蕴湿生热，伤脾碍胃，气机壅滞。如《医学正传·胃脘痛》说："致病之由，多由纵恣口腹，喜好辛酸，恣饮热酒煎煿，复餐寒凉生冷，朝伤暮损，日积月深……故胃脘疼痛。"宿食积滞胃脘，久则郁而化热，湿热相搏，阻遏中焦气机，气机升降失和，发为胃痛。

3. 情志失调　忧思恼怒，伤肝损脾，肝失疏泄，横逆犯胃，脾失健运，胃气阻滞，均致胃失和降，而发胃痛。如《沈氏尊生书·胃痛》所说："胃痛，邪干胃脘病也……惟肝气相乘为尤甚，以木性暴，且正克也。"气滞日久或久痛入络，可致胃络血瘀。如《临证指南医案·胃脘痛》云："胃痛久而屡发，必有凝痰聚瘀。"肝气久郁，既可出现化火伤阴，又能导致瘀血内结，病情至此，则胃痛加重，每每缠绵难愈。

4. 体虚久病　脾胃为仓廪之官，主受纳及运化水谷，若素体脾胃虚弱，运化失职，气机不畅，或中阳不足，中焦虚寒，失其温养而发生疼痛。若禀赋不足，后天失调，或饥饱失常，劳倦过度，以及久病正虚不复等，均能引起脾气虚弱，脾阳不足，则寒自内生，胃失温养，致虚寒胃痛。

本病病位在胃，与肝、脾密切相关，基本病机为胃气郁滞，胃失和降，不通则痛。胃痛早期由外邪、饮食、情志所伤者，多为实证；后期常为脾胃虚弱，但往往虚实夹杂，如脾胃虚弱夹湿、夹瘀等。胃痛的病理因素主要有气滞、寒凝、热郁、湿阻、血瘀。胃痛的病理变化比较复杂，胃痛日久不愈，脾胃受损，可由实证转为虚证。若因寒而痛者，寒邪伤阳，脾阳不足，可成脾胃虚寒证；若因热而痛，邪热伤阴，胃阴不足，则致阴虚胃痛。虚证胃痛又易受邪，如脾胃虚寒者易受寒邪；脾胃气虚又可饮食停滞，出现虚实夹杂证。

此外，胃痛还可以衍生变证，如胃热炽盛，迫血妄行，或瘀血阻滞，血不循经，或脾气虚弱，不能统血，而致便血、呕血，大量出血，可致气随血脱，危及生命。若脾胃运化失职，湿浊内生，郁而化热，火热内结，腑气不通，腹痛剧烈拒按，导致大汗淋漓、四肢厥逆的厥脱危证，或日久成瘀，气机壅塞，胃失和降，胃气上逆，致呕吐、反胃。若胃痛日久，痰瘀互结，壅塞胃脘，可形成噎膈。

【临床表现】

1. 发病男性多于女性，可见于任何年龄，但以 21～50 岁青壮年居多。

2. 胃脘部疼痛，具有下列特点。

（1）长期性反复发作。

（2）反复周期性发作，春、秋季发作多见。

（3）与饮食之间的关系有明显相关性和节律性。

（4）疼痛程度多较轻，性质为钝痛、烧灼痛或饥饿痛。

（5）常因精神刺激、劳累过度、饮食不节、药物影响、气候变化等诱发或加重；可因休息、进食、服制酸药、呕吐、按压胃脘部等而缓解。

3. 常伴见嗳气、反酸、恶心呕吐等症。

4. 并发病症常见有呕血、便血、胃反、胃穿孔、胃癌等。

5. 常有胃脘部或背部胸椎旁固定而局限的压痛点，腹肌柔软等征象。

【检查】

纤维内镜检查：可见溃疡多呈圆形或卵圆形，少数呈线条形，底部平整，表面覆盖白色或灰白色苔状物，周围黏膜充血水肿，愈合期或瘢痕期可见皱襞向溃疡集中，溃疡出血时见有鲜红渗血或血痂、血块，苔膜剥脱或呈咖啡色，或见裸露的血管。此外，还有 X 钡餐、HP 检测及粪便隐血实验等。

【治疗】

1. 寒邪客胃证

临床表现：胃痛暴作，恶寒喜暖，得温痛减，遇寒加重，口淡不渴，或喜热饮，舌淡，苔薄白，脉弦紧。

治法：温胃散寒，行气止痛。

代表方：香苏散合良附丸加减。

加减：恶寒，头痛，加防风、广藿香等；胸脘痞闷，胃纳呆滞，嗳气或呕吐，加枳实、神曲、鸡内金、法半夏、生姜等。

2. 宿食积滞证

临床表现：胃脘疼痛，胀满拒按，嗳腐吞酸，或呕吐不消化食物，其味腐臭，吐后痛减，不思饮食，大便不爽，得矢气及便后稍舒，舌苔厚腻，脉滑。

治法：消食导滞，和胃止痛。

代表方：保和丸加减。

加减：脘腹胀甚，加枳实、砂仁、槟榔；呃逆较甚，加旋覆花、代赭石等；胃脘胀痛而便闭，加黄连、大黄、火麻仁。

3. 肝胃郁热证

临床表现：胃脘灼痛，烦躁易怒，烦热不安，胁胀不舒，泛酸嘈杂，口干口苦，舌红苔黄，脉弦或数。

治法：平逆散火，泄热和胃。

代表方：化肝煎加减。

加减：胃痛甚，加延胡索、川楝子；胸胁胀满，烦躁易怒甚，加柴胡、香附、川芎等；口干，口苦，小便短赤，加玉竹、麦冬、淡竹叶等。

4. 肝气犯胃证

临床表现：胃脘胀痛，痛连两胁，遇烦恼则痛作或痛甚，嗳气、矢气则痛舒，胸闷嗳气，喜长叹息，大便不畅，舌苔多薄白，脉弦。

治法：疏肝解郁，理气止痛。

代表方：柴胡疏肝散加减。

加减：胃痛较甚，加川楝子、延胡索等；嗳气较频，加沉香、法半夏、旋覆花等；泛酸，加乌贼骨、煅瓦楞子。

5. 湿热中阻证

临床表现：胃脘疼痛，痛势急迫，脘闷灼热，口干口苦，口渴而不欲饮，纳呆恶心，小便色黄，大便不畅，舌红，苔黄腻，脉滑数。

治法：清化湿热，理气和胃。

代表方：清中汤加减。

加减：湿偏重，加苍术、广藿香；热偏重，加蒲公英、黄芩；恶心呕吐，加竹茹、橘皮；大便秘结不通，加大黄；气滞腹胀，加厚朴、枳实；纳呆少食，加神曲、炒谷芽、炒麦芽。

6. 瘀血停滞证

临床表现：胃脘刺痛，痛有定处，按之痛甚，食后加剧，入夜尤甚，或见吐血、黑便，舌质紫暗或有瘀斑，脉涩。

治法：化瘀通络，理气和胃。

代表方：失笑散合丹参饮加减。

加减：胃痛甚，加延胡索、木香、郁金、枳壳；四肢不温，舌淡脉弱，加党参、黄芪；便黑，加三七、白及；口干咽燥，舌光无苔，加生地黄、麦冬。

7. 胃阴不足证

临床表现：胃脘隐隐灼痛，似饥而不欲食，口燥咽干，五心烦热，消瘦乏力，口渴思饮，大便干结，舌红少津，脉细数。

治法：养阴益胃，和中止痛。

代表方：一贯煎合芍药甘草汤加减。

加减：胃脘灼痛，嘈杂泛酸，加珍珠粉、牡蛎、海螵蛸；胃脘胀痛较剧，兼有气滞，加厚朴花、玫瑰花、佛手；大便干燥难解，加火麻仁、瓜蒌仁；阴虚胃热，加石斛、知母、黄连。

8. 脾胃虚寒证

临床表现：胃痛隐隐，绵绵不休，喜温喜按，空腹痛甚，得食则缓，劳累或受凉后发作或加重，泛吐清水，神疲纳呆，四肢倦怠，手足不温，大便溏薄，舌淡，苔白，脉虚弱或迟缓。

治法：温中健脾，和胃止痛。

代表方：黄芪建中汤加减。

加减：泛吐清水较多，加干姜、法半夏、陈皮、茯苓；泛酸，可去饴糖，加黄连、炒吴茱萸、乌贼骨、煅瓦楞子；胃脘冷痛，里寒较甚，呕吐、肢冷，加理中丸；兼有形寒肢冷，腰膝酸软，可用附子理中汤；无泛吐清水，无手足不温，可改用香砂六君子汤。

【预防与调护】

本病发病，多与情志不遂、饮食不节有关，故在预防上要重视精神与饮食的调摄。患者要养成有规律的生活与饮食习惯，忌暴饮暴食，饥饱不匀。

胃痛时作者，尤需注意饮食调护，以清淡易消化的食物为宜，避免辛辣刺激、煎炸之品。同时保持乐观的情绪，避免过度劳累与紧张，亦有助于预防胃痛反复。此外，若胃痛衍生变证，如合并呕血或便血等，应绝对卧床休息，紧密观察其神志、肌肤温度等情况，以防病证急变。

【验案举隅】

案 1：谷某，男，65 岁，已婚。

初诊：2017 年 5 月 9 日。

病史：自述胃脘隐痛 3 年余，情绪不畅则加重，偶感胸闷，嗳气觉舒，既往有高血压史。刻下症：胃脘隐痛，腹胀，嗳气反酸，关节疼痛，食纳差，肠鸣亢进，大便干稀不调，舌淡，苔薄白，脉弦。

辨证：肝胃不和证。

治法：疏肝和胃止痛。

处方：柴胡 15g，香附 10g，芍药 20g，山药 20g，茯苓 20g，丹参 20g，川芎 20g，黄连 15g，吴茱萸 6g，延胡索 10g，陈皮 10g，枳壳 15g，甘草 6g，水煎服，8 剂。

二诊：患者诉药后胃脘疼痛、腹胀缓解，食纳一般，大便成型，舌淡苔白，脉弦。守方继进，上方加山楂 10g，木香 10g，山药加至 25g，茯苓加至 25g，14 剂。煎服方法同前。

三诊：患者诉诸症明显渐消，现精神爽快，偶感轻微胃痛，腹胀已消，食纳可，二便调，舌淡，苔白，脉弦。上方加麦芽 20g，鸡内金 15g，12 剂，煎法同前。

四诊：患者诉药后诸症已消，上方随症加减，继服 28 剂，巩固治疗，以收全功。

按语： 此案患者肝胃不和导致胃痛，所以一诊处方以柴胡、香附、陈皮、枳壳疏肝行气止痛，以芍药、丹参、川芎、延胡索养血柔肝，活血止痛、黄连、吴茱萸为左金丸可和胃止痛，山药、茯苓、甘草补益脾胃，诸药合用疏肝和胃止痛。此方用药针对肝胃不和的主症，巧妙利用疏肝和胃止痛法来治疗，充分体现了谷井文教授活血祛瘀、疏肝润肺的学术思想；二诊待患者主症稍微缓解，针对患者情况上方加山楂、木香，山药、茯苓加量，此处加味可增强补益脾胃之功效，同时帮助恢复中焦气机升降，继服 14 剂；三诊患者诸症明显好转，上方加麦芽、鸡内金以进一步增强中焦运化之功，再服 14 剂；四诊患者诸症明显好转，又随症稍做加减再服 28 剂以巩固疗效，以收全功。

案 2： 陈某，女，54 岁，已婚。

初诊： 2016 年 11 月 8 日。

病史： 诉半年来胃脘胀满不适。刻下症：胃脘疼痛，空腹痛甚，喜温喜按，反酸呕吐，呕吐物清稀，神疲乏力，畏寒肢冷，周身困重，大便稀溏不成型，舌淡胖边齿痕，苔白稍腻，脉沉弱。

辨证： 脾胃阳虚证。

治法： 温补脾胃，行气化湿。

处方： 黄芪 30g，桂枝 10g，白芍 20g，党参 30g，白术 20g，干姜 10g，山药 30g，茯苓 20g，薏苡仁 10g，陈皮 10g，紫苏梗 10g，吴茱萸 10g，法半夏 15g，川楝子 10g，延胡索 10g，甘草 6g，水煎服，8 剂。

二诊： 患者诉药后诸症缓解，胃脘疼痛减轻，精神爽快，畏寒肢冷减轻，脾胃虚弱导致寒湿困脾，出现反酸、呕吐清涎、神疲乏力、畏寒肢冷等症，药以温补脾胃，健脾运湿。脾胃健则湿去，则诸症缓解，舌淡胖大，苔白，脉沉。上方去川楝子 10g，紫苏梗 10g，加麦芽 15g，柴胡 15g，14 剂，煎法同前。

三诊： 脾胃健则胃痛止，反酸除，神疲乏力，诸症大好，大便日 1 次，舌淡胖大苔白，脉沉。守方继进，继服 15 剂，巩固治疗。

按语： 此案患者脾胃阳虚导致胃痛，所以一诊处方以桂枝、干姜、吴茱萸温胃散寒止痛，以黄芪、党参、白术、山药、茯苓、薏苡仁健脾养胃，以陈皮、紫苏梗、川楝子、法半夏、延胡索行气祛湿止痛，以白芍、甘草缓急止痛，诸药合用可温补脾胃，行气化湿。此方用药针对脾胃阳虚的主症，巧妙利用温补脾胃、行气化湿法来治疗，充分体现了谷井文教授培养后天、祛痰除湿的学术思想；二诊待患者主症稍微缓解，针对患者情况上方去川楝子、紫苏梗，加麦芽、柴胡，加强疏肝之力同时增强中焦运化，继服14剂；三诊患者诸症明显好转，上方加麦芽、鸡内金进一步改善中焦运化之力，再服14剂；四诊患者诸症明显好转，守方再服15剂以巩固疗效，以收全功。

案3：谭某，男，52岁，已婚。

初诊：2017年9月4日。

病史：患者自述胃脘疼痛2日余，痛势急剧，伴有胃脘烧灼感。于耒阳市中医医院急诊科就诊。B超示：胆囊息肉。胃镜示：消化性溃疡。收入我院消化内科治疗。刻下症：胃脘疼痛伴有烧灼感，食入痛甚，性情急躁，口干，大便干结，小便色黄，舌红苔黄腻，脉弦数。

辨证：肝胆湿热证。

治法：泻肝清胃。

处方：陈皮10g，白芍20g，牡丹皮20g，栀子20g，泽泻20g，黄连10g，吴茱萸3g，乌贼骨20g，黄芩15g，柴胡10g，生地黄20g，车前子20g，山药20g，茯苓20g，水煎服，8剂。

二诊：患者诉药后疼痛及烧灼感基本消失，食纳较前可，诸症明显向好，口干已愈，大便稍干，上方加当归20g，枳壳10g，白芍加至30g，继服14剂，巩固疗效。

按语：此案患者肝胆湿热导致胃痛，所以一诊处方以牡丹皮、栀子、黄连、黄芩、柴胡、生地黄清胃肝胆之湿热而止痛，以山药、茯苓、陈皮健脾行气，以泽泻、车前子利水渗湿，以白芍缓急止痛，以乌贼骨制酸止痛，诸药合用可泻肝清胃。此方用药针对肝胆湿热的主症，巧妙利用泻肝清胃法来治疗，充分体现了谷井文教授清热泻实、祛痰除湿的学术思想；二诊待患者主症稍微缓解，针对患者情况上方加当归、枳壳，白芍加量以补血润肠通便，继服14剂以巩固疗效，以收全功。

案4：谷某，女，44岁，已婚。

初诊：2018年1月14日。

病史：因1个月前遇事不遂出现胃脘胀满不适。刻下症：胃脘及两胁胀痛，泛酸恶心，无呕吐，精神疲倦，口干口苦，胸闷气短，喜叹息，食纳差，舌红，苔黄腻，脉弦。

辨证：肝郁胃热证。

治法：疏肝清胃。

处方：柴胡15g，当归10g，丹参20g，川芎20g，香附15g，陈皮10g，枳壳10g，芍药20g，泽泻20g，炒栀子20g，吴茱萸10g，玄参20g，知母15g，茯苓20g，山药30，薏苡仁30g，甘草6g，水煎服，8剂。

二诊：患者诉药后口干口苦，胃脘疼痛较前缓解，现还有泛酸恶心、精神疲倦，食纳一般，舌红，苔黄腻，脉弦。上方加菊花10g，黄芪30g，滑石30g，继服14剂，煎法同前。

三诊：患者诉服药后胃脘疼痛轻微，反酸恶心渐轻，食纳较前可，患者因遇事不遂出现胃脘部胀痛明显，由于肝气不舒导致，故治疗以疏肝理气、清热和胃的治疗原则，肝气条畅，症状缓解，故随症加减继服28剂，巩固疗效。

按语： 此案患者肝郁胃热导致胃痛，所以一诊处方以柴胡、香附、陈皮、枳壳疏肝行气止痛，以泽泻、炒栀子、玄参、知母清热养阴，以吴茱萸性热以防用药过于寒凉，以当归、丹参、川芎养血活血止痛，以茯苓、山药、薏苡仁补益脾胃，以白芍、甘草缓急止痛，诸药合用可疏肝清胃。此方用药针对肝郁胃热的主症，巧妙利用疏肝清胃法来治疗，充分体现了谷井文教授培养后天、补气滋阴、清热泻实的学术思想；二诊待患者主症稍微缓解，针对患者情况上方加菊花、黄芪、滑石，此处加味进一步增强清热利湿之功，并以黄芪改善患者纳食不佳，继服14剂；三诊患者诸症明显好转，随症加减再服28剂以巩固疗效，以收全功。

案5： 李某，男，63岁，已婚。

初诊：2017年4月6日。

病史：诉上腹部隐痛3年余加重3天。3年前无明显诱因出现上腹隐痛，部位于剑突下，疼痛为阵发性，持续时间数分钟到数小时，曾自行服用护胃药物（具体用药不详），无反酸胃灼热，无恶心呕吐，无发热，喜温喜按，既往有咽炎史。辅助检查：胃镜示：复合溃疡；十二指肠球部溃疡（AI），胃角溃疡（性质待定）；糜烂性胃炎HP（-）。腹部彩超未见明显异常。刻下症：腹痛腰酸，纳差，咳嗽无痰，口干，畏寒肢冷，易外感，神疲体倦，二便可，舌淡胖大，苔白腻，脉弱。

辨证：脾胃阳虚，寒湿困阻证。

治法：温中散寒，健脾化湿。

处方：桂枝10g，玄参20g，白芍20g，甘草3g，黄芪30g，党参30g，白术20g，干姜10g，茯苓20g，山药20g，薏苡仁20g，香附10g，延胡索10g，砂仁10g，栀子20g，菊花10g，泽泻20g，陈皮10g，黄连6g，水煎服，8剂。

二诊：2017年4月15日。患者诉药后上腹疼痛稍有缓解，腰痛腰酸缓解不明显，食纳一般，口干渴如常，肢冷如前，未见明显缓解，二便可，舌胖大，苔白腻，脉弱，上方加续断20g，杜仲20g，蜈蚣1条，继服14剂。

三诊：2017年5月1日。患者诉药后腹痛明显减轻，腰酸腰痛缓解明显，食纳佳，口已不干渴，四肢渐温，精神爽快，气力增加，辨证如前，继服上方1个月巩固治疗，以收全功。

按语：此案患者脾胃阳虚，寒湿困阻导致胃痛，所以一诊处方以桂枝、干姜温胃散寒止痛，以黄芪、党参、白术、山药、茯苓、薏苡仁健脾养胃，以香附、延胡索、砂仁、陈皮、泽泻行气祛湿止痛，以栀子、菊花、玄参、黄连制约桂枝、干姜之热从而去其性取其用，以白芍、甘草缓急止痛，诸药合用可温中散寒，健脾化湿。此方用药针对脾胃阳虚、寒湿困阻的主症，巧妙利用温中散寒、健脾化湿法来治疗，充分体现了谷井文教授培养后天、祛痰除湿的学术思想；二诊待患者主症稍微缓解，针对患者情况上方加续断、杜仲、蜈蚣，此处加味温补与通络双管齐下，可改善肢冷、口渴，继服14剂；三诊患者诸症明显好转，效不更方，守方再服30剂以巩固疗效。

第六节　脾约（习惯性便秘）

便秘，是以大便排出困难，排便周期延长，或周期不长，但粪质干结，排出艰难，或粪质不硬，虽频有便意，但排便不畅为主要表现的病症。西医学中的功能性便秘、肠易激综合征，以及肠炎恢复期的便秘、药物性便秘、内分泌及代谢性疾病所致的便秘均属本病范畴，可参照本节辨证论治。

"便秘"病名首见于《黄帝内经》，指出便秘与脾胃、小肠、肾有关，如《素问·厥论》曰："太阴之厥，则腹满䐜胀，后不利。"《素问·举痛论》曰："热气留于小肠，肠中痛，瘅热焦竭，则坚干不得出，故痛而闭不通矣。"东汉时期，张仲景则称便秘为"脾约""闭""阴结""阳结"，认为其病与寒、热、气滞有关，提出了便秘寒、热、虚、实不同的发病机制，设立了承气汤的苦寒泻下，麻子仁丸的养阴润下，厚朴三物汤的理气通下，以及蜜制药挺"内谷道中"、猪胆汁和醋"以灌谷道内"诸法，为后世医家认识和治疗本病确立了基本原则，有的方药至今仍广泛应用于临床。《诸病源候论·大便难候》曰："大便难者，由五脏不调，阴阳偏有虚实，谓三焦不和则冷热并结故也。"又云："邪在肾亦令大便难。"又云："渴利之家，大便亦难。"他指出引起便秘的原因很多，与五脏不调、阴阳虚实寒热均有关系。金元时期，《丹溪心法·燥结》则认为便秘是由于血少，或肠胃受风，涸燥秘涩所致。直至明清时期，张介宾按仲景之法把便秘分为阴结、阳结两类，认为有火为阳结，无火是阴结。《景岳全书·秘结》云："秘结一证，在古方书有虚秘、风秘、气秘、热秘、寒秘、湿秘等说，而东垣又有热燥、风燥、阳结、阴结之说，此其立名太烦，又无确据，不得其要，而徒滋疑惑，不无为临证之害也。不知此证之当辨者惟二，则曰阴结、阳结而尽之矣。"《石室秘录·大便秘结》曰："大便秘结者，人以为大肠燥甚，谁知是肺气燥乎？肺燥则清肃之气不能下行于大肠。"《杂病源流犀烛·大便秘结源流》则强调："大便秘结，肾病也。"以上均指出大便秘结与肺、肾均有密切关系。

【病因病机】

便秘主要是由外感寒热之邪，内伤饮食情志，病后体虚，阴阳气血不足等，热结、气滞、寒凝、气血阴阳亏虚，致使邪滞胃肠、壅塞不通；肠失温润，推动无力，糟粕内停，大便排出困难，发为便秘。

1. 素体阳盛 素体阳盛，或热病之后，余热留恋，或肺热肺燥，下移大肠，或过食醇酒厚味，或过食辛辣，或过服热药，均可致肠胃积热，耗伤津液，肠道干涩失润，粪质干燥，难于排出，形成所谓"热秘"。如《景岳全书·秘结》曰："阳结证，必因邪火有余，以致液干燥。"

2. 情志失调 忧愁思虑，脾伤气结，或抑郁恼怒，肝郁气滞，或久坐少动，气机不利，均可导致腑气郁滞，通降失常，传导失职，糟粕内停，不得下行，或欲便不出，或出而不畅，或大便干结而成气秘。如《金匮翼·便秘》曰："气秘者，气内滞而物不行也。"

3. 感受外邪 恣食生冷，凝滞胃肠，或外感寒邪，直中肠胃，或过服寒凉，阴寒内结，均可导致阴寒内盛，凝滞胃肠，传导失常，糟粕不行，而成冷秘。如《金匮翼·便秘》曰："冷秘者，寒冷之气，横于肠胃，凝阴固结，阳气不行，津液不通。"

4. 年老体虚 素体虚弱，或病后、产后及年老体虚之人，阴阳气血亏虚，阳气虚则温煦传送无力，阴血虚则润泽荣养不足，皆可导致大便不畅。如《景岳全书·秘结》曰："凡下焦阳虚，则阳气不行，阳气不行则不能传送，而阴凝于下，此阳虚而阴结也。"《医宗必读·大便不通》云："更有老年津液干枯，妇人产后亡血，及发汗利小便，病后血气未复，皆能秘结。"便秘病位主要在大肠，涉及脾、胃、肺、肝、肾等多个脏腑，基本病机为大肠传导失常。胃与肠相连，胃热炽盛，下传大肠，燔灼津液，大肠热盛，燥屎内结，可成便秘；肺与大肠相表里，肺之燥热下移大肠，则大肠传导功能失常，而成便秘；肝主疏泄气机，若肝气郁滞，则气滞不行，腑气不能畅通；肾主五液而司二便，若肾阴不足，则肠道失润，若肾阳不足则大肠失于温煦而传送无力，大便不通。以上原因均可发为本病。

便秘的病性可概括为虚、实两个方面。热秘、气秘、冷秘属实，气血阴阳亏虚所致者属虚。虚实之间常常相互兼夹或相互转化。如肠胃积热与气机郁滞可以并见，阴寒积滞与阳气虚衰可以相兼，气秘日久，久而化火，可转化成热秘。阳虚秘者，如温燥太过，津液耗伤，可转化为阴虚秘，或久病阳损及阴，则可见阴阳俱虚之证。

【临床表现】

排便次数每周少于 3 次，或周期不长，但粪质干结，排出艰难，或粪质不硬，虽频有便意，但排便不畅。

【检查】

粪便的望诊及腹部触诊、大便常规、潜血试验、肛门指诊、钡灌肠或气钡造影、纤维结肠镜检查等有助于便秘的诊断。

【治疗】

便秘治疗当分虚实而治，实证邪滞大肠，腑气闭塞不通。其原则以祛邪为主，根据热、冷、气秘之不同，分别施以泻热、温通、理气之法，辅以导滞之品，标本兼治，邪去便通。虚证肠失温润，推动无力，治以养正为先，依阴阳气血亏虚的不同，主用滋阴养血、益气温阳之法，酌用甘温润肠之药，标本兼治，正盛便通。

1. 实秘

（1）热秘

临床表现：大便干结，腹胀或痛，口干口臭，面红心烦，或有身热，小便短赤，舌质红，苔黄燥，脉滑数。

治法：泻热导滞，润肠通便。

代表方：麻子仁丸加减。

加减：津液已伤，可加生地黄、玄参、麦冬；肺热气逆，咳喘便秘，可加瓜蒌仁、苏子、黄芩；兼郁怒伤肝，易怒目赤，加服更衣丸；燥热不甚，或药后大便不爽，可用青麟丸；兼痔疮，便血，可加槐花、地榆；热势较盛，痞满燥实坚，可用大承气汤。

（2）气秘

临床表现：大便干结，或不甚干结，欲便不得出，或便后不爽，肠鸣矢气，嗳气频作，胁腹痞满胀痛，舌苔薄腻，脉弦。

治法：顺气导滞，降逆通便。

代表方：六磨汤加减。

加减：腹部胀痛甚，可加厚朴、柴胡、莱菔子；便秘腹痛，舌红苔黄，气郁化火，可加黄芩、栀子、龙胆草；气逆呕吐，可加法半夏、陈皮、代赭石；七情郁结，忧郁寡言，加白芍、柴胡、合欢皮；跌仆损伤，腹部术后，便秘不通，属气滞血瘀，可加红花、赤芍、桃仁等药。

2. 虚秘

（1）气虚秘

临床表现：大便干或不干，虽有便意，但排出困难，用力努挣则汗出短气，便后乏力，面白神疲，肢倦懒言，舌淡苔白，脉弱。

治法：补脾益肺，润肠通便。

代表方：黄芪汤加减。

加减：乏力出汗，可加白术、党参；排便困难，腹部坠胀，可合用补中益气汤；气息低微，懒言少动，可加用生脉散；肢倦腰酸，可用大补元煎；脘腹痞满，舌苔白腻，可加白扁豆、生薏苡仁；脘胀纳少，可加炒麦芽、砂仁。

（2）血虚秘

临床表现：大便干结，面色无华，皮肤干燥，头晕目眩，心悸气短，健忘少寐，口唇色淡，舌淡苔少，脉细。

治法：养血滋阴，润燥通便。

代表方：润肠丸加减。

加减：面白，眩晕甚，加玄参、何首乌、枸杞子；手足心热，午后潮热者，可加知母、胡黄连等；阴血已复，便仍干燥，可用五仁丸。

（3）阴虚秘

临床表现：大便干结，形体消瘦，头晕耳鸣，两颧红赤，心烦少寐，潮热盗汗，腰膝酸软，舌红少苔，脉细数。

治法：滋阴增液，润肠通便。

代表方：增液汤加减。

加减：口干面红，心烦盗汗，可加芍药、玉竹；便秘干结如羊屎状，加火麻仁、柏子仁、瓜蒌仁；胃阴不足，口干口渴，可用益胃汤；肾阴不足，腰膝酸软，可用六味地黄丸；阴亏燥结，热盛伤津，可用增液承气汤。

（4）阳虚秘

临床表现：大便干或不干，排出困难，小便清长，面色苍白，四肢不温，腹中冷痛，腰膝酸冷，舌淡苔白，脉沉迟。

治法：补肾温阳，润肠通便。

代表方：济川煎加减。

加减：寒凝气滞，腹痛较甚，加肉桂、木香；胃气不和，恶心呕吐，加法半夏、砂仁。

3.冷秘

临床表现：大便艰涩，腹痛拘急，胀满拒按，胁下偏痛，手足不温，呃逆呕吐，苔白腻，脉弦紧。

治法：温里散寒，通便止痛。

代表方：温脾汤合用半硫丸加减。

加减：便秘腹痛，加枳实、厚朴、木香；腹部冷痛，手足不温，加高良姜、小茴香。

【预防与调护】

首先，注意饮食调理，合理膳食，以清淡为主，避免过食辛辣厚味或饮酒无度，勿过食寒凉生冷，多吃粗粮果蔬，多饮水。避免久坐少动，宜多活动，以疏通气血。养成定时排便习惯。避免过度精神刺激，保持心情舒畅。其次，便秘不可滥用泻药，使用不当，反而加重便秘。热病之后，由于进食甚少而不大便者，不必急以通便，只需扶养胃气，待饮食渐增，大便自然正常。对于年老体弱及便秘日久的患者，为防止过度用力努挣，而诱发痔疮、便血，甚至真心痛等，可配合灌肠等外治法治疗。饮食方面，可采用食饵疗法，如黑芝麻、胡桃肉、松子仁等分，研细，稍加白蜜冲服，对阴血不足之便秘，颇有功效。

【验案举隅】

案1：刘某，男，45岁，已婚。

初诊：2019年11月1日。

病史：自述反复排便困难20年余加重1周余，长期间断借助双歧杆菌、开塞露等通便药物辅助排便，粪质干结，呈颗粒状，腹部胀满，按之作痛，排便后可缓解，近1周大便三四日一行，粪质干结。既往有抑郁史。辅助检查：血常规、肝肾功能、血糖血脂未见明显异常，心电图示窦性心律，T波低平。未行肠镜检查。刻下症：大便干结，长期借助药物排便，腹胀拒按，口干口苦，食纳可，寐安，小便可，无尿急尿痛，舌暗红，苔薄黄，脉沉滑。

辨证：湿热瘀毒蕴结证。

治法：清利湿热，祛瘀解毒。

处方：生地黄10g，炒栀子10g，黄连5g，黄芩10g，连翘20g，蒲公英15g，枳壳10g，大黄10g，厚朴10g，党参30g，白术20g，黄芪30g，熟地黄20g，山茱萸20g，山药20g，茯苓15g，乌药10g，泽泻15g，牡丹皮10g，水煎服，8剂。

二诊：2019年11月10日。患者诉药后大便2日一行，排便轻松，腹胀满较前缓解，继续予以清利湿热，祛瘀解毒，口干缓解，舌暗红，苔黄，脉沉滑，上方加陈皮10g，玄参20g，继服14剂。

三诊：2019年11月23日。患者诉药后大便已1日一行，排便轻松，大便稍干，口干已消，腹胀已除，舌暗红，苔黄，脉沉滑，原法出入，继服30剂，以收全功，由于患者便秘时间较长，此后嘱其一年复诊一次，年度间断性服用中药调理，以促进肠道蠕动。

按语：此案患者湿热瘀毒蕴结导致脾约，所以一诊处方以生地黄、熟地黄、山茱萸补益阴血，增水行舟，以黄芪、党参、白术、山药、茯苓健脾养胃，以炒栀子、黄连、黄芩、连翘、蒲公英、泽泻清热解毒祛湿，以枳壳、大黄、厚朴行气通便排浊，以乌药、牡丹皮行气祛瘀，诸药合用可清利湿热、祛瘀解毒。此方用药针对湿热瘀毒蕴结的主症，巧妙利用清利湿热，祛瘀解毒法来治疗，充分体现了谷井文教授培养后天、祛痰除湿的学术思想；二诊待患者主症稍微缓解，针对患者情况上方加陈皮、玄参，此法加减可在增强对传导糟粕之力的同时增加湿润大便之功，继服14剂；三诊患者诸症明显好转，效不更方，守方再服30剂以巩固疗效。由于患者便秘时间较长，此后嘱其每年定期复诊，合理停药以收全功。

案2： 徐某，男，24岁，未婚。

初诊：2022年3月23日。

病史：诉反复大便干结5年余，5年因在校生活习惯不良出现大便干结，排便费力，两三日一行，食纳差，无畏寒发热，无恶心呕吐，平日未行任何处理，既往有结肠炎史。辅助检查：肠镜示：结肠多发息肉，慢性结肠炎。B超示：胆囊息肉。粪便隐血阳性。超敏C反应蛋白11mg/L。刻下症：大便干结，腹部胀满，偶感腹痛，口干口臭，形体消瘦，食纳差，神疲乏力，舌淡，苔薄白，脉沉弱。

辨证：脾胃阳虚，寒湿困阻证。

治法：温中散寒，健脾化湿。

处方：仙茅30g，淫羊藿20g，肉桂20g，巴戟天20g，茯苓15g，薏苡仁20g，连翘20g，砂仁10g，陈皮10g，地榆20g，党参30g，白术20g，黄芪30g，白头翁20g，黄连6g，建曲20g，山楂20g，鸡内金10g，枳壳10g，木香10g，水煎服，8剂。

二诊：2022年3月30日。患者诉药后大便干结缓解，每日一行，每日均可解出少量质硬粪块，腹部胀满较前缓解，腹痛轻度，腹平软，口中异味明显减轻，食纳差，舌淡苔薄白，脉沉弱，守方继服14剂。

三诊：2022年4月15日。患者诉药后大便一日一次，腹胀已无，腹痛明显减轻，口中异味已不显，食纳可，饮食物香甜，舌淡，苔薄白，脉沉弱，辨证如前，原方继服14剂，煎法同前，

四诊：2022年5月1日。患者诉大便一日一行，便质稀软成型，已无腹胀，腹痛已不著，口干口臭已消，气力增加，食纳可，舌淡红，苔薄白，脉沉弱，继服上方1个月，巩固治疗，以收全功。嘱其注意饮食，调整生活规律。

按语： 此案患者脾胃阳虚、寒湿困阻导致脾约，所以一诊处方以仙茅、淫羊藿、肉桂、巴戟天温补脾肾，以黄芪、党参、白术、茯苓、薏苡

仁健脾养胃，以地榆、黄连、白头翁、连翘制约温阳药物热性，以枳壳、砂仁、陈皮、木香行气，以建曲、山楂、鸡内金消食祛瘀，诸药合用可温中散寒、健脾化湿。此方用药针对脾胃阳虚、寒湿困阻的主症，巧妙利用温中散寒，健脾化湿法来治疗，充分体现了谷井文教授培养后天、祛痰除湿的学术思想；二诊待患者主症稍微缓解，针对患者情况守方继服14剂；三诊患者诸症明显好转，效不更方，守方再服14剂以巩固疗效；四诊患者诸症若失，继服14剂以收全功。

案3：陈某，女，22岁，未婚。

初诊：2017年8月8日。

病史：诉无明显诱因出现大便干结半年余。自觉大便干结，肛门胀满不适，腹胀满，排便后腹胀感不能缓解，伴有纳差乏力、头晕眼花等，无恶心呕吐，患者曾间断自服麻仁丸、五仁润肠丸、番泻叶等通便药物，服药期间仍病情反复。辅助检查：血常规：白细胞总数7.1×10⁹/L，单核细胞8.5×10⁹/L，嗜酸性粒细胞0.04×10⁹/L；粪便隐血阳性；超敏C反应蛋白16.87mg/L。腹部B超示：盆腔积液。肠镜示：慢性结肠炎。刻下症：体形消瘦，畏寒肢冷，口干，神疲乏力，头晕眼花，性情急躁，肠鸣亢进，食纳差，无恶心呕吐，腹胀腹痛，偶感腰酸，大便干结，便后不爽，月经量少，月经周期7天，小便可，舌红，苔黄腻，脉弦细。

辨证：肝郁气滞证。

治法：顺气导滞，降逆通便。

处方：柴胡10g，香附10g，茯苓15g，泽泻15g，连翘20g，益母草20g，炒栀子10g，白术20g，元胡10g，厚朴10g，生地黄10g，牡丹皮10g，当归20g，川芎10g，红花10g，黄柏10g，黄芪20g，枳壳10g，桃仁10g，甘草3g，水煎服，8剂。

二诊：2017年8月20日。患者诉药后上腹胀满较前缓解，大便一日一行，便质仍干结，食纳较前增加，头晕眼花较前稍有好转，但仍感腰酸，肠鸣亢进未缓解，二便可，舌质红苔黄腻，脉弦细，上方去牡丹皮10g，加山楂10g，山药20g。继服14剂，煎法同前。

三诊：2017年9月04日。患者诉药后腹胀明显好转，大便一日一行，便质较前黄软，食纳较上诊可，气力增加，精神爽快，此次月经量较上周期月经增多，仍感轻微腰酸，肠鸣音偶见，小便可，舌红，苔黄，脉弦细，上方去山楂 10g，加木香 10g，乌药 10g。继服 18 剂，煎法同前。

四诊：2017 年 10 月 1 日。患者诉工作原因，间断服药 22 剂，诉药后大便现已正常，便质黄软，腰酸软基本消失，精神爽快，腹胀已消，神疲乏力明显好转，舌红苔黄，脉弦细。辨证同前，嘱其继服上方巩固治疗 1 个月，多食膳食纤维，注意饮食习惯，不适随诊。

按语： 此案患者肝郁气滞导致脾约，所以一诊处方以柴胡、香附、厚朴、枳壳、元胡疏肝行气，降逆导滞，以茯苓、泽泻、连翘、益母草、炒栀子、黄柏清热利湿，以黄芪、白术补气助运，以生地黄、牡丹皮、当归、川芎、红花、桃仁滋阴养血活血，以甘草调和诸药，诸药合用可顺气导滞，降逆通便。此方用药针对肝郁气滞的主症，巧妙利用顺气导滞，降逆通便法来治疗，充分体现了谷井文教授补气滋阴、疏肝润肺的学术思想；二诊待患者主症稍微缓解，针对患者情况上方去牡丹皮，加山楂、山药，此法加减可增强中焦运化之力，进一步调节气机枢纽，继服 14 剂；三诊患者诸症明显好转，上方去山楂，加木香、乌药，此处加减进一步帮助腑气肃降，再服 18 剂以巩固疗效；四诊患者诸症若失，守方继服 30 剂以收全功，并嘱咐患者多食膳食纤维，注意饮食习惯，不适随诊。

案 4： 周某，男，32 岁，未婚。

初诊：2020 年 4 月 30 日。

病史：诉近 1 年来反复排便困难，1 年前因饮食不当出现排便困难，大便干结，大便两日一行，每次排便时间延长，排便时间长达半个小时，偶有便血，无发热呕吐，曾服用番泻叶、荷叶等排便药物治疗，但症状反复。既往有"内痔"史，治疗不详。辅助检查：血常规示：白细胞数 $5.45×10^9$/L，中性粒细胞数目 $3.32×10^9$/L，血红蛋白浓度 114g/L，超敏 C 反应蛋白 2.52mg/L，电解质：阴离子间隙 18.4mmol/L，钙 0.90mmol/L，CA 19 ～ 952.42U/mL，刻下症：排便困难，大便干结，食少腹胀，偶见便血，身热心烦，腰酸痛，关节疼痛，阳痿早泄，眼干眼涩，口干，眠差，少寐多梦，入睡困难，小便短赤，舌红，苔薄黄，脉弦细。

辨证：心肾不交证。

治法：补肾安神，润肠通便。

处方：仙茅 30g，淫羊藿 20g，巴戟天 20g，肉桂 20g，锁阳 20g，益智仁 20g，补骨脂 20g，鹿角霜 30g，龙骨 30g，牡蛎 30g，柏子仁 20g，党参 30g，白术 20g，黄芪 30g，熟地黄 20g，山茱萸 20g，山药 20g，茯苓 15g，泽泻 15g，牡丹皮 15g，酸枣仁 20g，远志 20g，水煎服，8 剂。

二诊：2020 年 5 月 10 日。患者诉药后排便较前顺畅，但粪质仍干结，近日大便一日一行，不思饮食，近日未见便血，腰酸痛及关节疼痛较前好转，阳痿早泄未见明显改善，余症均不同程度见效，舌红苔薄黄，脉弦细。上方去补骨脂 20g，加延胡索 10g，川芎 10g，枸杞子 10g，继服 14 剂，煎法同前。

三诊：2020 年 5 月 25 日。患者诉服药后排便正常，粪质较前黄软，腹胀已渐消，食欲较前增加，阳痿早泄较前明显缓解，现可入睡，但仍多梦，睡后疲劳，小便可，诸症向好，舌淡红，苔黄，脉弦细。上方去肉桂 20g，茯苓 15g，加茯神 20g，继服 20 剂，煎法同前。

四诊：2020 年 6 月 15 日。患者诉药后便一日一行，便黄软，排出顺畅，精神爽快，心情愉悦，诸症已基本消失，食纳可，小便可，辨证同前，随症加减，继服中药 2 个月以巩固治疗，以收全功。嘱其注意饮食，适当房事，调情志，不适随诊。

按语：此案患者心肾不交导致脾约，所以一诊处方以仙茅、淫羊藿、巴戟天、肉桂、锁阳、补骨脂、鹿角霜温补肾阳，以龙骨、牡蛎重镇安神，以柏子仁、酸枣仁养心安神，以益智仁、远志安神益智，以党参、白术、黄芪补气健脾，熟地黄、山茱萸、山药、茯苓、泽泻、牡丹皮为六味地黄汤，滋补肾水以济心阴，诸药合用可补肾安神，润肠通便。此方用药针对心肾不交的主症，巧妙利用补肾安神、润肠通便法来治疗，充分体现了谷井文教授注重先天、补气滋阴的学术思想；二诊待患者主症稍微缓解，针对患者情况上方去补骨脂，加延胡索、川芎、枸杞子，可增强活血、安神之力，继服 14 剂；三诊患者诸症明显好转，上方去肉桂、茯苓，加茯神以增强安神之力，再服 20 剂以巩固疗效；四诊患者诸症若失，守方继服 60 剂以收全功，并嘱其注意饮食，适当房事，调情志，不适随诊。

案 5：万某，女，45 岁，已婚。

初诊：2020 年 3 月 23 日。

病史：自述近10年排便困难，加重1周，常年借助开塞露或双歧杆菌等通便药物辅助排便，便质硬结，呈颗粒状，伴腹胀，便后可缓解，平素小便次数多，无尿频尿急尿痛，1周前患者停用排便药，则3～4天排便一次。辅助检查：血常规、肝肾功能、血糖、电解质、糖化检查未见明显异常。血脂：甘油三酯2.01mmol/L。心电图示：窦性心律，T波低平。腰椎MRI示：腰椎退行性改变。既往有抑郁症病史。刻下症：大便紧结，呈颗粒状，腹胀，易感疲乏，腰痛，月经量少伴痛经，不易入睡，多梦易醒，近2个月体重下降2kg，饮食可，小便次数多，舌淡，苔白稍腻，脉弦紧。

辨证：肝郁气滞证。

治法：疏肝理气，润肠通便。

处方：柴胡10g，香附10g，茯苓15g，泽泻15g，当归15g，川芎10g，丹参20g，红花10g，广藿香15g，砂仁10g，陈皮10g，党参30g，白术20g，黄芪30g，熟地黄20g，山茱萸20g，山药20g，牡丹皮15g，紫河车15g，益母草15g，薏苡仁20g，大黄6g，水煎服，16剂。

二诊：2020年4月10日。患者自述药后大便质黄软成形，大便2日一行，腹胀缓解，腑气较前通畅，小便次数较前减少，饮食可，睡眠现可入睡，仍觉多梦，偶感腰痛，舌淡，苔薄白，脉弦，上方减大黄6g，加延胡索10g，车前子15g，当归加至20g，川芎加至15g，黄芪加至40g，柴胡加至15g，继服上方18剂，煎法同前。

三诊：2020年4月30日。患者诉药后大便一日一次，便质黄软成形，腹胀已无，腰痛明显减轻，饮食物香甜，小便可，仍多梦易醒，但已能入睡，舌淡苔薄白，脉弦。辨证如前，上方加龙齿30g，继服14剂，煎法同前。

四诊：2020年5月15日。患者诉大便现已正常，腹胀已消，腰痛轻微，饮食物香甜，睡眠质量渐佳，现夜间多梦次数已明显减轻，每日睡眠时辰可增加1小时，小便可，无夜尿，舌淡，苔薄白，脉弦。辨证同前，继服上方2个月，巩固治疗，理气机，通腑气，养心安神。嘱其不适随诊，注意饮食，保持心情愉悦。

按语：此案患者肝郁气滞导致脾约，所以一诊处方以柴胡、香附、广藿香、砂仁、陈皮疏肝理气燥湿，熟地黄、山茱萸、山药、茯苓、泽泻、牡丹皮为六味地黄汤，滋补肾水以润肠，以紫河车、当归、川芎、丹参、红花、益母草补益精血以增液，以党参、白术、黄芪、薏苡仁补气健脾，以大黄泻下，诸药合用可疏肝理气，润肠通便。此方用药针对肝郁气滞的主症，巧妙利用疏肝理气、润肠通便法来治疗，充分体现了谷井文教授注重先天、补气滋阴的学术思想；二诊待患者主症稍微缓解，针对患者情况上方减大黄，加延胡索、车前子，当归、川芎、黄芪、柴胡加量，加减后可在原方基础上增强通利小便之效同时安神助眠，继服18剂；三诊患者诸症明显好转，上方加龙齿增强重镇安神之功，再服14剂以巩固疗效；四诊患者诸症若失，守方继服60剂以收全功。

第七节　关格（慢性肾功能不全）

关格是以脾肾虚衰、气化不利、浊邪壅塞三焦，致小便不通与呕吐并见为主要表现的危重病证。小便不通谓之关，呕吐时作称之格，多见于水肿、淋证、癃闭的晚期。西医学中各种原因引起的急慢性肾衰竭终末期均属于本病范围，可参照本病辨证论治。

【病因病机】

关格的发生多因水肿、淋证、癃闭等久治不愈，或失治误治，迁延日久而引起。基本病理变化为脾肾衰惫，气化不利，湿浊毒邪内蕴三焦。病理性质为本虚标实，脾肾虚衰为本，湿浊毒邪为标。病位在脾（胃）、肾（膀胱），尤以肾为关键，涉及肺、肝、心多脏。初起病在脾肾，后期可损及多个脏器。若肾阳衰竭，寒水上犯，凌心射肺，则转为心悸、胸痹；若阳损及阴，肾阴亏耗，肝阳上亢，内风自生，则可致眩晕、中风；若浊邪内盛，内陷心包，则为昏迷、谵妄，甚至阴阳离决，危及生命。

【临床表现】

在水肿、淋证、癃闭等肾病病史及原有疾病症状的基础上，出现面色苍白或晦滞，倦怠乏力，四肢不温，腰脊酸痛，或伴水肿，尿量明显减少，头痛不寐，食欲不振，晨起恶心，偶有呕吐。

严重的会有恶心呕吐频作，口中秽臭或有尿味，或腹泻，一日数次，便秘，肌肤干燥，甚则肌肤甲错、瘙痒不堪，呼吸缓慢而深，咳喘气促，胸闷心悸，或心前区疼痛，水肿较甚，尿量进一步减少，甚则不通，鼻衄，肌衄，呕血，便血，四肢抽搐，狂躁不安，谵语昏睡，甚至神志昏迷等危重症。

【检查】

依据病史、肾功能检查及其他相关临床表现，以及血象、CT、B超等均可辅助检查，肾活检可以尽量明确导致慢性肾功能不全的基础肾病。

【治疗】

1. 脾肾阳虚、湿浊内蕴证

临床表现：小便短少，色清，甚则尿闭，面色晦滞，形寒肢冷，神疲乏力，浮肿腰以下为主，纳差，腹胀，泛恶呕吐，大便溏薄，舌淡体胖，边有齿印，苔白腻，脉沉细。

治法：温补脾肾，化湿降浊。

代表方：温脾汤合吴茱萸汤加减。

加减：水气凌心，加己椒苈黄丸；尿少或小便不通，合用滋肾通关丸；皮肤瘙痒，加土茯苓、地肤子、白鲜皮。

2. 肝肾阴虚、虚风内动证

临床表现：小便短少，呕恶频作，头晕头痛，面部烘热，腰膝酸软，手足抽搐，舌红，苔黄腻，脉弦细。

治法：滋补肝肾，平肝息风。

代表方：杞菊地黄丸合羚角钩藤汤加减。

加减：痰多，加胆南星、竹沥；便秘，加制大黄、败酱草、六月雪；

风阳内动，导致中风，按中风论治。

3. 肾气衰微、邪陷心包证

临床表现：无尿或少尿，全身浮肿，面白唇暗，四肢厥冷，口中尿臭，神志昏蒙，循衣摸床，舌卷缩，淡胖，苔白腻或灰黑，脉沉细欲绝。

治法：温阳固脱，豁痰开窍。

代表方：急用参附汤合苏合香丸，继用涤痰汤。

加减：昏迷不醒者，可用醒脑静注射液静脉滴注；狂躁痉厥，可服紫雪丹；心阳欲脱，急用参附龙牡汤。

此外，关格患者，还可用保留灌肠法加强通腑降浊解毒的作用。

【验案举隅】

案1：何某，男，44岁，已婚。

初诊：2020年8月2日。

病史：发现血肌酐升高半年余，并伴有高钾血症1天。患者自述半年前发现血肌酐300μmol/L，自述未见发热咳嗽、恶心呕吐、无急性少尿及肉眼血尿，某医院诊断为"慢性肾功能不全"，长期口服包醛氧淀粉胶囊促肠道排毒，左旋氨氯地平降压，瑞格列奈降糖，西那卡塞、骨化三醇降甲状旁激素，促红细胞生成素以纠正贫血。既往有高血压、糖尿病、多发性脑梗死、冠心病、左肾切除手术病史。于2020年8月1日复查辅助检查：血钾6.36mmol/L，甲状旁腺激素346pg/mL，血肌酐420μmol/L，刻下症：面色苍白，疲劳乏力，活动后明显，双下肢麻木，轻度浮肿，关节疼痛，精神一般，不欲饮食，睡眠可，小便不利，大便可，舌红，苔薄稍水滑，脉稍滑。

辨证：脾肾阳虚、湿浊内蕴证。

治法：温补脾肾，化湿降浊。

处方：党参30g，白术20g，黄芪30g，山药20g，茯苓15g，泽泻15g，黄柏10g，薏苡仁20g，板蓝根20g，当归15g，川芎10g，丹参20g，红花10g，生地黄10g，玄参10g，牡丹皮10g，连翘20g，蒲公英20g，水煎服，7剂。

二诊：2020年8月10日。服上药7剂后，面色红润有光泽，双下肢偶感麻木，无发热、咳嗽，关节疼痛较前好转，疲劳乏力稍有好转，仍可见双下肢浮肿，仍觉气力欠佳，小便尿量较前增加，大便可，舌红，苔薄白，脉弦滑，上方加延胡索 10g，党参加至 40g，川芎加至 20g，黄芪加至 50g，继服 14 剂，煎法同前。

三诊：2020 年 8 月 25 日。患者前症均有所改善，浮肿渐消，疲劳乏力较前可，现可行适当的舒缓运动，双下肢麻木消失，关节疼痛轻微，小便较前通畅，舌红苔薄白，脉弦滑，上方去牡丹皮 10g，玄参 10g，加山楂 10g，当归加至 20g，继服 14 剂，煎法同前。

四诊：2020 年 9 月 10 日。患者诉诸症已基本消失，气力增加，面色红润，关节活动滑利，关节无疼痛，双下肢浮肿已无，饮食香甜，二便调，舌淡红苔薄白，脉弦，复查血钾 5.18mmol/L，血肌酐 260μmol/L，辨证同前，守方继服 2 个月巩固治疗，不适随诊。

按语：此案患者脾肾阳虚，湿浊内蕴导致关格，所以一诊处方以党参、白术、黄芪、山药补益脾胃，以茯苓、薏苡仁、泽泻、黄柏化湿降浊，以当归、川芎、丹参、红花、牡丹皮养血活血，改善肾脏微血管硬化，以板蓝根、生地黄、玄参、连翘、蒲公英清热解毒，预防感染导滞肾脏炎症加重，诸药合用可温补脾肾，化湿降浊。此方用药针对脾肾阳虚、湿浊内蕴的主症，巧妙利用温补脾肾、化湿降浊法来治疗，充分体现了谷井文教授注重先天、祛痰除湿的学术思想；二诊待患者主症稍微缓解，针对患者情况上方加延胡索、党参、川芎、黄芪加量，加减后可在原方基础上增加补虚强壮之功，同时可增强止痛效果从而进一步改善患者生活质量，继服 14 剂；三诊患者诸症明显好转，上方去牡丹皮、玄参，加山楂，当归加量，如此加减可增强养血活血之力，同时减去寒凉药物更有利于阳虚恢复，再服 14 剂以巩固疗效；四诊患者诸症若失，关键指标肌酐也明显下降，守方继服 60 剂以收全功。

案 2：刘某，女，49 岁，已婚。

初诊：2019 年 7 月 10 日。

病史：发现肾功能不全 1 年余并伴有肢体乏力 1 周。患者诉 2018 年 7 月，患者因头晕于本院住院，住院期间查血肌酐 509μmol/L，尿蛋白（+++），尿隐血（+），经颅多普勒示左椎动脉狭窄，基底动脉硬化，右椎动脉痉挛。在院期间患者透析一次，其后因自身身体原因拒绝透析。期间服药未遵医嘱，2019 年 7 月 10 日复查血肌酐 600μmol/L，尿素 20.90mmol/L，甲状旁腺激素 406.23pg/mL，脑钠肽 2818.65pg/mL，血小板 85×10⁹/L，血红蛋白（Hb）94g/L，尿常规：尿蛋白（+++），潜血（+）。既往有高血压史，胸膜炎，肺结核史，痛风性关节炎史，慢性乙肝史。刻下症：全身乏力，双下肢浮肿，按之凹陷，双下肢乏力，四肢关节晨起疼痛，腰膝酸软，食纳差，面色少华，大便溏稀，小便短少，眠差，舌淡，苔白，脉沉细无力。

辨证：脾肾阳虚证。

治法：温补脾肾，化湿消肿。

处方：党参 30g，白术 20g，茯苓 15g，黄芪 30g，山药 20g，薏苡仁 20g，玄参 20g，蒲公英 20g，三七 10g，杜仲 20g，炒栀子 10g，黄柏 10g，连翘 20g，赤小豆 15g，泽泻 15g，板蓝根 20g，百部 10g，枳壳 10g，巴戟天 20g，续断 20g，16 剂，每天 1 剂，水煎服。

二诊：2019 年 7 月 26 日。服上药 7 剂之后，自觉全身爽快，诸症向好，BP150/100mmHg，精神改善，腰膝酸软好转，双下肢浮肿较前减轻，体重下降 1kg，食纳佳，眠差，大便稀软，已成形，小便短少，舌淡苔白，脉沉细无力。辨证同前，上方去三七 10g，加桑寄生 20g，车前子 10g，继服 14 剂，煎法同前。

三诊：2019 年 8 月 10 日。患者上症均明显改善，浮肿、腰膝酸软等症状基本消失，精神爽快，面色红润光泽，但晨起仍能偶感关节疼痛，饮食香甜，二便调，舌淡苔白，脉沉细。上方去百部 10g，加当归 20，山楂 10g，继服 14 剂，煎法同前。

四诊：2019 年 8 月 27 日。患者诉关节活动较前可，偶感轻微疼痛，余诸症消失，气力增加，精神爽快，四肢气力增加，二便可，舌淡红苔薄白，脉沉细，复查尿素 13.09mmol/L，血肌酐 300μmol/L，尿酸 350μmol/L，尿蛋白（-），辨证同前，随症加减继服半年，复诊期间，1 个月复查一次肌酐，逐渐下降，半年后肌酐基本平稳可控，患者无特殊不适。

按语：此案患者脾肾阳虚导致关格，所以一诊处方以党参、白术、黄芪、山药补益脾胃，以杜仲、续断、巴戟天温补肾阳，以茯苓、薏苡仁、赤小豆、泽泻、黄柏化湿消肿，以三七、丹参养血活血，改善肾脏微血管硬化，以板蓝根、炒栀子、玄参、连翘、蒲公英清热解毒，预防感染导滞肾脏炎症加重，以百部、枳壳助肺气肃降，调节水之上源。诸药合用可温补脾肾，化湿消肿。此方用药针对脾肾阳虚的主症，巧妙利用温补脾肾，化湿消肿法来治疗，充分体现了谷井文教授注重先天，祛痰除湿的学术思想；二诊待患者主症稍微缓解，针对患者情况上方去三七，加桑寄生、车前子，加减后可在原方基础上增强补肾利水消肿之效，继服14剂；三诊患者诸症明显好转，上方去百部，加当归、山楂，如此加减可增强养血活血之力，再服14剂以巩固疗效；四诊患者诸症若失，关键指标肌酐也明显下降，随症加减继服半年以收全功。

案3：钟某，男，49岁，已婚。

初诊：2016年11月28日。

病史：发现蛋白尿10年余，肌酐升高4年，双下肢轻度水肿3天余。患者诉10年前体检发现蛋白尿+，无尿色及尿量的改变，未行任何处理，4年前体检发现肌酐130μmol/L，同年发现血压升高，血压最高为180/110mmHg，于当地三甲医院诊断为高血压肾病，血压相对稳定，但蛋白尿持续存在，于2016年1月于北京大学肾活检提示：亚急性肾小管—间质肾病伴缺血性肾损伤，规律服药，定期复查，期间病情稳定，目前药物结合结肠透析＋中药直肠滴入保留灌肠治疗，3天前无明显诱因出现双下肢水肿，呈对称性水肿，晨轻暮重，复查尿蛋白（＋），肌酐305μmol/L，既往有高血压史，高脂血症，甲状腺结节，腰椎退行改变。刻下症：双下肢凹陷性水肿，勃起功能障碍，腰酸冷痛，偶感心慌，胸闷气促，腹大胀满，神疲乏力，嗜睡，易外感，精神不振，睡眠较差，食纳差，尿少呈泡沫样，大便不成形，舌暗胖大苔水滑色白，脉结代。

辨证：脾肾衰微证。

治法：补脾益肾，利水化湿。

处方：仙茅20g，淫羊藿20g，肉桂10g，巴戟天20g，锁阳10g，杜仲20g，续断20g，薏苡仁20g，熟地黄20g，当归15g，川芎10g，丹参20g，牡丹皮10g，黄芪30g，党参30g，白术20g，山茱萸15g，茯苓15g水煎服，7剂。

二诊：2016 年 12 月 6 日。服上药 7 剂后，脾阳得健，肾阳得温，水肿渐消，心慌不显，胸闷气促较前缓解，气力增加，精神较前爽朗，仍有腹胀满，睡眠较差，食纳一般，小便如前，大便较稀但已成形，舌暗、胖大，苔水滑，脉弦滑，上方去党参 30g，山茱萸 15g，加陈皮 10g，西洋参 10g，麦芽 20g，继服 14 剂，煎法同前。

　　三诊：2016 年 12 月 20 日。患者诉前症均有所改善，血压稳定，下肢水肿轻微，体重较前减轻 1.5kg，精神气力增加，睡眠现可入睡，尿量增加，仍有些许泡沫，大便可，腰部偶感疼痛，保暖设备较前完备，舌暗苔白，脉弦滑，上方去牡丹皮 10g，加泽泻 20g，猪苓 20g，继服 14 剂，煎法同前。

　　四诊：2017 年 1 月 5 日。患者诸症渐消，血压稳定，水肿已不显，体重未增加，胸闷气促未发，腹已不胀，诸症大好，患者精神爽快，心情愉悦，现睡眠较前可，可入睡，睡眠质量佳，大便调，泡沫尿，舌暗苔白，脉滑，上方加川芎至 20g，继服 20 剂，连续治疗半年后患者自觉身体轻盈，心情愉悦，无特殊不适，生活质量明显提高，复查尿蛋白（＋），肌酐 195μmol/L，虽复查肌酐指标仍处于较高水平，但患者生活质量提高，未影响日常生活，血压稳定，其余症状未见，故通过提高生活质量来判断患者的疗效。嘱患者注意饮食，定期复诊，继续服用中药辅助治疗。

　　按语：此案患者脾肾衰微导致关格，所以一诊处方以仙茅、淫羊藿、肉桂、巴戟天、锁阳、杜仲、续断温补肾阳，以党参、白术、黄芪补益脾胃，以熟地黄、当归、山茱萸补益精血，以茯苓、薏苡仁化湿利水，以川芎、丹参、牡丹皮养血活血，改善肾脏微血管硬化，诸药合用可补脾益肾，利水化湿。此方用药针对脾肾衰微的主症，巧妙利用补脾益肾、利水化湿法来治疗，充分体现了谷井文教授注重先天、祛痰除湿的学术思想；二诊待患者主症稍微缓解，针对患者情况上方去党参、山茱萸，加陈皮、西洋参、麦芽，加减后可在原方基础上增强补虚强壮之效，同时更好帮助中焦运化，继服 14 剂；三诊患者诸症明显好转，上方去牡丹皮，加泽泻、猪苓，如此加减可增强利水消肿之力，再服 14 剂以巩固疗效；四诊患者诸症若失，上方川芎加量以增强活血之力，继服 20 剂并随症加减治疗半年后，关键指标肌酐虽未明显下降，但患者生活质量大为改善，血压稳定，故判定疗效确切，后续可定期复诊，持续治疗。

第六章 专长绝技经验方选

"谷方益元" 1 号方

组成：仙茅 12g，炙淫羊藿 15g，盐巴戟天 12g，肉桂 6g（后下），盐杜仲 15g，盐续断 15g，桂枝 6g，盐菟丝子 12g，熟地黄 18g，山茱萸 18g，山药 18g，茯苓 12g，牡丹皮 9g，盐泽泻 9g，盐补骨脂 12g，肉苁蓉 18g，锁阳 18g，盐胡芦巴 12g，韭菜子 12g，甘草 3g。

用法：上述药物以冷水浸泡 30 分钟，用砂锅（或陶器、搪瓷器、不锈钢锅）煎煮 3 次，每次煎煮加水量以浸过药物 3 ～ 5cm 为宜，肉桂后下。头煎用武火煎沸后改文火煎煮 50 ～ 60 分钟，二煎沸后文火煎 40 ～ 50 分钟，三煎沸后文火煎 30 ～ 40 分钟，3 次药液滤后混合共 600mL，早、中、晚各服 1 次，每次服用 200mL。每天 1 剂，30 天为 1 个疗程。

功效：滋补肾阳，填精益髓。

方解：谷方益元 1 号方以补阳药为主，取"益火之源，以培右肾之元阳"之理。其中，肉苁蓉、锁阳补肾阳，益精血，共为君药。炙淫羊藿、盐巴戟天、仙茅补肾阳，强筋骨，祛风湿，长于壮阳起痿，以益丈夫兴阳，理腰膝冷痛；肉桂补火助阳，益阳消阴，温通筋脉；盐杜仲、盐续断补肝肾、强筋骨，治肾虚腰痛有标本兼治之功，均为臣药。盐补骨脂温肾助阳，温脾止泻；桂枝助气化之复，温通经脉；盐菟丝子补肝肾，固精缩尿，止泻；盐胡芦巴温肾助阳，散寒止痛；韭菜子温补肝肾，壮阳固精，补而兼涩，共为佐药。《类经·五实五虚死》言："善补阳者，必于阴中求阳，则阳得阴助而生化无穷。"故用熟地黄滋阴补肾，益精填髓；酒山茱萸、山药补肝脾而益精血；再以茯苓、盐泽泻利水渗湿；牡丹皮清泄相火，擅入血分，合桂枝而调血分之滞，三药寓泻于补，使邪去而补药得力，亦均为佐药。少量甘草为使，调和诸药。

【验案举隅】

案1：关某，男，40岁，已婚，籍贯广东省阳西县人。

初诊：2016年11月3日。

病史：因夫妻结婚同房7年未育（女方经妇科检查，生殖系统未发现病变），到多家医院诊治，诊断为不孕症，治疗效果不佳。后经人介绍，前来求诊。刻下症：腰膝酸软，肢体畏寒，性欲减退，面色苍白，饮食量少，睡眠可，自汗便溏，小便清长，气短乏力，舌淡红胖大边有齿痕苔薄白，脉濡缓。心电图、前列腺液常规、泌尿生殖系B超无异常，肝肾功能和尿沉渣正常。精液检查：精子存活率25%，精子畸形率35%。追问患者工种乃长期从事油漆工作。

诊断：不育症。

辨证：脾肾阳虚证。

治法：温阳健脾，益肾填精。

方药："谷方益元"1号方加减。

处方：仙茅12g，炙淫羊藿15g，盐巴戟天12g，肉桂6g（后下），盐杜仲15g，盐续断15g，桂枝6g，盐菟丝子12g，熟地黄18g，山茱萸18g，山药18g，茯苓12g，牡丹皮9g，盐泽泻9g，盐补骨脂12g，肉苁蓉18g，锁阳18g，盐胡芦巴12g，韭菜子12g，甘草3g。30剂，每天1剂，每剂煎煮3次，每次煎煮30～50分钟，每次煎取药液约200mL，早中晚各服200mL，30天为1个疗程。

二诊：2016年12月13日。患者自述服药1个疗程后症状明显好转，自觉腰部发热放射少腹。复查精液化验：精子存活率50%，精子畸形率小于20%。继以原方再服1个疗程30天以资巩固。

三诊：2017年1月26日。患者诸症消失，再查精液化验，精子存活率75%，精子畸形率小于10%，继续予以原方再服30天1个疗程巩固疗效。

2017年7月随访，患者说2017年6月份其妻子已怀孕，全家幸喜。

案2： 欧阳某，男，26岁。

初诊：2016年9月12日。

病史：夫妻结婚3年未育，到郴州、长沙等大医院诊治无效，女方经妇科检查，生殖系统未发现病变，后听朋友介绍耒阳市中医医院谷井文医师有家传秘方，特于到院求诊。刻下症：夜尿频数，腰膝酸软，面色㿠白，精神萎靡，自汗便溏，小便清长，气短乏力，舌淡苔薄白，脉沉迟无力。辅助检查：心电图、脑电图，肝脾肾B超无异常，化验肝肾功能正常。精液检查：精子存活率45%，精子畸形率25%。追问患者工种是从事有色金属开采工作，故而得知患者由于长期从事有色金属开采，损伤人体正气，久则侵害脾肾，影响精子发育，

诊断：不育症（少精子症）。

辨证：脾肾阳虚证。

治法：补脾益肾，温壮阳气。

方药："谷方益元"1号方加减。

处方：仙茅12g，炙淫羊藿15g，盐巴戟天12g，肉桂6g（后下），盐杜仲15g，盐续断15g，桂枝6g，盐菟丝子12g，熟地黄18g，山茱萸18g，山药18g，茯苓12g，牡丹皮9g，盐泽泻9g，盐补骨脂12g，肉苁蓉18g，锁阳18g，盐胡芦巴12g，韭菜子12g，甘草3g，水煎服，30剂，每天1剂，每剂煎3次，每次煎煮30～50分钟，取药液200mL，早中晚各服200mL，30日为1个疗程，嘱患者不要从事有色金属开采工作。

二诊：2016年10月18日。患者服药1个疗程后症状基本消失，复查精液化验精子存活率70%，精子畸形率少于10%，故再以原方服药30天1个疗程。

2017年12月随访，已于2017年9月生一女孩，全家欢喜满堂。

"谷方益元" 2号方

组成：熟地黄18g，茯苓15g，牡丹皮12g，山茱萸15g，山药18g，盐泽泻12g，枸杞子12g，合欢皮12g，远志12g，仙茅12g，炙淫羊藿12g，盐巴戟天9g，肉桂6g（后下），盐菟丝子9g，盐黄柏9g，菊花9g，盐女贞子9g，墨旱莲9g，盐知母9g，牛膝9g，首乌藤15g。

用法：上述药物以冷水浸泡30分钟，用砂锅（或陶器、搪瓷器、不锈钢锅）煎煮3次，每次煎煮加水量以浸过药物3～5cm为宜，肉桂后下。头煎用武火煎沸后改文火煎煮50～60分钟，二煎沸后文火煎40～50分钟，三煎沸后文火煎30～40分钟，3次药液滤后混合共600mL，早中晚各服1次，每次服用200mL。每天1剂，30天为1个疗程。

功效：滋补肝肾，强腰健骨，清虚热。

方解：谷方益元2号方中用六味地黄丸滋补肝肾，为治疗肝肾阴虚证的基础方。其中，熟地黄滋肾阴，益精髓，补真阴之不足；酒山茱萸补肝肾，固秘精气，共为君药。用盐女贞子滋补肝肾，明目乌发，清虚热，补中有清；枸杞子滋肾精，补肝血；山药补脾益阴，滋肾固精，皆为臣药。阴阳互根，孤阴不生，独阳不长。张《类经·五实无虚死》中尚载："善补阴者，必于阳中求阴，则阴得阳升而泉源不竭。"故臣以炙淫羊藿、盐巴戟天、仙茅补肾助阳，取"阳中求阴"之义。盐知母能滋肾阴、泻肾火、退骨蒸，盐黄柏善泻相火、退骨蒸，与盐知母相须为用，二药与六味地黄丸相合，得知柏地黄丸滋阴降火之功；菊花清肝明目，与枸杞子相使为用，增强枸杞子补虚明目之效，二药与六味地黄丸相合，成杞菊地黄丸滋肾养肝明目之效；茯苓健脾渗湿，盐泽泻利湿泄浊，牡丹皮清泻相火，此三药合用，即所谓"三泻"，使补而不滞；远志交通心肾、安神定志、益智强识，合茯苓养心安神；合欢皮疏肝解郁，悦心安神；首乌藤能补养阴血，养心安神；墨旱莲补肝肾之阴，固齿乌须发；盐菟丝子补肝肾，助精髓；牛膝既能活血化瘀，又能补益肝肾，还能导热下泄，引血下行；肉桂引火归原，使因下元虚衰所致上浮之虚阳回归故里，俱为佐药。

【验案举隅】

案 1：刘某，男，1983 年 8 月生，已婚，湖南省耒阳市人，现为深圳巴西企业金砖公司职员。

初诊：2015 年 4 月 1 日。

病史：于 2010 年与其妻结婚，婚后未行避孕措施，其妻一直未曾怀孕，先后前往多家医院就诊治疗，疗效不显。遂来我处就诊。患者刘阳诉自己从事外贸工作 10 年，工作压力大，阴茎举而不坚，性情急躁，易怒烦躁，伴腰酸膝软，饮食尚可，睡眠不佳，小便黄，大便可，舌红苔少，脉弦细数。心电图、泌尿生殖系彩超无异常，肝肾功能和尿沉渣正常。精液检查：精子存活率 35%、精子畸形率 30%。

诊断：不育。

辨证：肝肾阴虚证。

治法：滋养肝肾，填精种子。

方药："谷方益元" 2 号方加减。

处方：熟地黄 20g，茯苓 15g，牡丹皮 12g，山茱萸 18g，山药 18g，盐泽泻 15g，枸杞 15g，合欢皮 15g，远志 15g，仙茅 15g，炙淫羊藿 15g，盐巴戟天 10g，肉桂 6g（后下），盐菟丝子 10g，盐黄柏 10g，菊花 10g，盐女贞子 10g，墨旱莲 10g，盐知母 10g，怀牛膝 10g，首乌藤 15g。30剂，每天 1 剂，每剂煎煮 3 次，每次煎煮 30 ～ 50 分钟，每次煎取药液约200mL，早、中、晚各服 200mL，30 天为 1 个疗程。

二诊：2015 年 5 月 6 日。自述腰痛改善，心情亦舒畅，唯睡眠不佳，予以原方加枣仁 20g，远志加至 25g，继续服用 30 剂。

三诊：2015 年 6 月 8 日。诉诸症已除，予以六味地黄丸 4 瓶，口服，1 日 2 次，1 次 9 粒。患者自述 1 个月后其妻已受孕，2016 年 6 月喜得一子，举家欢乐。

案 2：谷某，男，54 岁，已婚。

初诊：2017 年 6 月 16 日。

病史：行房早泄2年余。刻下症：未交即泄或乍交早泄，伴腰膝酸软，五心烦热，眼目干涩，舌红少苔，脉细数。询问工作情况，自述是从事煤矿开采行业，由于近年耒阳煤矿关停并转，自己的煤矿已被关闭，工作压力很大，心里情绪不稳，有时彻夜难眠。检查：心电图、脑电图，肝脾肾B超无异常，化验肝肾功能、甲状腺功能、血糖、血脂无明显异常。精液检查：精子存活率48%，精子畸形率为25%。

诊断：早泄。

辨证：肝肾阴虚证。

治法：滋肝肾填阴精。

方药："谷方益元"2号方加减。

处方：熟地黄18g，茯苓15g，牡丹皮12g，山茱萸15g，山药18g，盐泽泻12g，枸杞12g，合欢皮12g，远志12g，仙茅12g，炙淫羊藿12g，盐巴戟天9g，肉桂6g（后下），盐菟丝子9g，盐黄柏9g，菊花9g，盐女贞子9g，墨旱莲9g，盐知母9g，怀牛膝9g，首乌藤15g。水煎服，30剂，每天1剂，每剂煎3次，每次煎煮30～50分钟，取药液200mL，早中晚各服200mL，30日为1个疗程。

二诊：2017年7月22日。患者自述服第1个疗程药时，射精时间最长延达5分钟，但病情易反复，检查精液精子存活力为68%，畸形率小于10%，再服1个疗程后症状基本消失，复查精液检查已经正常。

2017年12月8日随访未再早泄。嘱患者调整心态，煤矿关闭是政策，要理解，有时放松自己，去唱歌和锻炼身体。

"谷方益元"3号方

组成：仙茅12g，炙淫羊藿15g，盐巴戟天12g，肉桂6g（后下），盐杜仲15g，盐续断15g，桂枝6g，盐菟丝子12g，熟地黄15g，山茱萸15g，山药15g，茯苓12g，牡丹皮9g，盐泽泻12g，盐补骨脂12g，肉苁蓉12g，锁阳9g，盐女贞子9g，墨旱莲9g，黄芪15g，首乌藤12g，甘草3g。

用法：上述药物以冷水浸泡30分钟，用砂锅（或陶器、搪瓷器、不锈钢锅）煎煮3次，每次煎煮加水量以浸过药物3～5cm为宜，肉桂后下。头煎用武火煎沸后改文火煎煮50～60分钟，二煎沸后文火煎40～50分钟，三煎沸后文火煎30～40分钟，3次药液滤后混合共600mL，早中晚各服1次，每次服用200mL。每天1剂，30天为1个疗程。

功效：阴阳双补。

方解：谷方益元3号方中以熟地黄、酒山茱萸滋补肾阴，填补肾精；肉苁蓉、锁阳补肾阳，益精血。四药相伍，阴阳并补，益肾填精，共为君药。炙淫羊藿、盐巴戟天、仙茅补肾阳，强筋骨；肉桂补火助阳，摄纳浮阳，引火归原；山药能补脾肾之气滋脾肾之阴，并兼收涩之性；盐女贞子、墨旱莲滋补肝肾，明目乌发凉血，均为臣药。茯苓、盐泽泻、牡丹皮"三泻"泻湿浊而降相火；盐杜仲、盐续断补肝肾、强筋骨；盐补骨脂、盐菟丝子温肾助阳，温脾止泻，固精缩尿；桂枝助阳化气，鼓舞肾气；首乌藤补养阴血、养心安神，黄芪补气升阳、生津养血，当归补血活血、散寒止痛，助后天生化之源，俱为佐药。

【验案举隅】

案1：刘某，男，28岁，已婚。

与妻子结婚6年，女方一直未怀孕，女方检查未见异常。在安徽当地医院治疗效果不佳，于2016年10月26日来院求诊。刻下症：阳事不举，伴腰膝酸软，潮热盗汗，口苦咽干，神疲倦怠，饮食可，睡眠不佳，舌淡苔薄白，脉沉细。心电图、泌尿生殖系统B超结果正常，肝肾功能、性激素、血糖、血脂和尿沉渣正常，精子存活率为45%，精子畸形率为20%。追问有长期手淫史，经常熬夜，网店工作压力大，思想情绪不稳定。

诊断：不育。

辨证：阴阳两虚证。

治法：阴阳双补。

方药："谷方益元"3号加减。

处方：仙茅 12g，炙淫羊藿 15g，盐巴戟天 12g，肉桂 6g（后下），盐杜仲 15g，盐续断 15g，桂枝 6g，盐菟丝子 12g，熟地黄 15g，山茱萸 15g，山药 15g，茯苓 12g，牡丹皮 9g，盐泽泻 12g，盐补骨脂 12g，肉苁蓉 12g，锁阳 9g，盐女贞子 9g，墨旱莲 9g，黄芪 15g，首乌藤 12g。30 剂，每天 1 剂，每剂煎煮 3 次，每次煎煮 30～50 分钟，每次煎取药液约 200mL，早中晚各服 200mL，30 天为 1 个疗程。

二诊：2016 年 12 月 6 日。患者自述服药 1 个疗程后阳举但不坚，伴随症状基本消失，复查精液、精子存活率 70%，畸形率小于 10%，治疗给予原方 30 剂，巩固疗效。

3 个月后随访勃起功能正常，自述 1 个月前其妻已受孕。

案 2：李某，男，37 岁，已婚，籍贯湖南省衡南县。

病史：因阳事举而不坚 3 年余在广州和深圳多家医院治疗效果不佳，影响自己工作和生活，职业为深圳市公交公司司机。从深圳打工的老乡中听闻耒阳市中医医院谷井文教授治疗该病有家传秘方，特前来我处求诊，现症见：阳事举而不坚，伴腰膝酸软，眩晕耳鸣，失眠多梦，心烦，冒汗，舌淡苔薄白，脉沉细。辅助检查：心电图、脑电图及肝、脾、肾 B 超无异常，肝肾功能和尿沉渣正常。精液检查：精子存活率 45%，精子畸形率为 25%。追问工作情况，在深圳市公交公司开车，经常加班，长期从事司机工作，必经全神贯注，心里紧张，压力很大，最怕出公交事故。

诊断：勃起功能障碍（阳痿）。

辨证：阴阳两虚证。

治则：阴阳双补。

方药："谷方益元" 3 号加减。

处方：仙茅 12g，炙淫羊藿 15g，盐巴戟天 12g，肉桂 6g（后下），盐杜仲 15g，盐续断 15g，桂枝 6g，盐菟丝子 12g，熟地黄 15g，山茱萸 15g，山药 15g，茯苓 12g，牡丹皮 9g，盐泽泻 12g，盐补骨脂 12g，肉苁蓉 12g，锁阳 9g，盐女贞子 9g，墨旱莲 9g，黄芪 15g，首乌藤 12g。30 剂，水煎服，每天 1 剂，每剂煎 3 次，每次煎煮 30～50 分钟，取药液 200mL，早、中、晚各服 200mL，30 日为 1 个疗程。

二诊：2016 年 11 月 18 日。患者服药 1 个疗程后症状基本消失，复查精液检查：精子存活率 70%，精子畸形率小于 10%。故再给原方 30 剂、再服 1 个疗程巩固治疗。嘱患者调整心态，适当休息，释放压力，减少加班，增加唱歌和锻炼。

1 年后随访勃起功能正常。

主要参考书目

1. 吴勉华，石岩. 中医内科学 [M]. 北京：中国中医药出版社，2021.

2. 冯晓玲，张婷婷. 中医妇科学 [M]. 北京：中国中医药出版社，2021.

3. 秦国政，何清湖. 实用中医男科学 [M]. 北京：中国中医药出版社，2022.

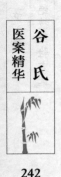

谷氏
医案精华

242